T. Greenhalgh

Einführung in die Evidence-based Medicine

Trisha Greenhalgh

Einführung in die Evidence-based Medicine

Kritische Beurteilung klinischer Studien
als Basis einer rationalen Medizin

Aus dem Englischen von Werner Bartens

Verlag Hans Huber
Bern · Göttingen · Toronto · Seattle

Anschrift der Autorin:

Dr. Trisha Greenhalgh
Senior Lecturer in Primary Health Care
Unit for Evidence-Based Practice and Policy
Joint Department of Primary Care and Population Sciences
Royal Free & University College London Medical School
2nd Floor, Holborn Union Building
Highgate Hill
London N19 3UA
Großbritannien

Die Deutsche Bibliothek – CIP-Einheitsaufnahme

Greenhalgh, Trisha:
Einführung in die evidence based medicine : kritische Beurteilung klinischer Studien
als Basis einer rationalen Medizin / Trisha Greenhalgh. Aus dem Engl. von Werner Bartens. –
Bern ; Göttingen ; Toronto ; Seattle : Huber, 2000
Einheitssacht.: How to read a paper <dt.>
ISBN 3-456-83135-8

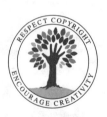

Das Werk einschließlich aller seiner Teile ist urheberrechtlich geschützt.
Jede Verwertung außerhalb der engen Grenzen des Urheberrechtsgesetzes
ist ohne Zustimmung des Verlages unzulässig und strafbar. Das gilt
insbesondere für Vervielfältigungen, Übersetzungen, Mikroverfilmungen
und die Einspeicherung und Verarbeitung in elektronischen Systemen.

Die Originalausgabe erschien 1997 unter dem Titel
«How to Read a Paper – the Basics of Evidence Based Medicine»
bei BMJ, London.
© 1997 BMJ Publishing Group

© 2000 Verlag Hans Huber, Bern
Satz: Max Muff AG, Lugano
Druck: Kösel GmbH & Co., Kempten
Printed in Germany

Inhalt

Geleitwort 11

Vorwort: Müssen Sie dieses Buch lesen? 15

Kapitel 1: Warum sollte man überhaupt wissenschaftliche Veröffentlichungen lesen? 17
1.1 Bedeutet «Evidence-based Medicine» lediglich, daß man medizinische Veröffentlichungen liest? 17
1.2 Warum stöhnen Leute oft, wenn Evidence-based Medicine erwähnt wird? 19
1.3 Bevor Sie beginnen: Formulieren Sie das Problem 25

Kapitel 2: Literatursuche 31
2.1 Die Lektüre medizinischer Veröffentlichungen 31
2.2 Die Medline-Datenbank 32
2.3 Problem 1: Sie versuchen einen speziellen Artikel zu finden, von dem Sie wissen, daß es ihn gibt 33
2.4 Problem 2: Sie wollen eine ziemlich spezielle klinische Frage beantworten 38
2.5 Problem 3: Sie wollen schnell allgemeine Informationen über ein begrenztes Thema erhalten 41
2.6 Problem 4: Ihre Suche fördert eine Menge irrelevanter Artikel zutage 44
2.7 Problem 5: Ihre Suche ergibt gar keine Artikel oder nicht so viele wie erwartet 45
2.8 Problem 6: Sie wissen nicht, wo Sie mit der Suche beginnen sollen 48
2.9 Problem 7: Ihr Versuch, eine Suche zu begrenzen, führt zum Verlust wichtiger Artikel, ohne jedoch diejenigen minderer Qualität auszuschließen 49

2.10 Problem 8: Medline konnte – trotz sorgfältiger Suche –
nicht weiterhelfen 50

**Kapitel 3: Kommen Sie auf Ihre Kosten
(was taugt der Artikel?)** 55
3.1 Die Kunst, Artikel «wegzuschmeißen» 55
3.2 Drei vorangehende Fragen, damit Sie auf Ihre Kosten
kommen 58
3.3 Randomisierte kontrollierte Studien 61
3.4 Kohorten-Studien 66
3.5 Case-Control-Studien 68
3.6 Überkreuzstudien («cross sectional surveys») 68
3.7 Fallberichte («Case reports») 69
3.8 Die traditionelle Hierarchie der Beweiskraft 70
3.9 Ein Wort zu ethischen Erwägungen 71

Kapitel 4: Die methodische Qualität beurteilen 75
4.1 War die Studie neu? 75
4.2 Wovon handelt die Studie? 76
4.3 War das Studiendesign vernünftig und angemessen? 78
4.4 Wurde eine systematische Verzerrung vermieden
oder minimiert? 80
4.5 Wurde die Beurteilung «blind» durchgeführt? 84
4.6 Wurden vorausgehend einige statistische Fragen
behandelt? 85
4.7 Zusammenfassung 90

Kapitel 5: Statistik für Nicht-Statistiker 93
5.1 Wie können Nicht-Statistiker statistische Tests beurteilen? . . . 93
5.2 Haben die Autoren die richtigen Vorbedingungen gewählt? . . . 95
5.3 Paarige Daten, Seiten und Ausreißer 101
5.4 Korrelation, Regression und Kausalität 103
5.5 Wahrscheinlichkeit und Konfidenz 106
5.6 Unterm Strich (das Risiko von Nutzen und
Schaden quantifizieren) 109
5.7 Zusammenfassung 111

Inhalt 7

Kapitel 6: Veröffentlichungen zu Medikamentenstudien 113
6.1 «Evidenz» und Marketing 113
6.2 Entscheidungen über die Behandlung fällen 115
6.3 Surrogatendpunkte («surrogate end points») 116
6.4 Wie man «Evidence» von einem Pharmavertreter
    bekommt 120

Kapitel 7: Veröffentlichungen, die über diagnostische Tests oder Screeningverfahren berichten 125
7.1 Die zehn Angeklagten 125
7.2 Die Validierung diagnostischer Tests gegen
    einen Goldstandard 126
7.3 Zehn Fragen, die man an eine Veröffentlichung stellen muß,
    die einen diagnostischen oder einen
    Screening-Test validiert 131
7.4 Eine Bemerkung zu «likelihood ratios» 137

Kapitel 8: Veröffentlichungen, die andere Veröffentlichungen zusammenfassen (systematische Reviews und Meta-Analysen) 141
8.1 Wann gilt ein Review als systematisch? 141
8.2 Systematische Reviews beurteilen 145
8.3 Meta-Analysen für Nicht-Statistiker 150
8.4 Heterogenität erklären 155

Kapitel 9: Veröffentlichungen, die Ihnen sagen, was Sie tun sollen (Richtlinien) 161
9.1 Die große Debatte um Richtlinien 161
9.2 Ändern Richtlinien das Verhalten von Klinikern? 163
9.3 Fragen, die an publizierte Richtlinien zu stellen sind 165

Kapitel 10: Veröffentlichungen, in denen steht, was die Dinge kosten (ökonomische Analysen) 173
10.1 Was sind ökonomische Analysen? 173
10.2 Kosten und Nutzen von Interventionen im Gesundheitswesen
     bestimmen 176
10.3 Fragen, die an ökonomische Analysen zu stellen sind 180
10.4 Zusammenfassung 186

Kapitel 11: Artikel, die über Zahlen hinausgehen (qualitative Forschung) 189
11.1 Was ist qualitative Forschung? 189
11.2 Beurteilung von Veröffentlichungen, die qualitative Forschung beschreiben 193
11.3 Zusammenfassung 200

Kapitel 12: Ergebnisse der Evidence-based Medicine anwenden 203
12.1 Surfactants versus Steroide: Eine Fallstudie über die Anwendung von Evidence-based Medicine 203
12.2 Das Verhalten von Berufsgruppen im Gesundheitswesen ändern 206
12.3 Veränderungen in Organisationen herbeiführen 209
12.4 Evidence-based Medicine in Gesundheitsbehörden anwenden 211
12.5 Prioritäten in der weiteren Forschung zur Implementierung 213

Anhang A: Checklisten zum Finden, Beurteilen und Anwenden von Evidence-Information 217

Anhang B: Qualitätsfilter 227

Anhang C: Maximal sensitive Suchketten zu Forschungszwecken 229

Anhang D: Die Wirkung einer Intervention beurteilen 231

Sachregister 233

Im November 1995 machte Ruth Holland, die für Rezensionen zuständige Herausgeberin des *British Medical Journal*, den Vorschlag, daß ich ein Buch schreibe, in dem das wichtige, aber häufig unzugängliche Thema «Evidence-based Medicine» entmystifiziert wird. Sie hat unschätzbare Hinweise zu früheren Entwürfen des Manuskripts gegeben. Zu unserem großen Bedauern kam sie am 8. August 1996 auf tragische Weise bei einem Zugunglück ums Leben. Dieses Buch ist ihrem Andenken gewidmet.

Geleitwort

Es überrascht kaum, daß diejenigen, die mit der Versorgung von Patienten zu tun haben, dem, was heute «Evidence-based Medicine» genannt wird, gemischte Gefühle entgegenbringen. Der Großteil der in den medizinischen Berufen Tätigen scheint von der Vorstellung gekränkt zu sein, wonach die gesamte medizinische Praxis bis vor kurzem das war, was Lewis Thomas als ein frivoles und unverantwortliches Humanexperiment bezeichnet hat, das sich auf nichts als das Prinzip von Versuch und Irrtum gestützt hat. Im Gegensatz dazu haben Politiker und Gesundheitsbürokraten die neue Entwicklung außerordentlich begrüßt. Sie hegten schon immer den Verdacht, daß Ärzte völlig unkritisch sind, und nun hatten sie es schwarz auf weiß. Evidence-based Medicine mußte ihnen als Geschenk der Götter erscheinen, denn – so dachten sie – die darin implizierte Effizienz würde ja unvermeidlich zu Kosteneinsparungen führen.

Das Konzept kontrollierter klinischer Studien ist dennoch nicht neu. Man weiß, daß Friedrich II. (1192–1250), römischer Kaiser und König von Sizilien und Jerusalem, an den Vorgängen der Verdauung interessiert war und deshalb zwei Rittern die gleiche Mahlzeit vorsetzte. Einer wurde auf die Jagd geschickt, der andere mußte sich ins Bett legen. Nach einigen Stunden ließ er beide töten und untersuchte den Inhalt des Verdauungstrakts. Bei dem schlafenden Ritter war die Verdauung weiter fortgeschritten. Im 17. Jahrhundert bekam der Arzt und Philosoph Jan Baptista van Helmont Zweifel an der Praxis des Aderlasses. Anschließend schlug er etwas vor, was als erste klinische Studie mit einer großen Teilnehmerzahl, Randomisierung und statistischer Analyse hätte gelten können. Er wollte zwischen 200 und 500 arme Leute durch Losentscheid in zwei Gruppen aufteilen. Dann sollte die eine Gruppe vor der Phlebotomie bewahrt werden, während der anderen soviel Blut entnommen werden sollte, wie Helmonts Kollegen für nötig hielten. Die Anzahl der Begräbnisse wurde als Maßstab für die Wirksamkeit des Aderlasses ausgewählt. Es ist nicht überliefert, warum dieses grandiose Experiment nie durchgeführt wurde.

Wenn man den Anfang der modernen wissenschaftlichen Medizin bestimmen wollte, so käme man auf das Paris der Mitte des 19. Jahrhunderts und die Werke von Pierre Charles Alexandre Louis. Louis führte die statistische Analyse zur Evaluation der medizinischen Behandlung ein, und zufälligerweise gelang ihm auch der Beweis, daß der Aderlaß eine nutzlose Therapieform war. Dennoch änderte sich das Verhalten der Ärzte über viele Jahre nicht. Trotz dieser Pionierarbeiten haben nur wenige Kliniker auf beiden Seiten des Atlantiks eingesehen, daß klinische Studien eingeführt werden sollten – obwohl der Genetiker Ronald Fisher die Prinzipien eines experimentellen Studiendesigns auf statistischer Basis in den 1920er Jahren erläutert hatte. Dieses Arbeitsgebiet erzielte erst nach dem Zweiten Weltkrieg eine deutliche Wirkung auf die klinische Praxis, hauptsächlich durch die epochalen Studien von Sir Austin Bradford Hill und den nachfolgenden britischen Epidemiologen, darunter besonders Richard Doll und Archie Cochrane.

Doch obwohl die Idee der Evidence-based Medicine nicht neu ist, tun moderne Gelehrte wie David Sackett und seine Kollegen der klinischen Praxis einen großen Gefallen; nicht nur indem sie die Idee popularisieren, sondern indem sie den Klinikern nahebringen, daß es sich dabei nicht nur um trockene akademische Theorie, sondern um eine Art zu denken handelt, von der jeder Aspekt medizinischer Tätigkeit durchdrungen sein sollte. Auch wenn sich vieles auf Mega-Studien und Meta-Analysen bezieht, sollte Evidence-based Medicine dazu verwendet werden, so gut wie alles zu beeinflussen, was ein Arzt tut. Schließlich hat sich die Medizin in den vergangenen Jahren einer Gehirnwäsche durch die Lehrenden an den medizinischen Fakultäten unterzogen und geglaubt, daß es nur eine Art und Weise gibt, wie man Patienten untersucht. Unsere Rituale am Patientenbett können ebenso einer kritischen Evaluation unterzogen werden wie unsere Operationen und unsere Medikamententherapien; dasselbe gilt für fast jeden anderen Aspekt ärztlicher Tätigkeit.

Da die klinische Praxis immer hektischer und die Zeit zur Lektüre und Reflektion immer knapper wird, ist es immer wichtiger, die Literatur optimal zu nutzen und neue Wege der Informationsbeschaffung kennenzulernen. Trisha Greenhalgh gibt in diesem anschaulichen Buch einen exzellenten Überblick, wie man von der medizinischen Literatur und den Vorteilen der Evidence-based Medicine am besten profitieren kann. Dieses Buch eignet sich für den Medizinstudenten im ersten Semester genauso wie für den grauhaarigen Chefarzt und verdient eine große Leserschaft.

Geleitwort

Mit zunehmendem Alter kommt das Privileg, zu einem Vorwort für das Buch eines ehemaligen Studenten eingeladen zu werden, immer häufiger vor. Trisha Greenhalgh gehörte zu den Studenten, die ihre Lehrer nie mit einem unfertigen Gedanken davonkommen ließen. Diese insistierende Haltung scheint sich mit den Jahren noch verstärkt zu haben. Dieses ist ein ausgezeichnetes Buch zur rechten Zeit, und ich wünsche ihm den Erfolg, den es verdient. Alles in allem ist Evidence-based Medicine ja nichts weiter als die Einstellung, die jeder klinische Lehrer bei seinen Studenten zu fördern hofft. Dr. Greenhalghs skeptischer, aber dennoch konstruktiver Umgang mit der medizinischen Literatur legt den Schluß nahe, daß wenigstens einmal im Leben eines Medizinprofessors ein solches Erfolgserlebnis möglich ist.

David Weatherall

Vorwort:
Müssen Sie dieses Buch lesen?

Dieses Buch richtet sich an jede/n, ob medizinisch ausgebildet oder nicht, der/die sich durch die medizinische Literatur finden, die wissenschaftliche Gültigkeit und praktische Relevanz der gefundenen Artikel beurteilen und, wenn nötig, die Ergebnisse in die Praxis umsetzen will. Diese Ziele machen die Grundlagen von Evidence-based Medicine aus.

Ich hoffe, daß dieses Buch Ihnen hilft, medizinische Artikel besser lesen und interpretieren zu können. Ich hoffe außerdem, daß ich eine weitere Botschaft vermitteln kann. Evidence-based Medicine ist schon vielfach verunglimpft worden. Angeblich ist sie:

- die Glorifizierung von Messungen, unabhängig vom Nutzen und der Genauigkeit der Messungen
- die unkritische Akzeptanz publizierter numerischer Daten
- die Erstellung allumfassender Richtlinien durch selbsternannte «Experten», die nichts mehr mit der praktischen Medizin zu tun haben
- die Beschneidung der klinischen Freiheit durch rigide und dogmatische klinische Protokolle
- die Überschätzung vereinfachender, unangemessener und häufig falscher ökonomischer Analysen.

Viele dieser zynischen Beschreibungen dessen, was Evidence-based Medicine sei, sind Punkte, gegen die die Bewegung der Evidence-based Medicine kämpft und nicht, was sie darstellt.

Halten Sie mich dennoch nicht für eine Evangelistin der Evidence-based Medicine. Ich glaube, daß die Wissenschaft, die Ergebnisse medizinischer Forschung zu finden, zu evaluieren und anzuwenden die Patientenversorgung objektiver, logischer und kosteneffektiver machen kann. Wenn ich daran nicht glauben würde, würde ich kaum so viel Zeit darauf verwenden, diese Art von Medizin zu lehren und als praktische Ärztin anzuwenden. Dennoch glaube ich, daß ein Evidence-based-Ansatz in der Patientenversorgung, wenn er in einem Vakuum angewandt wird (d. h. ohne Vernunft und ohne die Berücksichtigung der individuellen Umstände und Prioritäten der zu behandelnden Person), ein reduktionistisches Vorgehen ist, das sehr viel Schaden anrichten kann.

Außerdem sollten Sie berücksichtigen, daß ich weder eine Epidemiologin noch eine Statistikerin bin, sondern jemand, der Artikel liest und ein pragmatisches (und manchmal auch unkonventionelles) System entwickelt hat, um ihre Qualität zu beurteilen. Wenn Sie die epidemiologischen oder die statistischen Themen weiterverfolgen wollen, die hier gestreift werden, empfehle ich andere Texte, wofür Sie Literaturhinweise am Ende jedes Kapitels finden werden.

Ich bin bei weitem kein Experte für alle Themenbereiche, die in diesem Buch behandelt werden (insbesondere im Rechnen bin ich schlecht) und danke deswegen den unten Aufgeführten für ihre Hilfe. Dennoch bin ich die Autorin der Kapitel und allein für alle Ungenauigkeiten verantwortlich. Ich danke Professor David Sackett und Professor Andy Haines für Inspiration und Ermutigung, den folgenden medizinischen Informationsexperten (früher als Bibliothekare bezeichnet) für entscheidende Hilfestellung bei Kapitel 2 und den Anhang mit den «Suchketten»: Reinhardt Wentz von der Charing Cross und Westminster Medical School, London; Jane Rowlands von der BMA-Library in London; Carol Lefebvre vom britischen Cochrane Zentrum, Oxford, und Valerie Wildridge von der King's Fund Library in London. Ausdrücklich empfehlen kann ich Jane Rowlands Einführungs- und Fortgeschrittenenkurse zu Medline in der BMA-Bibliothek. Außerdem danke ich den folgenden Experten, Ratgebern und Lesern: Dr. Sarah Walters und Dr. Jonathan Elford (Kapitel 3, 4 und 7), Dr. Andrew Herxheimer (Kapitel 6), Professor Iain Chalmers (Kapitel 8), Dr. Brian Hurwitz (Kapitel 9), Professor Mike Drummond und Dr. Alison Tonks (Kapitel 10), Professor Nick Black und Dr. Rod Taylor (Kapitel 11) und Dr. John Dobby (Kapitel 5 und 12) sowie Nick Mole von Ovid Technologies Ltd für die Überprüfung von Kapitel 2 und die Überlassung von Demonstrations-Software. Dank auch an meine Familie, die mir die Zeit und den Raum gegeben hat, dieses Buch abzuschließen.

Trisha Greenhalgh

Kapitel 1:
Warum sollte man überhaupt wissenschaftliche Veröffentlichungen lesen?

1.1 Bedeutet «Evidence-based Medicine» lediglich, daß man medizinische Veröffentlichungen liest?

Evidence-based Medicine (EBM)[1] ist mehr als die Lektüre wissenschaftlicher Veröffentlichungen. Eine Definition beschreibt EBM als «den bewußten, expliziten und abwägenden Gebrauch der gegenwärtig verfügbaren Beweise, um Entscheidungen über die Behandlung individueller Patienten zu treffen» (1). Nimmt man diesen Ansatz beim Wort, wird alles, was mit Ihrem Patienten zu tun hat (wenn Sie im Gesundheitswesen arbeiten, gilt das gleiche für den Umgang mit Patientengruppen und Populationen), dazu führen, daß Sie nach wissenschaftlichen Beweisen fragen, Antworten auf diese Fragen systematisch suchen und Ihr Vorgehen in der Praxis dementsprechend ändern werden.

---

[1] Anmerkung zur Übersetzung: Vielfach liest man schon das englische Wort «evidence» als «Evidenz» übersetzt: «evidenzbasierte Medizin». Eigentlich bedeutet «evident» im Deutschen aber etwas, das so unmittelbar einleuchtet, daß es nicht bewiesen werden muß; «evidence» ist im Gegensatz dazu der Beweis oder Beleg nach den Regeln des wissenschaftlichen Zweifels. Das Gegenteil von «evidence-based» ist nicht das Uneinleuchtende, sondern das unreflektiert Einleuchtende, die «option-based medicine». Wir haben es deshalb in diesem Buch bei dem englischen Ausdruck «evidence-based medicine» belassen und nur die Groß/Kleinschreibung eingedeutscht.

Vielleicht werden Sie Fragen nach den Symptomen eines Patienten stellen («Wie groß ist die Wahrscheinlichkeit bei einem 34jährigen Mann mit linksseitigen Schmerzen in der Brust, daß er ein ernsthaftes kardiales Problem hat – und wenn ja, zeigt sich das im Ruhe-EKG?»). Vielleicht suchen Sie auch nach diagnostischen Hinweisen («Muß der Zustand eines Kindes schlechter eingeschätzt werden, wenn Mekonium im Fruchtwasser – das Zeichen für kindliche Darmbewegungen – bei einer ansonsten komplikationslosen Geburt nachgewiesen wird?») oder nach der Prognose («Wie groß ist die Wahrscheinlichkeit einer Epilepsie, wenn ein bisher gesunder Zweijähriger in einem Fieberschub einen kurzen Anfall hat?»). Vielleicht haben Sie Fragen zur Behandlung («Werden die Risiken einer Thrombolysebehandlung nach Myokardinfarkt durch den potentiellen Nutzen aufgewogen – unabhängig von Alter, Geschlecht und ethnischer Zugehörigkeit des Patienten?»), zur Kosteneffektivität («Ist es zur Senkung der Selbstmordrate besser, mehr Psychiater, Krankenschwestern oder Sozialarbeiter einzustellen?») und zu zahlreichen anderen Aspekten im Gesundheitswesen.

Professor Dave Sackett hat im Editorial der ersten Ausgabe der Zeitschrift «Evidence-based Medicine» auf die wichtigsten Schritte dieser neuen Wissenschaft hingewiesen (2):

- Man muß die gewünschten Informationen in Fragen umändern, die auch beantwortet werden können (das heißt, das Problem muß formuliert werden).
- Zur Beantwortung dieser Fragen sollten mit der größtmöglichen Effizienz Beweise gesucht werden – sei es, daß sie durch die klinische Untersuchung, das Labor, die Literatur oder durch andere Quellen gewonnen werden.
- Man muß die Beweise kritisch würdigen und abwägen sowie ihre Validität und Anwendbarkeit in der klinischen Praxis beurteilen.
- Man muß die Ergebnisse dieser kritischen Würdigung in die klinische Praxis überführen.
- Das eigene Vorgehen sollte überprüft und evaluiert werden.

Aus dem Gesagten folgt, daß EBM nicht allein die Lektüre von Veröffentlichungen bedeutet. Es kommt vielmehr darauf an, die richtigen Veröffentlichungen zum richtigen Zeitpunkt zu lesen und dementsprechend das eigene Verhalten zu ändern (oder was noch schwieriger ist: das Verhalten anderer Leute). Ich befürchte, daß die Fülle der «Wie-geht-EBM»-

Kurse dazu führt, daß sich alle auf den dritten Punkt (kritische Würdigung) konzentrieren und dabei die anderen Aspekte vergessen. Wenn man allerdings die falschen Fragen stellt oder Antworten in den falschen Quellen sucht, kann man genausogut die Lektüre wissenschaftlicher Veröffentlichungen ganz unterlassen. Ebenso ist Ihre Ausbildung in Literaturrecherche und kritischer Würdigung nutzlos, wenn Sie nicht mit genausoviel Mühe die Erkenntnisse anwenden und den Fortschritt an Ihren ursprünglichen Zielen messen. Sie würden vermutlich Ihr Geld für dieses Buch zurückverlangen, wenn ich davon ausgehen würde, daß Ihnen die genaue richtige Literatur immer schon vorliegt; deshalb die abschließenden Teile dieses Kapitels (Formulieren Sie das Problem, bevor Sie anfangen), Kapitel 2 (Literatursuche) und Kapitel 12 (Wenden Sie EBM praktisch an). Die Kapitel 3 bis 11 beschreiben die dritte Stufe auf dem Weg zu Evidence-based Medicine: die kritische Beurteilung – das heißt, es geht darum, was Sie machen sollten, wenn Sie die Veröffentlichung vor sich haben.

Wenn Sie zufällig computerbegeistert sind und das Thema EBM im Internet erkunden wollen, können Sie die folgenden Web Sites ausprobieren:

- http://www.shef.ac.uk/uni/academic/R-Z/scharr/ir/netting.html (SCHARR);
- http://cebm.jr2.ox.ac.uk (Oxford Centre for Evidence-based Medicine);
- http://www.ucl.ac.uk/primcare-popsci/uebpp/uebpp.htm (meine eigene Web Site).

Wenn Sie nicht computerbegeistert sind, macht es auch nichts.

1.2 Warum stöhnen Leute oft, wenn Evidence-based Medicine erwähnt wird?

Manche Kritiker von Evidence-based Medicine definieren EBM als «die zunehmend modische Tendenz einer Gruppe junger akademischer Mediziner, die das Vorgehen erfahrener Kliniker durch eine Mischung aus epidemiologischem Jargon und Statistik für den Hausgebrauch schmälern wollen» oder als das «evangeliengleich vorgetragene Argument, wonach keine Handlung im Gesundheitswesen durch Ärzte, Schwestern oder Bürokraten vorzunehmen ist, wenn sie nicht durch mehrere große, teure Studien in Veröffentlichungen bestätigt oder von einer Expertenkomission gutgeheißen wurde.»

Andere Autoren haben ihre Vorbehalte noch massiver ausgedrückt: «Evidence-based Medicine scheint die Ergebnisse aus Originalarbeiten zu ersetzen, indem sie subjektiv auswählt, zufällig zusammenfaßt und unausgewogene Schlußfolgerungen von mäßiger Gültigkeit zieht. Sie wird von Leuten durchgeführt, deren Fähigkeiten und Erfahrungen ungewiß sind und noch dazu mit verschleiernden Methoden, die eine Abschätzung der Originaldaten unmöglich machen.» (3)

Die spürbaren Vorbehalte vieler Mediziner gegenüber EBM sind im wesentlichen eine Reaktion auf die Unterstellung, daß Ärzte (ebenso wie Schwestern, Hebammen, Krankengymnasten und alle anderen im Gesundheitswesen Beschäftigten) wissenschaftlich ahnungslos waren, bis ihnen ein Licht aufging, und daß die wenigen, die mit wissenschaftlichen Texten umgehen konnten, absichtlich die veröffentlichten medizinischen Beweise nicht zur Kenntnis nahmen. Jeder, der mit Patienten arbeitet, weiß, wie oft es notwendig ist, neue Informationen zu suchen, bevor man eine klinische Entscheidung trifft. Ärzte haben viel Zeit in Bibliotheken verbracht, seit es Bibliotheken gibt. Wir verschreiben einem Patienten kein neues Medikament, bevor wir nicht eindeutige Beweise dafür haben, daß es sehr wahrscheinlich auch wirkt – sonst handeln wir illegal. Sicherlich haben wir alle Evidence-based Medicine seit Jahren praktiziert, mit der Ausnahme, wenn wir Patienten «gebluffft» haben (durch den Plazebo-Effekt und mit guten, medizinisch vertretbaren Gründen), wenn wir krank waren, überarbeitet oder dauerhaft faul.

Nein, wir haben EBM nicht praktiziert. Es gab verschiedene Umfragen zu dem Verhalten von Ärzten, Schwesten und verwandten Berufsgruppen (4–7), und die meisten sind zu der gleichen Schlußfolgerung gekommen: Klinische Entscheidungen sind nur selten durch die besten verfügbaren Beweise begründet. Schätzungen in den frühen 1980er Jahren legen den Schluß nahe, daß nur 10 bis 20 Prozent der medizinischen Handlungen (Pharmakotherapie, Operationen, Röntgenaufnahmen, Blutuntersuchungen usw.) aufgrund vernünftiger wissenschaftlicher Beweise durchgeführt wurden (8, 9). Seitdem wurde über diese Zahlen gestritten, denn sie schlossen alle gegenwärtig gebräuchlichen diagnostischen und therapeutischen Handlungen ein, so daß jeder Eingriff – wie obskur auch immer – mit der gleichen Gewichtung in die Untersuchung einging. Eine jüngere Analyse stufte 21 Prozent aller im Gesundheitswesen vorgenommenen Handlungen als «evidence-based» ein (10).

Umfragen zu medizinischen Handlungen, die als Mittel der Wahl gelten (und nicht zu allem, was sich auf dem Markt befindet), ergaben, daß je nach Spezialität zwischen 60 und 90 Prozent der klinischen Entscheidungen «evidence-based» sind (11–13). Allerdings hatten diese Studien, wie ich andernorts bereits dargelegt habe (14), ihre methodischen Schwächen. Vor allem wurden die Untersuchungen zur Evidence-based Medicine in Spezialabteilungen führender Fachleute vorgenommen. Aus diesem Grund können die erreichten Prozentzahlen kaum über diese Abteilungen hinaus generalisiert werden (s. Kapitel 4.2).

Lassen Sie uns nun die verschiedenen Ansätze genauer betrachten, auf deren Grundlage Mediziner im Alltag ihre Entscheidungen treffen – dies alles sind Beispiele dafür, was Evidence-based Medicine nicht ist.

Entscheidungsfindung nach dem «Prinzip Anekdote»

Als ich noch Medizin studierte, kam es immer wieder vor, daß ich im Gefolge eines bekannten Professors bei der Visite dabei war. Wenn er einen Patienten sah, erkundigte er sich nach dessen Symptomen, um sich dann zu den Nachwuchsmedizinern am Bett herumzudrehen und von einem ähnlichen Patienten, den er vor 20 oder 30 Jahren gesehen hatte, zu erzählen: «Ja, ich erinnere mich noch gut, wir gaben ihr dies und jenes, und hinterher ging es ihr gut.» Er hatte – häufig zu Recht – nur zynische Kommentare für neue Medikamente und Technologien übrig, und sein klinischer Scharfsinn suchte seinesgleichen. Dennoch hat er 40 Jahre benötigt, um seine Fähigkeiten auszubilden, und das größte medizinische Lehrbuch – die Sammlung der Fälle außerhalb seiner persönlichen Erfahrung – war ihm auf ewig verschlossen geblieben.

Die Gefahr der Entscheidungsfindung durch das Prinzip Anekdote läßt sich gut durch das Verhältnis von Nutzen und Risiko bei Medikamenten veranschaulichen. In meiner ersten Schwangerschaft litt ich unter Übelkeit und Erbrechen. Mir wurde das Antiemetikum Prochlorperazin verschrieben. Innerhalb von Minuten entwickelte ich einen unkontrollierbaren neurologischen Spasmus. Zwei Tage später hatte ich mich von dieser extremen Nebenwirkung erholt, doch ich habe seitdem das Medikament niemals mehr verschrieben, obwohl die Häufigkeit ernsthafter neurologischer Komplikationen nach Prochlorperazin auf

Eins zu mehrere Tausend geschätzt wird. Andererseits neigt man dazu, die seltenen, aber potentiell gefährlichen Nebenwirkungen bekannter Medikamente zu vernachlässigen, wenn man sie selbst oder bei seinen Patienten nie erlebt hat – wie etwa Thrombose unter Einnahme der Kontrazeptions-«Pille».

Wir Kliniker wären keine Menschen, wenn wir unsere persönlichen Erfahrungen ignorieren würden, aber es wäre besser, unsere Entscheidungen anhand der kollektiven Erfahrung tausender Mediziner, die Millionen Patienten behandelt haben, zu begründen, anstatt mit dem, was wir als Individuen gesehen und erlebt haben. Kapitel 5 (Statistik für Nicht-Statistiker) beschreibt einige Methoden, wie z. B. die Anzahl zu behandelnder Patienten («number needed to treat» = NNT), die für die Entscheidung, ob ein bestimmtes Medikament einem Patienten eher schadet oder nützt, notwendig sind.

Entscheidungsfindung durch Sammeln von Veröffentlichungen

Während der ersten 10 Jahre nach Studienabschluß besaß ich ein stetig anwachsendes Archiv mit Veröffentlichungen, die ich aus den medizinischen Wochenschriften riß, bevor ich den Rest wegwarf. Wenn ein Artikel oder ein Editorial eine neue Schlußfolgerung bereitzuhalten schien, änderte ich mein klinisches Vorgehen in entsprechender Weise. Ein Artikel berichtete darüber, daß bei allen Kindern mit Verdacht auf Harnwegsinfekt ein CT gemacht werden sollte, um angeborene Anomalien der Nieren auszuschließen – daraufhin schickte ich alle Patienten mit Harnwegsinfekt unter 16 zum Spezialisten. Dieser Hinweis war gedruckt worden und jüngeren Datums, so daß er sicherlich die bisherige Vorgehensweise ablösen würde – in diesem Fall bezog er sich allerdings nur auf Kinder unter 10 Jahren, die bereits zwei gut dokumentierte Harnwegsinfekte durchgemacht hatten.

Dieser Ansatz zur klinischen Entscheidungsfindung ist immer noch sehr häufig. Wieviele Ärzte kennen Sie, die ihr Vorgehen bei einem klinischen Problem mit Verweis auf den Ergebnisteil einer einzigen veröffentlichten Studie begründen, ohne irgend etwas über die verwendeten Methoden sagen zu können? War es eine kontrollierte und randomisierte Studie (s. Abschnitt 3.3)? Wieviele Patienten, welchen Alters, Geschlechts und mit welchem Schweregrad der Krankheit waren dabei (s. Abschnitt 4.2)? Wieviele Patienten beendeten die Studie nicht (s. Abschnitt 4.6)?

Nach welchen Kriterien wurden die Patienten als geheilt beurteilt? Welche Versuche wurden unternommen, um die Daten zu validieren (bestätigen) und zu wiederholen, wenn die Ergebnisse der Studie denen anderer Forscher zu widersprechen schienen (s. Abschnitt 8.3)? Wurden die statistischen Tests, mit denen die Ergebnisse der Studie anscheinend belegt wurden, angemessen ausgewählt und korrekt durchgeführt (s. Abschnitt 5)? Ärzte (wie auch Schwestern, Hebammen, Gesundheitsmanager, Psychologen und Medizinstudenten), die gerne die Ergebnisse medizinischer Studien zitieren, haben die Verantwortung, daß eine Checkliste mit derartigen Fragen durchgearbeitet wird (davon sind einige in Anhang A aufgeführt).

Entscheidungsfindung durch Expertenmeinungen

Eine wichtige Variante zur Entscheidungsfindung durch das Sammeln von Veröffentlichungen ist der Gebrauch von Übersichtsartikeln, Editorials, Konsensus-Statements und Richtlinien «von der Stange». Die medizinischen Broschüren (Gratis-Zeitungen und andere «Informationsblätter», die zumeist direkt oder indirekt von Pharmafirmen gesponsort sind) sind voll mit Empfehlungen und Leitlinien. Aber wer versichert Ihnen, daß die Ratschläge und Empfehlungen, das vehemente Editorial und der mit vielen Zitaten gespickte Überblick auch korrekt sind?

Professor Cynthia Mulrow, eine Pionierin auf dem Gebiet des systematischen Überblicksartikels (s. Kapitel 8), hat zeigen können, daß Experten einer bestimmten klinischen Disziplin seltener in der Lage sind, einen objektiven Überblick über alle verfügbaren Beweise zu geben, als Nicht-Experten, die unvoreingenommen die Fachliteratur durchgehen (15). Im Extremfall besteht ein «Experten-Review» lediglich aus den lebenslang beibehaltenen schlechten Gewohnheiten und der persönlichen Aufsatzsammlung eines alternden Klinikers. Kapitel 8 geht mit Ihnen eine Check-Liste durch, um zu testen, ob ein «systematischer Übersichtsartikel» wirklich diese Beschreibung verdient. In Kapitel 9 werden die Grenzen klinischer «von-der-Stange»-Richtlinien diskutiert.

Entscheidungsfindung durch Kostenminimierung

Die Öffentlichkeit ist zumeist erschreckt, wenn sie erfährt, daß einem Patienten eine Behandlung aus Kostengründen verweigert wird. Manager, Politiker und zunehmend auch Ärzte werden mit Sicherheit von der Presse an den Pranger gestellt, wenn sie ein Kind mit Hirntumor nicht in eine Spezialabteilung in die USA überweisen oder wenn einer gebrechlichen älteren Dame die Aufnahme auf die Akutstation eines Krankenhauses verweigert wird. Dabei muß man realistischerweise erkennen, daß jede Handlung im Gesundheitswesen aus einem begrenzten Budget finanziert wird. Zunehmend wird erkannt, daß bei klinischen Entscheidungen auch die ökonomischen Kosten einer Intervention berücksichtigt werden müssen. Wie in Kapitel 10 deutlich gemacht wird, ist die klinische Entscheidungsfindung *allein* aufgrund einer Kostenanalyse («Kostenminimierung» − die Wahl der billigsten Option, unabhängig davon, wie richtig sie ist) sowohl sinnlos als auch grausam, und man sollte mit Recht seine Stimme dagegen erheben.

Teure Eingriffe sollten dennoch nicht allein deshalb gerechtfertigt werden, weil sie neu sind, weil sie theoretisch funktionieren sollten oder weil die Alternative im Nichtstun bestehen würde − sondern weil sie sehr wahrscheinlich Leben retten oder die Lebensqualität verbessern würden. Wie aber kann vor diesem Hintergrund der Hüftersatz bei einer 75jährigen sinnvoll mit der Cholesterinsenkung bei einem Mann mittleren Alters oder die Abklärung einer Unfruchtbarkeit bei einem Paar in den 20ern verglichen werden? Manche antworten intuitiv, daß es keine selbstverständlichen ethischen Prinzipien oder analytischen Methoden gibt, mit denen wir begrenzte Ressourcen einer unbegrenzten Nachfrage zur Verfügung stellen können. Wie Sie in Kapitel 10 sehen werden, sind die oft verhöhnten «quality adjusted life years» (QUALY) und ähnliche Konstrukte nur der Versuch, ein wenig Objektivität in den ebenso unlogischen wie unvermeidbaren Vergleich von Äpfeln und Birnen auf dem Gebiet menschlichen Leidens zu bringen.

Es gibt einen weiteren Grund dafür, warum manche Leute den Begriff Evidence-based Medicine schwer verdaulich finden. In diesem Kapitel ging es darum, was EBM mit der Fähigkeit zur Veränderung zu tun hat − es ging nicht darum, alles bereits von Beginn an zu wissen. In anderen Worten: Es geht weniger darum, was Sie bereits in der Vergangenheit gelesen haben, sondern wie Sie Ihre zukünftigen Lernbedürfnisse erkennen und Ihr Wissen angemessen für neue klinische Situationen erweitern und anwenden. Ärzte, die in der Tradition erzogen und ausgebildet wurden, Unwissenheit niemals zuzugeben, mögen schwer damit zurechtkommen, daß immer ein gewisser Grad an wissenschaftlicher Unsicherheit bleibt. Dies trifft im Durchschnitt bei jedem zweiten Patienten ungefähr dreimal zu, wenn er von einem erfahrenen Chefarzt betreut wird (zweifellos bei den weniger informierten Kollegen noch häufiger).

Ein Evidence-based-Ansatz während der Visite kann die traditionellen Hierarchien auf den Kopf stellen, etwa wenn die Stationsschwester oder ein junger Assistenzarzt neue Beweise anführt, die das vom Chefarzt vergangene Woche Gelehrte in Frage stellen. Für einige ältere Kliniker ist es das geringste Problem, die Techniken der kritischen Abwägung zu erlernen, wenn sie sich auf einen Evidence-based-Unterrichtsstil umstellen.

1.3 Bevor Sie beginnen: Formulieren Sie das Problem

Wenn ich meine Medizinstudenten dazu auffordere, einen Aufsatz über Bluthochdruck zu schreiben, führt das häufig zu langen, wissenschaftlichen und zumeist richtigen Ausführungen über die Definition, die Ursachen und die Behandlungsmöglichkeiten von hohem Blutdruck. Wenn sie ihre Arbeiten dann abgeben, wissen die meisten mehr über Bluthochdruck als ich. Sie sind sich sicherlich auch bewußt, daß Bluthochdruck der häufigste Grund für Schlaganfall ist und daß die Behandlung der Hypertonie bei der gesamten Bevölkerung die Schlaganfallinzidenz um fast die Hälfte verringern würde. Die meisten von ihnen wissen auch, daß ein Schlaganfall – obgleich er verheerende Auswirkungen haben kann, wenn er eintritt – ein eher seltenes Ereignis ist und daß die Medikamente gegen Bluthochdruck Nebenwirkungen wie Müdigkeit, Benommenheit, Impotenz und Kurzatmigkeit mit sich bringen.

Wenn ich meinen Studenten jedoch eine praktische Frage stelle wie: «Frau Schulze hat leichte Kopfschmerzen nach der Einnahme von Blutdrucksenkern bekommen und würde die Medikamente gerne absetzen. Was würden Sie ihr raten?» sind sie konsterniert. Sie haben zwar Verständnis für das Dilemma von Frau Schulze, aber sie können aus ihren zahlreichen geschriebenen Seiten über Bluthochdruck nicht die eine Antwort ableiten, die Frau Schulze gerne hätte. Richard Smith hat (unter Abwandlung eines Zitats von T. S. Eliot) kürzlich im British Medical Journal die Frage gestellt: «Wo ist die Weisheit, die wir im Wissen verloren haben, und wo das Wissen, das in Informationen verlorengegangen ist?» (17)

Erfahrene Ärzte (und viele Schwestern) mögen vielleicht denken, daß sie Frau Schulzes Frage aus ihrer eigenen Erfahrung beantworten können. Wie ich bereits früher in diesem Kapitel begründet habe, würden nur wenige von ihnen damit richtig liegen (4). Und selbst wenn sie zufällig recht hätten, würden sie immer noch ein System benötigen, mit dem sie aus der Fülle von Informationen über einen Patienten eine bündige Zusammenfassung des Problems erstellen und wissen können, welche zusätzlichen Informationen ihnen noch fehlen, um das Problem zu lösen. Dazu gehören die krankheitsdefinierenden Symptome, körperliche Anzeichen, Testergebnisse und das Wissen, was diesem oder einem ähnlichen Patienten das letzte Mal passiert ist. Dazu gehören aber auch die besonderen Ängste und Wertvorstellungen des Patienten und andere möglicherweise relevante Dinge (eine Ahnung, ein halb erinnerter Fachartikel, die Meinung eines älteren und weiseren Kollegen oder ein Absatz in einem Fachbuch).

Sackett und seine Mitarbeiter haben uns kürzlich dabei geholfen, die Bestandteile einer guten klinischen Frage aufzuschlüsseln (18):

- Zuerst müssen Sie genau definieren, für *wen* die Frage wichtig ist (d. h. Sie müssen fragen, «wie würde ich eine Patientengruppe beschreiben, die diesem einen ähnelt?»).
- Danach müssen Sie bestimmen, *welches* Vorgehen Sie in Erwägung ziehen (beispielsweise eine medikamentöse Behandlung) und ob eine vergleichende Behandlung (z. B. Plazebo versus Standardtherapie) notwendig ist.
- Abschließend müssen Sie das erwünschte (oder unerwünschte) *Ergebnis* definieren (beispielsweise eine reduzierte Sterblichkeit, bessere Lebensqualität, Kosteneinsparungen etc.).

Der zweite Schritt muß keine Medikamentenbehandlung, Operation oder ein anderer Eingriff sein. Das «Vorgehen» kann auch darin bestehen, einem möglichen Karzinogen ausgesetzt zu sein oder in einem Bluttest oder anderen Untersuchungen den «Surrogatendpunkt» zu entdecken. (Mit dem «Surrogatendpunkt» kann, wie in Abschnitt 6.3 erklärt wird, die weitere Entwicklung und das Fortschreiten einer Krankheit vorausgesagt werden. In der Realität gibt es nur wenige Tests, die sich als zuverlässige Kristallkugel zur Voraussage der Zukunft des Patienten eignen. Die Aussage: «Der Doktor hat sich meine Testergebnisse angeschaut und gesagt, daß ich noch sechs Monate zu leben hätte» spricht entweder für ein schlechtes Gedächtnis oder ein unverantwortliches Handeln des Arztes!) In beiden genannten Fällen wäre das «Ergebnis» die Entwicklung einer Krebserkrankung (oder eines anderen Leidens) einige Jahre später. Bei den meisten klinischen Problemen hinsichtlich individueller Patienten besteht das «Vorgehen» jedoch aus einem spezifischen Eingriff durch den Mediziner.

Im Fall von Frau Schulze werden wir also womöglich fragen: «Rechtfertigt der Nutzen die Unannehmlichkeiten einer Behandlung mit Hydrochlorthiazid, wenn eine 68 Jahre alte Frau mit essentieller Hypertonie ohne weitere Erkrankungen und mit unauffälliger Anamnese über Nebenwirkungen klagt?» Indem wir die Frage eingrenzen, haben wir bereits ausgesagt, daß Frau Schulze nie eine Herzattacke, einen Schlaganfall oder andere Warnhinweise wie vorübergehende Lähmungen oder einen kurzzeitigen Verlust des Sehvermögens gehabt hat. Wenn dem so gewesen wäre, hätte sie ein weitaus höheres Risiko, einen Schlaganfall zu erleiden, und wir müßten die Nutzen-Risiko-Abwägung anders gewichten.

Um die gestellte Frage zu beantworten, müssen wir nicht nur das Schlaganfall-Risiko bei unbehandeltem Bluthochdruck bestimmen, sondern auch die Risikominimierung durch medikamentöse Behandlung. Das ist eine viel grundsätzlichere Frage (rechtfertigt der Nutzen der Behandlung das Risiko?), die wir uns gestellt haben sollten, bevor wir Frau Schulze erstmalig Hydrochlorothiazid verschreiben. Alle Ärzte sollten sich diese Frage stellen, bevor sie zum Rezeptblock greifen.

Denken Sie daran, daß Frau Schulze nicht nur die Alternative hat, gar keine Medikamente zu nehmen. Es mag auch andere Pharmaka mit weniger Nebenwirkungen geben (denken Sie daran, daß – wie Kapitel 6 erklärt – in vielen klinischen Studien ein neues Medikament mit Plazebos verglichen wird und nicht mit der besten bereits verfügbaren Alternative) oder nicht-medizinische Behandlungsformen wie Sport, verminderte Kochsalzzufuhr, Homöopathie oder Akupunktur. Nicht alle dieser Vorgehensweisen würden von Frau Schulze akzeptiert werden, aber es wäre richtig, Hinweise dafür zu suchen, ob sie ihr überhaupt helfen könnten.

Wir werden in der medizinischen Literatur wahrscheinlich Antworten auf einige unserer Fragen finden, und Kapitel 2 beschreibt, wie man relevante Veröffentlichungen sucht, wenn man das Problem einmal formuliert hat. Bevor Sie damit beginnen, sollten Sie jedoch noch einen Gedanken an die Patientin mit dem hohen Blutdruck verwenden. Um ihre persönlichen Prioritäten zu bestimmen (wie bewertet sie eine 10%ige Reduzierung ihres Schlaganfallrisikos in den nächsten 5 Jahren im Vergleich dazu, daß sie heute nicht ohne Begleitung einkaufen gehen kann?)

müssen Sie sich Frau Schulze nähern – und nicht einem Blutdruckmeßgerät oder einer medizinischen Datenbank. Die Patientenperspektive kann formal durch einen Entscheidungsbaum in die Evidence-based Medicine integriert werden (19, 20). In der Realität passiert dies jedoch selten, und die Perspektive des Patienten wird häufig zugunsten einer QUALY-Tabelle, die von einem Statistiker berechnet wurde, aufgegeben. Diese und andere Absurditäten, die sich aus einer unbedachten und verengten Anwendung des Evidence-based-Medicine-Paradigmas ergeben können, wurden von Kritikern ausführlich erörtert (21). Man sollte jedoch festhalten, daß durch Evidence-based Medicine eine anwendungsfreundliche Methodik entwickelt wurde, die sowohl die Patientenperspektive in der klinischen Entscheidungsfindung berücksichtigt (14, 22) als auch das Design und die Durchführung von Forschungsstudien betrifft (23). Ich selbst habe versucht, die Patientenperspektive in Sacketts Fünf-Stufen-Modell zu integrieren (1). Die daraus resultierenden acht Stufen, die ich als «kontextsensitive Checkliste für die Praxis der Evidence-based Medicine» bezeichnet habe, sind in Anhang A aufgeführt.

Übung 1

1. Gehen Sie zum zweiten Teil dieses Kapitels zurück, dort sind einige Beispiele für klinische Fragen aufgeführt. Entscheiden Sie, welche der Fragen richtig formuliert sind in Hinsicht auf:

   - den Patienten oder das Problem
   - das Vorgehen (Eingriff, prognostische Parameter etc.)
   - ein vergleichbares Vorgehen (wenn notwendig)
   - das klinische Ergebnis.

2. Versuchen Sie nun folgendes:

   - Ein fünf Jahre alter Junge ist aufgrund eines schweren Ekzems mit lokalen Steroiden behandelt worden, seit er 20 Monate alt ist. Die Mutter glaubt, daß die Steroide sein Wachstum hemmen und möchte zu einer homöopathischen Behandlung wechseln. Welche Informationen benötigt ein Dermatologe, um zu entscheiden, ob die Mutter mit den Steroiden recht hat und ob dem Kind eine homöopathische Behandlung helfen wird?
   - Eine Frau, die in der neunten Woche schwanger ist, ruft ihren Hausarzt an und klagt über Unterleibsschmerzen und Blutungen. Ein vor kurzem durchgeführter Ultraschall hat gezeigt, daß es sich nicht um eine Eileiter-

> Schwangerschaft handelt. Der Hausarzt entscheidet, daß die Frau womöglich eine Fehlgeburt hatte, zur weiteren Untersuchung ins Krankenhaus muß und womöglich eine Ausschabung durchgeführt werden sollte. Die Frau weigert sich. Welche Informationen benötigen beide, um zu wissen, daß eine Krankenhauseinweisung wirklich medizinisch notwendig ist?
>
> - Die meisten Eltern kommen mit ihren Kindern im Alter von 1, 3 und 6 Monaten, 1, 2 und 4 Jahren zur Vorsorgeuntersuchung. Der Arzt hört sich dann die Herztöne an, untersucht den Bauch, überprüft, ob die Hoden in den Hodensäcken sind, testet das Gehör, fragt nach motorischen Fähigkeiten usw. Welche Informationen benötigen Sie, um zu entscheiden, ob diese Vorsorge einen Nutzen für die Ressourcen im Gesundheitswesen darstellt (wenn Sie den sozialen Aspekt dieser Untersuchungen vernachlässigen)?

Literatur

1 Sackett DL, Rosenberg WMC, Gray JAM, et al. Evidence based medicine: what it is and what it isn't. *BMJ* 1996; **312**: 71–2.
2 Sackett DL, Haynes B. On the need for evidence-based medicine. *Evidence-Based Medicine* 1995; 1: 4–5.
3 James NT. Scientific method and raw data should be considered (letter). *BMJ* 1996; **313**: 169–70.
4 Institute of Medicine. *Guidelines for clinical practice: from development to use.* Washington, DC: National Academy Press, 1992.
5 Brook RH, Williams KN, Avery SB. Quality assurance today and tomorrow: forecast for the future. *Ann Intern Med* 1976; **85**: 809–17.
6 Roper WL, Winkenwerde W, Hackbarth GM, et al. Effectiveness in health care: an initiative to evaluate and improve medical practice. *N Engl J Med* 1988; **319**: 1197–202.
7 Sackett DL, Haynes RB, Guyatt GH, et al. *Clinical epidemiology – a basic science for clinical medicine.* London: Little Brown, 1991; 305–33.
8 Office of Technology Assessment of the Congress of the United States. *The impact of randomised clinical trials on health policy and medical practice.* Washington DC: US Government Printing Office, 1983.
9 Williamson JW, Goldschmidt PG, Jillson IA. *Medical practice information demonstration project: final report.* Baltimore, Maryland: Policy Research, 1979.
10 Dubinsky M, Ferguson JH. Analysis of the National Institutes of Health Medicare Coverage Assessment. *Int J Technol Assess Health Care* 1990; **6**: 480–8.

11 Ellis J, Mulligan I, Rowe J, Sackett DL. Inpatient general medicine is evidence-based. A-team, Nuffield Department of Clinical Medicine. *Lancet* 1995; **346**: 407–10.
12 Gill P, Dowell AC, Neal RD, et al. Evidence based general practice: a retrospective study of interventions in one training practice. *BMJ* 1996; **312**: 819–21.
13 Geddes J, Game D, Jenkins N, et al. What proportion of primary psychiatric interventions are based on evidence from randomised controlled trials. *Quality in Health Care* 1996; **4**: 215–7.
14 Greenhalgh T. Is my practice evidence-based? (editorial). *BMJ* 1996; **313**: 957–8.
15 Mulrow C. Rationale for systematic reviews. *BMJ* 1994; **309**: 597–9.
16 Covell DG, Uman GC, Manning PR. Information needs in office practice: Are they being met? *Ann Intern Med* 1985; **103**: 596–9.
17 Smith R. Where is the wisdom…? *BMJ* 1991; **303**: 798–9.
18 Sackett DL, Richardson WS, Rosenberg WMC, Haynes RB. *Evidence-based medicine: how to practice and teach EBM*. London: Churchill-Livingstone, 1996.
19 Kassirer JP. Incorporating patients' preferences into medical decisions. *N Engl J Med* 1994; **330**: 1895–6.
20 Dowie J. ‹Evidence-based›, ‹cost-effective›, and ‹preference-driven› medicine. *J Health Serv Res Policy* 1996; **1**: 104–13.
21 Grimley Evans J. Evidence-based and evidence-biased medicine. *Age Ageing* 1995; **24**: 461–3.
22 Greenhalgh T, Young G. Applying the evidence with patients. In: Silagy C, Haines AP, eds. *Evidence-based medicine in primary care*. London: BMJ Books 1998 (in press).
23 Fulford KWM, Ersser S, Hope T. *Essential practice in patient-centred care*. Oxford: Blackwell Science, 1996.

Kapitel 2:
Literatursuche

2.1 Die Lektüre medizinischer Veröffentlichungen

Es ist keine leichte Aufgabe, den Weg durch den Dschungel zu finden, der sich selbst medizinische Literatur nennt. Deswegen entschuldige ich mich auch nicht dafür, daß dieses Kapitel das längste im Buch ist. Sie können alle Regeln, wie man eine Veröffentlichung liest, richtig anwenden – wenn Sie die falsche Veröffentlichung lesen, können Sie genauso gut gleich etwas anderes tun. Es gibt bereits mehr als 10 Millionen medizinische Fachveröffentlichungen in unseren Regalen. Jeden Monat werden weltweit etwa 4000 medizinische Zeitschriften publiziert, und die Anzahl der verschiedenen Zeitschriften, die sich nur damit beschäftigen, andere Artikel zusammenzufassen, beträgt wahrscheinlich mehr als 200. Nur 10 bis 15 Prozent der gedruckten Texte werden auf Dauer von wissenschaftlichem Wert bleiben.

Dr. David Jewell erinnert uns in seinem ausgezeichneten Buch «Critical Reading for Primary Care», daß es drei unterschiedliche Arten der Lektüre gibt:

- *Herumstöbern* – dabei blättern wir durch Bücher und Zeitschriften auf der Suche nach irgend etwas, das uns interessieren könnte.
- *Lesen, um Informationen zu bekommen* – dabei durchsuchen wir die Literatur, um Antworten auf eine spezielle Frage zu erhalten; zumeist handelt es sich dabei um ein Problem aus unserem Alltag.
- *Lesen zu Forschungszwecken* – dabei suchen wir einen umfassenden Überblick über den Stand der Literatur und die noch offenen Fragen zu einem bestimmten Forschungsgegenstand.

In der Praxis erhalten die meisten von uns den Großteil ihrer Informationen (und zugegeben auch den meisten Spaß) durch Herumstöbern. Wenn man die Regeln für eine kritische Abwägung der Literatur übergenau anwenden würde, ginge die Lust am gelegentlichen Lesen verloren. Jewell warnt uns davor und empfiehlt den Mittelweg zwischen blinder Leichtgläubigkeit und dem streng-formalen Intellekt der kritischen Abwägung.

2.2 Die Medline-Datenbank

Wenn Sie aus Spaß herumstöbern, können Sie lesen, was Sie wollen, in welcher Reihenfolge auch immer. Sollten Sie aber gezielt Informationen suchen oder systematisch zu Forschungszwecken, werden Sie viel Zeit verschwenden und einige wichtige Artikel übersehen, wenn Sie nach dem Zufallsprinzip vorgehen. Viele (wenngleich nicht alle, s. Abschnitt 2.10) medizinische Artikel sind in der Medline-Datenbank aufgelistet, zu der es in fast allen medizinischen und wissenschaftlichen Bibliotheken an den Universitäten der Industrieländer und über das Internet Zugang gibt.

Medline wird von der National Library of Medicine der USA zusammengestellt und führt mehr als 3800 Fachzeitschriften aus über 70 Ländern. Diese Informationen sind in drei verschiedenen Formen erhältlich:

- gedruckt (der *Index Medicus*, ein jährlich aktualisiertes Nachschlagewerk)
- online (die gesamte Datenbank von 1966 bis heute auf Computer mit Zugang über das Internet oder einen anderen Server)
- auf CD-ROM (die gesamte Datenbank auf zwischen 10 und 18 CDs, abhängig vom Hersteller).

Die Medline-Datenbank ist immer die gleiche, egal wer sie verkauft, lediglich die entsprechenden Computerbefehle unterscheiden sich abhängig von der CD-ROM-Software. Zu den kommerziellen Anbietern von Medline online oder auf CD-ROM gehören Ovid Technologies (OVID), Silver Platter Information Ltd (WinSPIRS), EBSCO und Knight-Ridder.

Medline lernt man am besten, indem man eine Unterrichtsstunde bei einem ausgebildeten Bibliothekar oder einem erfahrenen Benutzer nimmt. Wenn Sie nicht extrem technikfeindlich sind, können Sie die Grundlagen in weniger als einer Stunde verstehen. Denken Sie daran, daß sich Artikel auf zwei Arten finden lassen:

- durch jedes Wort, das in der Datenbank aufgeführt ist, sei es in der Überschrift, im Abstract, im Namen der Autoren oder der Institution, in der die Studie durchgeführt wurde (der Abstract ist eine kurze Zusammenfassung des Artikels, den Sie sowohl in der Datenbank als auch zu Beginn des gedruckten Textes finden)
- durch einen Thesaurus medizinischer Titel und Begriffe, die als «Medical Subject Heading» (MeSH) bezeichnet werden.

Um zu zeigen, wie Medline funktioniert, habe ich einige häufige Probleme bei der Literatursuche aufgeführt. Die folgenden Szenarien beziehen sich auf die Arbeit mit OVID-Software (die benutze ich am häufigsten). Die praktischen Übungen in diesem Kapitel sind jedoch auch mit jeder anderen Software möglich.

2.3 Problem 1: Sie versuchen einen speziellen Artikel zu finden, von dem Sie wissen, daß es ihn gibt

Lösung: Sie durchsuchen die Datenbank nach einem Feldkürzel (Titel, Autor, Zeitschrift, Institution) oder einem anderen Wort aus dem Text.

Das sollte nicht sehr lange dauern. Sie müssen keine gründliche Recherche durchführen. Konzentrieren Sie sich auf den Abschnitt der Datenbank, der ungefähr das Jahr der Publikation abdeckt (im allgemeinen die letzten fünf Jahre). Diese Auswahl ist eines der ersten Dinge, die Sie vom Medline-System gefragt werden; wenn Sie bereits im Hauptmenü sind, wählen Sie «database» (Alt-B).

Wenn Sie die Überschrift des Artikels kennen (oder den ungefähren Titel) und vielleicht sogar die Zeitschrift, in der er publiziert wurde, können Sie nach den entsprechenden Schlüsselwörtern suchen oder (das geht schneller) die Feldkürzel-Befehle `.ti` und `.jn` eingeben. Tabelle 1 zeigt einige nützliche Suchbefehle, von denen sich die meisten selbst erklären. Denken Sie jedoch daran, daß das Feldkürzel `.ui` eine einmalige Zahl darstellt, mit der Sie einen speziellen Medline-Eintrag iden-

Tabelle 1: Nützliche Feldkürzel (field suffixes) in OVID.

Suchbefehl	Bedeutung	Beispiel
.ab	Wort im Abstract	epilepsy.ab
.au	Autor	smith-r.au
.jn	Zeitschrift	lancet.jn
.me	Einzelnes Wort im Text als MeSH-Begriff	ulcer.me
.ti	Wort im Titel	epilepsy.ti
.tw	Wort in Titel oder Abstract	epilepsy.tw
.ui	Spezielle Identifizierung	91574637.ui
.yr	Publikationsjahr	97.yr

tifizieren können. Wenn Sie einen Artikel gefunden haben, den Sie wiederholt aufrufen möchten, ist es womöglich einfacher, sich die Nummer zu notieren als den Autor, den Titel oder die Zeitschrift.

Lassen Sie uns einen Artikel ausfindig machen, um den Nutzen der Suchbefehle zu verdeutlichen. Nehmen wir an, Sie suchen eine Veröffentlichung, die «Confidentiality and patients' casenotes» heißt und die Sie vor einigen Jahren im «British Journal of General Practice» gesehen haben. Tippen Sie nun folgendes in den Computer:

    1 confidentiality.ti

Durch diese erste Suche werden Ihnen etwa 250 Artikel angegeben. Jetzt tippen Sie:

    2 british journal of general practice.jn

Bei dieser zweiten Suche werden ungefähr 900 Titel aufgeführt, d.h. alle Artikel, die in dem entsprechenden Jahr aus dem British Journal of General Practice in Medline aufgelistet sind. Nun müssen Sie Ihre beiden Suchen kombinieren, indem Sie folgendes tippen:

    3 1 and 2

Jetzt erhalten Sie alles, was «confidentiality» im Titel enthält und im British Journal of General Practice publiziert wurde: ein einziger Artikel, zu dem Sie in drei Schritten vorgestoßen sind (2). Denken Sie daran, daß Sie Suchen in OVID auch kombinieren können, indem Sie die Tasten (Alt-C) drücken.

Kapitel 2: Literatursuche 35

Sie hätten die Suche allerdings auch mit folgendem Befehl in einem einzigen Schritt durchführen können:

```
4 confidentiality.ti and british journal of
  general practice.jn
```

Dieser Schritt zeigt, wie sinnvoll der Gebrauch der Boole-Operation (logische Verknüpfung, benannt nach dem britischen Mathematiker George Boole, 1815–1864) «and» ist, die zu Artikeln aus mehreren Suchen führt. Die Verwendung der Verknüpfung «or» addiert die Ergebnisse beider Suchen zusammen.

Denken Sie daran, daß Sie in OVID keine Abkürzungen für Zeitschriften verwenden sollten. Andere Softwarepakete mögen da anders verfahren. Zwei wichtige Ausnahmen von dieser Regel in OVID sind das *Journal of the American Medical Association* (JAMA) und das *British Medical Journal* (BMJ), welches seinen offiziellen Titel 1988 in BMJ umgeändert hat. Um also Artikel im BMJ von 1988 bis heute zu suchen, müssen Sie BMJ eingeben, Artikel davor bis einschließlich 1987 sollten Sie unter den beiden Begriffen *British Medical Journal* und *British Medical Journal clinical research ed* suchen.

Häufig kennen Sie zwar nicht die Überschrift eines Artikels, wissen aber dafür, wer ihn geschrieben hat. Vielleicht sind Sie auch von dem Artikel eines bestimmten Autors sehr beeindruckt gewesen (oder eines Vortrags, den Sie gehört haben) und wollen wissen, was er sonst noch publiziert hat. Löschen Sie Ihre vorherigen Suchen, indem Sie «edit» aus dem Menü auswählen und dann «delete all» anklicken.

Lassen Sie uns nun die Veröffentlichungen von Professor Andy Haines aus den vergangenen fünf Jahren ausfindig machen. Tippen Sie folgendes:

```
1 haines-a.au
```

Jetzt werden alle Artikel aufgerufen, von denen A. Haines der Autor oder Koautor ist – ungefähr 35 Veröffentlichungen. Wie jedoch bei vielen Autoren, ist Andy nicht der einzige A. Haines in der medizinischen Literatur, und – ein weiteres Problem – er hat einen zweiten Vornamen, den er unregelmäßig in seinen Publikationen verwendet. Wenn Sie seinen zweiten Vornamen nicht wissen, müssen Sie ein Platzhalter-Zeichen (truncation symbol) benutzen, um dies herauszufinden. Tippen Sie:

```
2 haines-a$.au
```

Jetzt werden ungefähr 50 Artikel aufgeführt, worunter auch die vorherigen unter A. Haines gefundenen 35 sind, zusätzlich Artikel von A. H. Haines, A. M. Haines und weitere 8 Artikel von – wir haben ihn gefunden – A. P. Haines! Bedenken Sie, daß das Dollar-Zeichen in OVID ein Platzhalter-Symbol ist und soviel bedeutet wie «ein oder mehrere beliebige Zeichen». In der Software von Silver Platter ist das entsprechende Zeichen ein Sternchen (*). Sie können das Platzhalter-Symbol benutzen, um den Stamm eines Textwortes zu finden, beispielsweise wird der Begriff `electric$.tw` (in OVID) alle Artikel mit «electric», «electricity», «electrical» usw. in Überschrift oder Abstract zutage fördern.

Sie hätten auch den folgenden Befehl verwenden können:

```
3 (haines-a or haines-ap).au
```

Das führt zu insgesamt etwa 40 Artikeln, die Sie nun von Hand durchstöbern müssen, um all die A. Haineses auszuschließen die nicht Prof. Andy sind.

Vielleicht finden Sie es auch hilfreich, nach der Institution zu suchen. Dadurch werden alle Veröffentlichungen aufgerufen, die in einer bestimmten Forschungseinrichtung produziert wurden. Tippen Sie z. B.:

```
4 (withington hospital and manchester).in
```

um die Veröffentlichungen zu finden, in denen das «Withington Hospital, Manchester» als Institution erscheint (entweder als Hauptadresse, wo die Forschung durchgeführt wurde, oder als die eines der Koautoren).

Wenn Sie sich nicht mehr an die Überschrift des Artikels erinnern können, aber noch einige Schlagworte aus dem Abstract wissen, geht es wahrscheinlich schneller, wenn Sie unter Textworten anstatt unter MeSH-Begriffen (werden im nächsten Abschnitt erklärt) suchen. Als Suchbefehle benötigen Sie dazu `.ti` (Überschrift/Titel), `.ab` (Abstract) und `.tw` (Textwort in der Überschrift oder im Abstract). Nehmen wir an, Sie suchen ein Editorial über Evidence-based Medicine, wissen, daß es ungefähr 1995 erschienen ist, können sich aber nicht an die Zeitschrift erinnern. Löschen Sie Ihre vorherigen Suchen und tippen Sie dann:

```
1 evidence-based medicine.tw and 95.yr
```

Daraufhin werden Sie etwa 60 Artikel erhalten. Sie könnten jetzt die Abstracts durchblättern, bis Sie den gesuchten gefunden haben. Alternativ besteht aber auch die Möglichkeit, Ihre Suche auf den Publikationstyp einzuengen. Tippen Sie folgendes:

```
2 limit 1 to editorial
```

Natürlich hätten Sie das mit dem folgenden Befehl gleich in einem einzigen Schritt tun können:

```
3 evidence-based medicine.tw and 95.yr and
  editorial.pt
```

Hier bedeuted .tw «Textwort» (in Titel oder Abstract), .yr das «Jahr der Publikation» und .pt «Publikationstyp». (Mit den Befehlen «limit set» (Alt-M) und der Auswahl des Publikationstyps «editorial».) Denken Sie jedoch daran, daß bei dieser Literatursuche nur Artikel gefunden werden, die den exakten Begriff «Evidence-based Medicine» als Textwort enthalten. Artikel, in denen es beispielsweise um «evidence based health care» anstatt um EBM geht, werden übersehen. Aus diesem Grund müssen wir unter den MeSH-Begriffen nachschauen (werden nachfolgend erklärt) oder alle Varianten des Textwortes (einschließlich unterschiedlicher Schreibweisen) abdecken.

Übung 2

1. Versuchen Sie, die folgenden Artikel zu finden, indem Sie so wenig Befehle wie möglich verwenden:

   - ein Artikel von Husby und Mitarbeitern über die Behandlung von Krupp durch Budenosid-Vernebler (eine plazebo-kontrollierte Doppelblindstudie), der ungefähr 1993 in einer pädiatrischen Zeitschrift erschienen ist (denken Sie daran, daß Sie in OVID für den Autorennamen den Anfangsbuchstaben des Vornamens benötigen)
   - eine Veröffentlichung von Professor Barkers Gruppe aus Southampton über dysproportionales fetales Wachstum und erhöhte IgE-Konzentrationen im Erwachsenenalter, die in einer auf Allergien spezialisierten Zeitschrift vor mehreren Jahren erschienen ist (denken Sie daran, daß Sie bei der Suche nach der Institution deren vollständige Anschrift benötigen)
   - eine Studie, die 1993 von einer Gruppe des «Institute of Child Health» im *Lancet* veröffentlicht wurde und die vertikale HIV-Übertragung von der Mutter auf den Fetus zum Thema hatte

- zwei Artikel, die 1995 im *American Journal of Medical Genetics* über die Vererblichkeit von Schizophrenie bei israelischen Patienten erschienen sind. Versuchen Sie beide durch einen einzigen Befehl aufzufinden.

2. Spüren Sie alle zwischen 1992 und 1997 im *Journal of the American Medical Association* erschienenen Artikel mit dem Titel «Users' guides to the medical literature» auf. Sobald Sie die gefunden haben, kopieren und aufbewahren! Der Großteil dieses Buches hat diese Texte zur Grundlage.

3. Wieviele Artikel von Professor David Sackett können Sie finden? Wie Professor Haines benützt er seinen zweiten Vornamen unregelmäßig.

4. Finden Sie heraus, wieviele Artikel Tony Delamothe dieses Jahr im *British Medical Journal* veröffentlicht hat. Denken Sie daran, daß Sie, wenn Sie Ihre Suche auf ein bestimmtes Jahr begrenzen wollen, den «limit set»-Befehl (Alt-M) betätigen und dann «publication year» auswählen müssen. Alternativ können Sie auch den Suchbegriff .yr (z. B. 94.yr) eingeben.

2.4 Problem 2: Sie wollen eine ziemlich spezielle klinische Frage beantworten

Lösung: Führen Sie eine zielgerichtete, spezifische Suche durch, indem Sie mehrere Suchen kombinieren.

Vor kurzem wurde ich von der Mutter eines jungen Mädchens mit Anorexia nervosa, deren Periode aufgehört hatte, gebeten, der Tochter die Pille zu verschreiben – auch um damit etwas gegen die weitere Abnahme ihrer Knochendichte zu tun. Dies schien mir ein vernünftiger Wunsch zu sein, wenngleich ethische Fragen zu berücksichtigen waren. Gibt es Hinweise dafür, daß die Einnahme der Pille dem Mineralisationsverlust der Knochen vorbeugt? Ich wollte dem Thema mit Hilfe von Medline nachgehen. Um die Frage zu beantworten, muß man ausführlich unter «anorexia nervosa», «osteoporosis» und «oral contraceptives» nachsuchen. Zuerst müssen Sie dazu Ihre vorherigen Suchen löschen. Außerdem umfaßt die unten beschriebene Suche auch Artikel, die 1992 erschienen sind. Wenn Sie sich versichert haben, daß Ihre Datenbank soweit zurückgeht, tippen Sie:

```
1 anorexia nervosa
```

Sie haben keinen Suchbefehl (wie .tw) eingegeben, so daß OVID jetzt automatisch versucht, Ihre Anforderung einem seiner standardisierten «Medical Subject Headings» (abgekürzt MeSH oder auch als «mesh terms» bezeichnet) zuzuordnen. Denken Sie daran, daß nicht jede Software ihre Suche automatisch einem MeSH-Begriff zuordnen wird. Bei der Software von Silver Platter etwa müssen Sie zusätzlich zu Ihrem Begriff noch den Befehl «suggest» drücken. In diesem Fall wird Ihnen der Bildschirm entweder «anorexia nervosa» oder «eating disorders» anbieten und Sie auffordern, das Naheliegendere auszuwählen. Wählen Sie «anorexia nervosa» (Leertaste, um den Text zu markieren, dann «return» drücken).

Auf dem Bildschirm erscheint dann die Frage «restrict to focus?». Jetzt müssen Sie entscheiden, ob Sie nur die Artikel *über* Anorexia nervosa wollen oder auch solche, die diesen Begriff erwähnen. Entscheiden wir uns für die Begrenzung auf den «focus». Danach bekommen Sie ein paar Unterbegriffe («subheadings») angeboten, die wir jedoch vorerst ignorieren. Wählen Sie «Include all subheadings» aus. Soweit wären wir auch mit einem einzigen Befehl gekommen. Tippen Sie:

```
2  *anorexia nervosa/
```

In diesem Fall bedeutet *, daß der Begriff ein wesentlicher Bestandteil des Textes ist, und / steht für einen MeSH-Begriff. Diese Suche sollte ungefähr 750 Artikel ergeben.

Genauso erfolgt die Suche nach Artikeln zu Osteoporose (auch ein MeSH-Begriff), indem Sie folgenden Befehl eintippen:

```
3  osteoporosis/
```

Dazu werden etwa 2200 Artikel aufgeführt. Wenn Sie wissen, daß der gesuchte Begriff ein MeSH-Begriff ist, können Sie die Zuordnung überspringen, indem Sie einen Schrägstrich (/) nach dem Wort eingeben. Dadurch können Sie einiges an Zeit sparen. Beachten Sie auch, daß wir in diesem Fall kein Sternchen verwendet haben, denn die Osteoporose ist vielleicht nicht das Zentrale, was wir in diesem Text suchen.

Zum Schluß müssen Sie noch den Begriff «oral contraceptives» eingeben (ohne Schrägstrich und ohne Sternchen), um hier auf den MeSH-Begriff zu kommen. Ihnen wird dann «contraceptives, oral» angeboten.

Wenn Sie das gewußt hätten, wären Sie mit folgendem Befehl weitergekommen:

```
4 contraceptives, oral/
```

Jetzt erhalten Sie 1200 Artikel. Wenn Sie diese drei Suchen kombinieren, entweder durch den Befehl 2 and 3 and 4 oder indem Sie folgenden Befehl eingeben:

```
5 *anorexia nervosa/ and osteoporosis/ and
  contraceptives, oral/
```

werden Sie mehr als 4000 Artikel durchkämmt haben und dennoch den einen einzigen entscheidenden finden. Wenn Sie ihn nicht finden, überprüfen Sie die Schreibweise und Verknüpfung Ihrer Suche gründlich und versuchen Sie es nochmal mit der Datenbank bis einschließlich 1992, indem Sie den Alt-B-Befehl betätigen.

Übung 3

Versuchen Sie weniger als fünf Artikel zu den folgenden Fragen oder klinischen Problemen mit einer Literatursuche zu erhalten:

- Ist die hohe Inzidenz von koronarer Herzkrankheit bei verschiedenen Volksgruppen in Asien durch Unterschiede in Lipoprotein Lp(a) bedingt?
- Die Hypothese, wonach Vitamin C zur Behandlung einer banalen Erkältung taugt, hat offensichtlich mit seiner Rolle als Antioxidans zu tun. Gibt es irgendwelche Hinweise (klinische oder theoretische), die diese Annahme unterstützen?
- Wie sollten Sie bei Vorliegen einer thyreotoxischen Krise in der Schwangerschaft vorgehen?

Üben Sie, für jedes Thema den MeSH-Begriff zu finden, sich mit dem Sternchen auf die Schwerpunkte des Artikels zu konzentrieren und durch Gebrauch des Schrägstrichs einen MeSH-Begriff zu kennzeichnen. Wenn Sie Ihre Datenbank enttäuscht, führen Sie Ihre Suche bei älteren Datenbanken durch, indem Sie den Befehl Alt-B eingeben.

2.5 Problem 3: Sie wollen schnell allgemeine Informationen über ein begrenztes Thema erhalten

Lösung: Benutzen Sie «subheadings» und/oder den Befehl «limit set».

Dies ist einer der häufigsten Gründe, warum wir im Alltag mit Medline umgehen. Wir haben weder eine besondere Veröffentlichung im Kopf noch eine spezielle Frage zu beantworten und wollen auch keinen ausführlichen Literaturüberblick. Wir wollen lediglich wissen, was beispielsweise die neueste Expertenmeinung zur Asthmatherapie ist oder ob es neue Artikel zur Keuchhustenimpfung gibt.

Eine Methode, um weiterzukommen, ist die Suche mittels MeSH-Begriffen und dann – wenn uns eine Vielzahl von Artikeln angeboten wird – die Verwendung von «subheadings». Subheadings sind die Feinabstimmungen des Medline-Index-Systems, denn sie klassifizieren Artikel zu einem bestimmten MeSH-Begriff nach Ätiologie, Prävention, Therapie usw. Die nützlichsten sind in Tabelle 2 aufgeführt. Ich selbst versuche die Subheadings zu umgehen, da mir Bibliothekare berichtet haben, daß schätzungsweise 50 Prozent aller Artikel in Medline nicht richtig oder nur unvollständig nach «subheadings» geordnet sind.

Tabelle 2: Nützliche «Subheadings» in OVID.

Befehl	Bedeutung	Beispiel
/ae	Nebenwirkungen	thalidomide/ae
/co	Komplikationen	measles/co
/ct	Kontraindikationen	propranolol/ct
/di	Diagnose	glioma/di
/dt	Behandlung von	depression/dt
/ed	Schulung	asthma/ed
/ep	Epidemiologie	poliomyelitis/ep
/hi	Geschichte	mastectomy/hi
/nu	Pflege	cerebral palsy/nu
/og	Organisation	health service/og
/pc	Prävention/Kontrolle	influenza/pc
/px	Psychologie	diabetes/px
/th	Therapie	hypertension/th
/tu	Therapeutischer Nutzen	aspirin/tu

Bedenken Sie, daß sich das «Subheading» /th in Tabelle 2 auf die nicht-pharmakologische Behandlung von Krankheiten bezieht, während /dt die medikamentöse Therapie meint. Das Subheading /tu bezieht sich nur auf Pharmaka und meint den «therapeutischen Nutzen von...».
Das Subheading /px wird nicht im Zusammenhang mit psychiatrischen Krankheiten verwendet und meint in dem Beispiel diabetes/px die Psychologie bei Diabetes.
Nicht alle Subheadings werden in dem Indexsystem auf alle Themengebiete angewendet. Um die Subheadings für einen MeSH-Begriff wie Asthma unter dem Aspekt einer neuen Pharmakotherapie zu finden, tippen Sie:

1 sh asthma

Dieser Befehl wird Ihnen zeigen, welche Subheadings im Indexsystem für diesen MeSH-Begriff benutzt werden. Dabei gibt es mehrere Optionen, darunter Diagnose, Ökonomie, Ethnologie usw. Sie sollten /dt auswählen (/dt steht für «drug therapy» – medikamentöse Behandlung). Sie hätten auch den folgenden Befehl eingeben können:

2 *asthma/dt

In diesem Fall bedeutet * den Schwerpunkt des Artikels, / bezeichnet einen MeSH-Begriff und dt Pharmakotherapie. Jetzt müssen Sie die Suche begrenzen, indem Sie die «limit set»-Option (Alt-M) wählen. Sie können verschiedene Befehle auswählen, um die Suche zu begrenzen und möglichst bequem zu gestalten. Es dauert jedoch nicht lange, auf dem Bildschirm 50 Artikel durchzublättern. Entscheiden Sie sich lieber für diese Möglichkeit, als auf die Auswahl der Software zu vertrauen. In anderen Worten: Strapazieren Sie die «limit set»-Befehle aus Tabelle 3 nicht zu sehr.
Wenn Sie sicher sind, einen Review-Artikel zu wollen, so wählen Sie diesen Befehl. Den aktuellsten Review-Artikel erhalten Sie, indem Sie zuerst den Befehl «review articles» eingeben und dann «latest update». Allerdings muß der neueste Review nicht unbedingt der beste des letzten Jahres sein, so daß Sie vielleicht besser den Befehl «publication year» eingeben und dann die Reviews durchgehen. Denken Sie daran, daß nur *systematische Reviews* aufgenommen werden und sowohl sorgfältig herausgearbeitete Details als auch die relevante Literatur enthalten (s. Kapitel 8).

Kapitel 2: Literatursuche **43**

Tabelle 3: Nützliche «limit set»-Befehle in OVID.

Befehl	Bedeutung
AIM Journals	(s. Text)
Review Articles	Reviews
English language	Englischsprachige Artikel
Nursing journals	Zeitschriften zur Krankenpflege
Editorials	Vorworte/Editorials
Male/Female	Männlich/Weiblich
Dental journals	Zahnmedizinische Zeitschriften
Abstracts	Abstracts
Human	Den Menschen betreffend
Cancer journals	Onkologische Zeitschriften
Local holdings	Lokaler Bestand
Publication year	Publikationsjahr

Wenn Sie am Tag der Suche einen Artikel kopieren wollen, müssen Sie den Befehl «local holdings» auswählen. Damit ist Ihre Suche auf den Bestand Ihrer Bibliothek eingegrenzt, wenn Sie in Medline recherchieren. Dabei sollten Sie indes bedenken, daß die Option «local holdings» Ihre Artikelmenge unsystematisch reduziert – es gibt wahrscheinlich viele gute und relevante Artikel in Zeitschriften, über die Ihre Bibliothek nicht verfügt.

Der Befehl «AIM journals» bezeichnet alle Zeitschriften, die im *Abridged Index Medicus* aufgeführt sind, das heißt die medizinischen «Mainstream»-Zeitschriften. Wenn Sie alternativ Ihre Suche eher auf den Pflegebereich begrenzen wollen, können Sie die Option «Nursing journals» auswählen. Oftmals ist dieser Weg besser, als nach den lokalen Beständen zu fragen. Wenn Sie keine Artikel in einer anderen Sprache als Englisch haben wollen (auch wenn der Abstract Englisch ist), wählen Sie diese Option, wenngleich Sie auch hier Artikel unsystematisch ausschließen (4).

Denken Sie daran, daß Sie mit der «limit set»-Funktion mit einem einzigen Befehl zum Ziel kommen können:

```
3  limit 4 to local holdings
4  limit 5 to human
```

> **Übung 4**
> Versuchen Sie, auf die folgenden Fragen mit Hilfe einer einzigen Veröffentlichung eine Antwort zu bekommen (mittels Durchstöbern einer größeren Anzahl):
> - Führt eine Hormonersatztherapie zu einer erhöhten Inzidenz von Brustkrebs?
> - Die medizinische Fachliteratur in Nordamerika erwähnt häufig «Health Maintenance Organizations». Was ist das?
> - Stellen Sie sich vor, Sie seien ein Medizinjournalist, der einen Artikel über Prostatakrebs schreiben soll. Als Quelle wollen Sie nun zwei relativ ausgewogene Review-Artikel aus der medizinischen Literatur.
> - Führt der Fernsehkonsum von Gewalt zu Gewalttätigkeit bei Heranwachsenden?

2.6 Problem 4: Ihre Suche fördert eine Menge irrelevanter Artikel zutage

Lösung: Verfeinern Sie Ihre Suche, indem Sie sich an Zwischenergebnissen entlanghangeln.

Häufig erhalten Sie bei Ihrer Suche Dutzende von Artikeln, die für Ihre Fragestellung irrelevant sind. Die Verknüpfung «not» kann hier hilfreich sein. Vor kurzem habe ich eine Literaturrecherche zu «surrogate end points» in der klinischen Pharmakologie durchgeführt. Ich durchsuchte Medline sowohl nach MeSH-Begriffen als auch nach Textwörtern, um Artikel zu finden, die das Indexsystem für MeSH-Begriffe nicht aufgenommen hatte (s. Abschnitt 2.7). Unglücklicherweise führte mich meine Suche zu hunderten von Artikeln, mit denen ich nichts anfangen konnte – alle behandelten die «surrogate motherhood» (Leihmutterschaft). («Surrogatendpunkte» werden in Abschnitt 6.3 erklärt, aber entscheidend ist hier, daß sie überhaupt nichts mit «surrogate motherhood» zu tun haben.) Der Befehl, um unerwünschte Artikel zu vermeiden, lautet wie folgt:

```
1  (surrogate not mother$).tw
```

Die Entscheidung, die «not»-Verknüpfung zu verwenden, ist ein gutes Beispiel dafür, wie man seine Suche schrittweise verfeinern sollte – viel einfacher, als die perfekte Suchstrategie von Anfang an zu entwickeln. Ein anderer Weg, irrelevante Artikel loszuwerden, funktioniert, indem man sein Textwort mit zusätzlichen Attributen einengt. Der Begriff «home help» (häusliche Versorgung) beispielsweise beinhaltet zwei sehr häufige Wörter, die hier jedoch in einem spezifischen Kontext verbunden sind. Verbinden Sie sie wie folgt:

2 home adj help.tw

wobei `adj` soviel bedeutet wie «adjacent» (zugehörig). Das gleiche gilt für «community adj care» oder «Macmillan adj nurse». Sie können sogar festlegen, wieviele Begriffe die Lücke zwischen zwei verbundenen Worten maximal ausfüllen sollen:

3 community adj2 care.tw

Hier finden Sie etwa «community mental health care» oder auch «community child care» und «community care».

> **Übung 5**
> 1. Finden Sie Artikel über durch Zuckerstaub verursachtes Belastungsasthma.
> 2. Das Pharmakon Chloroquin wird zumeist zur Behandlung von Malaria verwendet. Finden Sie heraus, welche andere Verwendung es noch gibt. (Hinweis: benützen Sie das «Subheading» / tu, was soviel bedeutet wie «therapeutischer Nutzen von», und denken Sie daran, daß Malaria häufig in Zusammenhang mit dem lateinischen Namen Plasmodium falciparum erwähnt wird. Sie sollten Ihre Suche nach schneller Information auf Review-Artikel beschränken und nicht die Grundlagenforschung einbeziehen.)

2.7 Problem 5: Ihre Suche ergibt gar keine Artikel oder nicht so viele wie erwartet

Lösung: Subheadings und «limit set»-Befehl nicht überstrapazieren; unter MeSH-Begriffen und Textwörtern nachschauen; den «explode»-Befehl benützen und routiniert anwenden.

Wenn Ihre sorgfältig gegliederte Suche zu nichts führt, könnte es sein, daß es keine relevanten Artikel in der Datenbank zu dem gewünschten Thema gibt. Wahrscheinlicher ist allerdings, daß Sie sie übersehen haben.

Viele wichtige Artikel werden nicht deshalb übersehen, weil wir eine fehlerhafte Suchstrategie gewählt, sondern weil wir uns zu sehr auf ein fehlerhaftes Indexsystem verlassen haben. Den zu starken Gebrauch von Subheadings habe ich bereits erwähnt (s. Abschnitt 2.5). MeSH-Begriffe können auch falsch oder überhaupt nicht zugeordnet sein. Aus diesem Grund sollten Sie sich ein doppeltes Vorgehen angewöhnen und sowohl unter Textwörtern als auch unter MeSH-Begriffen suchen. Schließlich ist es schwierig, einen Artikel über die Psychologie bei Diabetes zu schreiben, ohne die Begriffe «Diabetes», «diabetisch», «Psychologie» oder «psychologisch» zu verwenden. Deshalb würden die Wortstämme `diabet$.tw` und `psychol$.tw` eine Suche unter dem MeSH-Begriff «diabetes mellitus» und dem Subheading `/px` (Psychologie) ergänzen.

Löschen Sie die Daten von Ihrem Bildschirm, und machen Sie sich an folgendes Beispiel: Wenn Sie eine Antwort auf die Frage suchen, welche Rolle Aspirin in der Prävention und Behandlung des Myokardinfarkts spielt, könnten Sie folgenden Befehl eintippen:

```
1 (myocardial infarction/pc or myocardial
   infarction/dt) and aspirin/tu
```

Diese Suche führt zu allen Artikeln, die Medline über den therapeutischen Nutzen und die Prävention eines Myokardinfarkts durch Aspirin auflistet – ungefähr 190 Beiträge – aber nicht zur Beantwortung Ihrer Frage. Besser ist es, die Subheadings zu streichen und folgendermaßen vorzugehen:

```
1 myocardial infarction/ and aspirin/
2 limit 1 to human
3 limit 2 to AIM journals
4 limit 3 to review articles
```

Mit dieser Suchstrategie werden Sie etwa 25 Artikel finden, darunter mindestens drei sehr nützliche, die Sie bei Ihrer ersten Suche (mittels Subheadings) übersehen hätten. Nun fügen wir noch einen weiteren Aspekt hinzu:

```
1 myocardial infarction/ and aspirin/
2 (myocardial infarct$ or heart attack).tw
   and aspirin.tw
```

Kapitel 2: Literatursuche 47

```
3  1 or 2
4  limit 3 to human
5  limit 4 to AIM journals
6  limit 5 to review articles
```

Diese letzte, weiter verfeinerte Suche beinhaltet Schlüsselwörter und wird Ihnen mehr als 50 Artikel bringen – einige davon sehr wichtig für Ihr Thema und viele, die Sie übersehen hätten, wenn Sie nur nach MeSH-Begriffen gesucht hätten.

Eine weitere wichtige Strategie zur Vermeidung unvollständiger Suchen bedient sich des «explode»-Befehls. Die MeSH-Begriffe sind wie die Äste eines Baumes, die beispielsweise die entzündlichen Darmerkrankungen in «Colitis ulcerosa» und «Morbus Crohn» unterteilen. Medline-User sind dazu angehalten, möglichst spezifische MeSH-Begriffe zu verwenden. Wenn Sie nur nach «entzündlichen Darmerkrankungen» suchen, werden Sie all die Artikel verpassen, die durch die Verzweigungen dieses Astes aufgelistet sind – es sei denn, Sie bedienen sich des «explode»-Befehls. (Denken Sie dennoch daran, daß Sie einen MeSH-Begriff nur in immer weitere Verästelungen «exploden» können, nicht in die andere Richtung.) Versuchen Sie nun das folgende Beispiel: Wir wollen einen guten Review-Artikel über Brustkrebs bei Männern erhalten. Tippen Sie dazu folgenden MeSH-Begriff:

```
1  breast neoplasms/
```

Danach erscheinen etwa 15 000 Artikel. Mit dem «limit set»-Befehl (Alt-M) für «male», «human» usw. können Sie Ihre Suche eingrenzen, indem Sie tippen:

```
2  limit 1 to male
3  limit 2 to human
4  limit 3 to AIM journals
5  limit 4 to review articles
```

Dies wird Ihre Suche auf 37 Artikel einschränken, von denen aber keiner einen guten Überblick über das Thema bietet. Und wieviele haben Sie übersehen? Die Antwort lautet: eine ganze Reihe, denn der MeSH-Begriff «breast neoplasms» wird noch in verschiedene Äste wie «breast neoplasms, male» unterteilt. Versuchen Sie es deswegen nochmal (ohne die erste Suche zu löschen), aber «exploden» Sie diesmal den Begriff «breast neoplasms», bevor Sie beginnen:

```
 6  exp breast neoplasms/
 7  limit 6 to male
 8  limit 7 to human
 9  limit 8 to AIM journals
10  limit 9 to review articles
```

Jetzt haben Sie etwa 35 Artikel, darunter eine größere Übersicht (5), welche Sie ohne die «explode»-Suche übersehen hätten. Sie können sich dessen auch vergewissern, indem Sie folgendes tippen:

```
11  10 not 5
```

Jetzt werden die Unterschiede bei einer Suche mit und ohne «explode»-Befehl deutlich. Wenn Sie auch mit Textworten suchen wollen, wäre der Befehl für das Auffinden von Artikeln über Männer (`male not female`).`tw` und (`men not women`).`tw`, da die weiblichen Begriffe in diesem Fall die männlichen buchstäblich enthalten.

2.8 Problem 6: Sie wissen nicht, wo Sie mit der Suche beginnen sollen

Lösung: Benutzen Sie den «permuted index»-Befehl.
Nehmen wir den Begriff «Streß». Dazu gibt es eine Menge Literatur, doch die Suche nach speziellen Arten von Streß wäre aufwendig und die nach dem Textwort zu unspezifisch. Deshalb müssen wir herausbekommen, wo sich die verschiedenen Streß-Typen im MeSH-Index befinden und welche wir auswählen müssen. Dazu benutzen wir den Befehl `ptx` («permuted index»). Tippen Sie:

```
1  ptx stress
```

Der Bildschirm offeriert Ihnen jetzt zahlreiche Optionen, darunter den post-traumatischen Streß, die Streß-(Ermüdungs-)Frakturen, oxidativen

Streß, und Streß-Inkontinenz. `ptx` ist ein sehr nützlicher Befehl, wenn der gesuchte Begriff in verschiedenen Gebieten eine Bedeutung hat. Wenn Ihr Thema jedoch ein MeSH-Begriff ist, sollten Sie den «tree»-Befehl verwenden. Tippen Sie dazu:

```
2 tree epilepsy
```

Jetzt wird Ihnen gezeigt, wo «Epilepsie» im MeSH-Index aufgeführt ist (als ein Ast von «brain diseases») und wie dieser Begriff selbst in die weiteren Äste generalisierte Epilepsie, partielle Epilepsie, posttraumatische Epilepsie etc. aufgeteilt ist.

> **Übung 6**
> 1. Finden Sie heraus, wo das Wort «nursing» überall als MeSH-Begriff auftaucht.
> 2. Benutzen Sie den «tree»-Befehl, um den MeSH-Begriff «diabetes mellitus» zu erweitern.

2.9 Problem 7: Ihr Versuch, eine Suche zu begrenzen, führt zum Verlust wichtiger Artikel, ohne jedoch diejenigen minderer Qualität auszuschließen

Lösung: Wenden Sie EBQF an («evidence based quality filter»).
Was tun Sie, wenn Ihre eingegrenzte Suche dennoch zu mehreren hundert Artikeln führt und wenn durch die «limit set»-Befehle wichtige Artikel verloren gehen? Zuerst sollten Sie überprüfen, ob Ihre Suchstrategie wirklich so eingeengt war, wie Sie dachten. Wenn sie allerdings nicht zu verbessern ist, sollten Sie einen neuen Qualitätsmaßstab einführen, der Ihre Suche auf therapeutische Eingriffe, Ätiologie, Diagnostik oder Epidemiologie begrenzt. Alternativ können Sie Kriterien verwenden, die den Publikationstyp weiter charakterisieren, beispielsweise als randomisiert kontrollierte Studien, systematische Review-Artikel oder Meta-Analysen.

Diese sogenannten EBQFs (evidence based quality filters), die in Anhang B und C aufgeführt werden, sind komplexe Suchstrategien, die von den weltweit führenden Experten für medizinische Informationsbeschaffung entwickelt und verfeinert worden sind. Ich bin dem britischen Cochrane-Zentrum sehr dankbar dafür, diese Suchstrategien hier wiedergeben zu dürfen. Sie können Sie in Ihren PC übernehmen und als «cut-and-paste» (Ausschneide-und-Einfüge) -Befehle abspeichern, damit sie bei der Literatursuche hilfreich sein können.

> **Übung 7**
> 1. Suchen Sie nach einer guten randomisiert-kontrollierten Studie zum Einsatz von Aspirin bei akutem Myokardinfarkt.
> 2. Finden Sie einen systematischen Review-Artikel über das Risiko gastrointestinaler Blutungen bei Einnahme nichtsteroidaler Antiphlogistika.

2.10 Problem 8: Medline konnte – trotz sorgfältiger Suche – nicht weiterhelfen

Lösung: Durchforsten Sie andere medizinische und paramedizinische Datenbanken.

Wenn Artikel in Medline eingegeben werden, können natürlich Irrtümer vorkommen – sowohl von den Autoren und Herausgebern, die die Schlüsselwörter angeben, als auch von den Bibliothekaren, die die Subheadings angeben und den Abstract eintippen. Nach einer Schätzung sind 40 % der Artikel, die in Medline gefunden werden sollten, in Wirklichkeit nur durch eigenhändiges Durchblättern der Zeitschriften zu entdecken. Außerdem werden eine ganze Reihe medizinischer und paramedizinischer Zeitschriften überhaupt nicht von Medline erfaßt. Angeblich fehlen in Medline umfassende Literaturangaben insbesondere zu den Gebieten Psychologie, Medizinische Soziologie und nicht-klinische Pharmakologie.

Wenn Sie Ihre Literatursuche auf andere elektronische Datenbanken ausweiten wollen, fragen Sie Ihren Bibliothekar, wie Sie Zugang zu den folgenden bekommen:

- *AIDSLINE* führt die Literatur zu AIDS und HIV zurück bis 1980.
- *Allied and Alternative Medicine* deckt eine Vielzahl Veröffentlichungen zu alternativer und komplementärer Medizin ab, darunter z. B. Homöopathie, Chiropraxis und Akupunktur.
- *American Medical Association Journals* versorgt Sie mit den kompletten Texten aus JAMA seit 1982 sowie zusätzlich noch zehn weiteren

spezialisierteren Zeitschriften, die von der American Medical Association herausgegeben werden.

- *ASSIA* ist eine Datenbank der angewandten Sozialwissenschaften, die Themen aus Psychologie, Soziologie, Politik und Ökonomie zurück bis 1987 abdeckt. Alle Dokumente verfügen über Abstracts.
- *Cancer-CD* ist eine von Silver Platter erstellte Zusammenfassung von CANCERLIT und «Embase cancer related records» seit 1984. Die CD-ROM wird vierteljährlich aktualisiert.
- *CINAHL* ist die Datenbank für Pflegewissenschaften, die seit 1983 Artikel zu Pflege, Beschäftigungstherapie, Gesundheitserziehung und sozialen Diensten aufnimmt. Die CD-ROM wird monatlich aktualisiert.
- *Cochrane Library* – das Cochrane Controlled Trials Register (CCTR), Cochrane Database of Systematic Reviews (CDSR), Database of Abstracts of Reviews of Effectiveness (DARE) und die Cochrane Review Methodology Database (CRMD) werden vierteljährlich aktualisiert. Autoren von systematischen Reviews in CDRS aktualisieren ihre eigenen Beiträge regelmäßig selbst. Im Text werden weitere Details ergänzt.
- *Current Contents Search* listet die Themen der Zeitschriften auf, vor oder zu dem Zeitpunkt der Publikation. Nützlich, wenn Sie das Allerneueste zu einem Thema suchen. Seit 1990 wöchentliche Aktualisierung.
- *Current Research in Britain* ist eine britische Datenbank über die gegenwärtige akademische Forschung.
- *EmBase* ist die Datenbank von Excerpta Medica, die sich auf Medikamente und Pharmakologie spezialisiert, aber auch andere medizinische Disziplinen berücksichtigt. Sie ist aktueller als Medline und deckt mehr Veröffentlichungen aus Europa ab. Die CD-ROM-Version wird monatlich aktualisiert.
- *HELMIS* ist der «Health Management Information Service» des Nuffield Institute of Health in Leeds. Hier sind Artikel über Gesundheitsmanagement zu finden.
- *Psyclit* wird von der American Psychological Association als Computerversion der «Psychological Abstracts» hergestellt. Hier werden Artikel über Psychologie, Psychiatrie und verwandte Themen geführt. Zeitungen werden seit 1974 und Bücher seit 1987 aufgelistet (nur in englischer Sprache).

- *Science citation index* führt die Literaturangaben in Artikeln auf, aber auch den Autor, die Überschrift, den Abstract und die Zitate des Artikels selbst. Nützlich, um die an einen wichtigen Artikel anschließenden Studien zu verfolgen und die Adressen der Autoren festzustellen.
- *SHARE* ist eine vom britischen Gesundheitsministerium gegründete Datenbank mit Sitz in London (King's Fund Library). Hier werden hauptsächlich Artikel über die Forschung zu Gesundheitsproblemen von Farbigen und anderen Minderheiten aufgeführt
- *Toxline* führt seit 1981 Informationen über die toxischen Wirkungen von Chemikalien und Medikamenten.

Unter all diesen Datenbanken ist die Cochrane Library besonders zu beachten. Im Jahr 1972 forderte der Epidemiologe Archie Cochrane die Etablierung eines zentralen und internationalen Registers für klinische Studien. (Cochrane war es auch, der 1938 als junger, rebellischer Medizinstudent mit einem Transparent durch Londons Straßen zog und forderte: «Jede effiziente Behandlung sollte umsonst sein». Sein Buch «Effectiveness and Efficiency» (6) fand seinerzeit wenig Beachtung, doch es enthält das Wesentliche der Evidence-based Medicine von heute.) Obwohl er die nach ihm bezeichnete Datenbank nicht mehr erlebt hat, ist Cochranes Vision einer zuverlässigen, genauen und umfassenden medizinischen Datenbank mit dem «Cochrane Controlled Trials Register» Realität geworden. Die Cochrane Library enthält außerdem zwei «Meta-Datenbanken» (die «Cochrane-Database of Systematic Review» und die «Database of Abstracts of Reviews of Effectiveness») und eine vierte Datenbank zur Methodik der Forschung (die «Cochrane Review Methodology Database»). Die gesamte Cochrane Library gibt es auf CD-ROM.

Veröffentlichte Artikel werden von Mitgliedern der Cochrane Collaboration (6) in die Cochrane-Datenbanken eingegeben, einem internationalen Netzwerk von zumeist medizinisch qualifizierten Freiwilligen, die per Hand eine bestimmte Zeitschrift bis zur ersten Ausgabe durchgehen. Unter Verwendung strenger methodischer Kriterien klassifizieren die Freiwilligen jeden Artikel nach Publikationstypus (randomisierte Studie, andere kontrollierte Studie, epidemiologischer Bericht usw.) und erstellen einen strukturierten Abstract nach vorgegebenem Muster. Die Collaboration hat auf diese Weise schon mehr als 30 000 Artikel identifiziert, die nicht richtig in Medline eingegeben waren (6).

Zur Zeit der Erstellung dieses Buches ist die Cochrane Library noch weit davon entfernt, vollständig zu sein. Im Jahr 2000 wird sie jedoch Medline womöglich vom ersten Platz in der Literaturanfrage verdrängt haben. Die Datenbanken sind im benutzerfreundlichen Windows-Format erstellt, numerische Daten in Überblicksartikeln erscheinen als standardisierte Graphiken, die beschäftigten Klinikern schnell und objektiv einen Zugang zu den relevanten Informationen ermöglichen. Achten Sie darauf!

Literatur

1 Jones R, Kinmonth A-L. *Critical reading for primary care.* Oxford: Oxford University Press, 1995.
2 Carmen D, Britten N. Confidentiality and medical records: the patient's perspective. *Brit J Gen Pract* 1995, **45**: 485–8.
3 Seeman E, Szmukler GI, Formica C, et al. Osteoporosis in anorexia nervosa: the influence of peak bone density, bone loss, oral contraceptive use, and exercise. *J Bone Min Res* 1992; **7**: 1467–74.
4 Moher D, Fortin P, Jadad AR, et al. Completeness of reporting of trials published in languages other than English: implications for conduct and reporting of systematic reviews. *Lancet* 1996; **347**: 363–6.
5 Hecht JR, Winchester DJ. Male breast cancer. *Am J Clin Path* 1994; **102**: 525–30.
6 Cochrane A. *Effectiveness and efficiency.* London: Nuffield Provincial Hospitals Trust, 1972.
7 Bero L, Rennie D. The Cochrane collaboration: preparing, maintaining, and disseminating systematic reviews of the effects of health care. *JAMA* 1995; **274**: 1935–8.

Kapitel 3:
Kommen Sie auf Ihre Kosten (was taugt der Artikel?)

3.1 Die Kunst, Artikel «wegzuschmeißen»

Für die meisten Studenten ist es eine Überraschung, wenn sie erfahren, daß einige Artikel (Puristen würden sagen bis zu 99 Prozent) in den Papierkorb gehören. Im Jahr 1979 schrieb Dr. Stephen Lock, Herausgeber des «British Medical Journal»: «Kaum etwas enttäuscht einen Herausgeber mehr, als ein medizinisches Manuskript abzulehnen, das auf einer guten Idee beruht, aber hoffnungslose Schwachstellen in der Methodik aufweist.» Seit damals hat sich einiges verbessert, auch wenn noch vieles im Argen liegt (1) (s. Tabelle 4).

Die meisten Artikel, die heutzutage in medizinischen Zeitschriften erscheinen, werden im EMED-Format dargestellt:

- Einleitung (*warum* haben sich die Autoren für diese Fragestellung entschieden?)
- Methoden (*wie* wurde die Fragestellung bearbeitet?)
- Ergebnisse (*was* wurde gefunden?)
- Diskussion (*was* bedeuten die Ergebnisse?).

Wenn Sie sich fragen, ob eine Veröffentlichung wirklich lesenswert ist, sollten Sie dies anhand des Methoden-Abschnitts beurteilen und nicht aufgrund einer interessanten Hypothese, der möglichen Ergebnisse oder den Spekulationen in der Diskussion.

Daraus folgt, daß schlechte Wissenschaft schlechte Wissenschaft ist, unabhängig davon, ob die Studie eine wichtige klinische Frage untersucht hat, ob die Ergebnisse «statistisch signifikant» (s. Abschnitt 5.5) sind, ob die Daten Ihre Meinung bestätigen oder ob – wenn sie stimmen sollten – die Ergebnisse der Arbeit zu unschätzbaren Vorteilen für die Patienten und enormen Einsparungen im Gesundheitswesen führen würden. *Streng genommen sollten Sie – wenn Sie eine Veröffentlichung wegwerfen – dieses tun, bevor Sie sich die Ergebnisse überhaupt angeschaut haben.*

Es ist natürlich viel einfacher, an der Arbeit anderer Leute herumzumäkeln, als selbst eine methodisch perfekte Forschungsleistung abzuliefern. Wenn ich die kritische Beurteilung von Artikeln unterrichte, gibt es fast immer jemanden, der es außerordentlich unhöflich findet, Forschungsprojekte zu kritisieren, in die hingebungsvolle Wissenschaftler die besten Jahre ihres Lebens investiert haben. Pragmatisch betrachtet gibt es womöglich einige praktische Gründe, warum eine Studie Schwachstellen aufweist, aber die Autoren wissen selbst, daß ihre Arbeit wissenschaftlich besser wäre, wenn es diese Schwächen nicht gäbe.

Die meisten wissenschaftlichen Zeitschriften schicken die Manuskripte einem Gutachter zu, der die Validität, Originalität und Wichtigkeit einer Arbeit beurteilt, bevor über die Veröffentlichung entschieden wird. Über diesen Vorgang, der als *peer review* bezeichnet wird, wurde schon viel geschrieben (2). Häufige Schwächen, die von den Gutachtern bemängelt werden, sind in Tabelle 4 aufgeführt.

Vor kurzem korrespondierte ich mit einem Autor, dessen Manuskript ich zu begutachten hatte (zunächst anonym, obwohl ich mich im weiteren Verlauf zu erkennen gab) und dessen Veröffentlichung ich ablehnte. Nachdem er mein Gutachten gelesen hatte, schrieb er an den Herausgeber und stimmte meiner Einschätzung zu. Weiterhin berichtete er von fünf Jahren anstrengender und unbezahlter Arbeit, die er zumeist in seiner Freizeit durchgeführt hatte. Nach und nach erkannte er, daß er eine wichtige Hypothese mit der falschen Methode überprüft hatte. Er teilte dem Herausgeber mit, daß er «seine Arbeit schweren Herzens und mit einem bitteren Lächeln zurückzieht» und wies auf weitere Schwächen seiner Studie hin, die mir und dem anderen Gutachter entgangen waren. Er war uns nicht weiter böse und begann aufs neue – wie die Helden bei Kipling – sich mit unzureichenden Mitteln in seine Forschung zu knien. Sein Manuskript ist noch immer nicht publiziert, doch er ist ein aufrichtiger (und außergewöhnlicher) Wissenschaftler.

Die Beurteilung der methodischen Qualität (kritische Würdigung) wurde bereits in verschiedenen Büchern zu Evidence-based Medicine (3–7) behandelt, darüber hinaus im «*Users' guides to the medical literature*» von Sackett und Mitarbeitern sowie im «Journal of the American

Tabelle 4: Häufige Gründe, warum die Veröffentlichung von Manuskripten abgelehnt wird.

- Die Studie hat kein wissenschaftlich wichtiges Thema untersucht (s. Abschnitt 3.2).
- Es handelt sich um keine Originalarbeit – das heißt, jemand anderes hat bereits die gleiche oder eine ähnliche Studie durchgeführt (s. Abschnitt 4.1).
- In der Studie wurde nicht die Ausgangshypothese des Autors überprüft (s. Abschnitt 3.2).
- Eine andere Art Studie hätte durchgeführt werden sollen (s. Abschnitt 3.3).
- Praktische Schwierigkeiten (z. B. in der Probandengewinnung) haben die Autoren von ihrem ursprünglichen Studienprotokoll abweichen lassen (s. Abschnitt 4.3).
- Die untersuchte Patientengruppe war zu klein (s. Abschnitt 4.6).
- Es handelte sich um eine unkontrollierte oder unangemessen kontrollierte Studie (s. Abschnitt 4.4).
- Die statistische Analyse war falsch oder unangemessen (s. Kapitel 5).
- Die Autoren haben aus ihren Ergebnissen falsche Schlußfolgerungen gezogen.
- Es gibt einen beträchtlichen Interessenkonflikt (z. B. wenn einer der Autoren oder ein Sponsor von der Veröffentlichung finanziell profitiert und nur wenig gegen einseitige, voreingenommene Urteile unternommen wurde).
- Die Veröffentlichung ist so schlecht geschrieben, daß sie unverständlich wird.

Medical Association» (8–21). Die gegliederten Anweisungen dieser Autoren über die Lektüre von Veröffentlichungen zu Therapie, Diagnose, Vorsorge, Prognose, Ätiologie, Pflegequalität, ökonomischer Analyse und Übersichten werden von vielen als definitive Checkliste für die kritische Würdigung angesehen. Anhang A führt einige einfachere Checklisten auf, die ich aus den «Users' guides», den anderen Literaturhinweisen dieses Kapitels und ein paar eigenen Ideen erstellt habe. Wenn Sie ein erfahrener Leser sind, werden sich diese Checklisten weitgehend selbst erklären. Wenn Sie jedoch noch Schwierigkeiten zu Beginn der Lektüre einer Veröffentlichung haben, versuchen Sie, beim nächsten Mal die folgenden vorangehenden Fragen zu stellen.

3.2 Drei vorangehende Fragen, damit Sie auf Ihre Kosten kommen

Frage 1: Warum wurde die Studie unternommen, und welche Hypothesen wollten die Autoren testen?

Der Einleitungssatz einer Veröffentlichung sollte kurz den Hintergrund der Forschung erläutern. Zum Beispiele «Die Einlage von Paukenröhrchen ist ein häufiger Eingriff bei Kindern, wenngleich angemerkt wurde, daß nicht alle Operationen klinisch notwendig sind». Auf diese Einführung sollte ein kurzer Literaturüberblick folgen, z. B. «Die prospektive Studie von Gupta und Brown zur Einlage von Paukenröhrchen zeigte, daß...». Es ist unglaublich, wie häufig Autoren vergessen, ihre Arbeit in einen Kontext einzuordnen, da ihnen selbst der Forschungshintergrund völlig klar ist, wenn sie erst einmal bei der Niederschrift des Artikels sind.

Wenn es nicht schon in der Einleitung steht, sollte im Methodikabschnitt die zu testende Hypothese beschrieben werden, beispielsweise so: «In dieser Studie soll untersucht werden, ob die ambulante Hernien-OP sicherer und für die Patienten akzeptabler ist als das übliche stationäre Vorgehen.» Auch dieser wichtige Schritt wird häufig vergessen oder – noch üblicher – in der Mitte eines Absatzes versteckt. Wenn die Hypothese negativ dargestellt wird (der übliche Fall), wie im Beispiel «Die Zugabe von Metformin zu einer maximal dosierten Sulfonylharnstoff-Therapie verbessert die Einstellung eines Typ-2-Diabetes *nicht*», wird dies als *Null*-Hypothese bezeichnet.

Die Autoren einer Studie *glauben* nur selten an ihre Null-Hypothese, wenn sie mit der Forschung beginnen. Zumeist betonen sie die Unterschiede in ihrer Arbeit. Wissenschafter tun dies jedoch auf eine merkwürdige Weise: «Nehmen wir an, es gäbe keinen Unterschied – lassen Sie uns diese Theorie widerlegen». Wenn Sie ein Anhänger der Lehren Karl Poppers sind, so ist dieser *hypothetikodeduktive* Ansatz (man stellt eine falsifizierbare Hypothese auf und testet sie dann) das Wesentliche an der wissenschaftlichen Methode (22).

Wenn Sie nach der Hälfte des Methodikabschnitts immer noch nicht entdecken konnten, was die Hypothese der Autoren ist, finden Sie sie vielleicht im ersten Absatz der Diskussion. Denken Sie jedoch daran, daß nicht alle Studien (auch nicht alle guten) eine Hypothese überprüfen. *Qualitative* Studien, die genauso gültig und notwendig sind wie die häufigeren quantitativen Studien, untersuchen besondere Aspekte in einer allgemeineren Art und Weise, woraus sich neue Hypothesen und/oder Forschungsfelder ergeben können. Diese Art Forschung wird in Kapitel 11 näher erläutert. Selbst die quantitative Forschung (von der der Rest des Buches handelt) wird inzwischen als mehr als das Überprüfen von Hypothesen angesehen. Wie in Abschnitt 5.5 dargestellt wird, ist es besser, mit der Stärke («strength») der Beweise zu argumentieren als mit dem Bestätigen oder Verwerfen der Hypothesen.

Frage 2: Welche Art Studie wurde unternommen?

Entscheiden Sie zuerst, ob die Veröffentlichung eine primäre oder eine sekundäre Studie beschreibt. Primäre Studien berichten aus erster Hand, während sekundäre Studien den Versuch machen, mehrere primäre Studien zusammenzufassen oder Schlußfolgerungen aus ihnen zu ziehen. Primäre Studien machen die Mehrzahl der veröffentlichten Beiträge aus und lassen sich zumeist in drei Kategorien einteilen:

- *Experimente*, in denen an Tieren oder Freiwilligen ein Versuch unter künstlichen und kontrollierten Bedingungen durchgeführt wurde
- *klinische Versuche*, in denen ein Eingriff (wie eine medikamentöse Therapie) an einer Gruppe Patienten vorgenommen wurde, die man dann weiterverfolgt hat
- *Untersuchungen* (Surveys), in denen etwas in einer Gruppe Patienten, Mediziner oder einer anderen Population gemessen wurde.

Die häufigeren Arten klinischer Versuche und Untersuchungen werden später in diesem Abschnitt erläutert. Versichern Sie sich jedoch, daß Sie die zur Beschreibung des Studiendesigns verwendeten Begriffe verstehen (Tabelle 5, siehe Seite 60).

Sekundäre Forschung beinhaltet:

- *Überblicksartikel*, die in Kapitel 8 näher behandelt sind, können unterteilt werden in *(unsystematische) Reviews*, die primäre Studien zusammenfassen, *systematische Reviews*, die nach einer streng definierten Methodik vorgehen, und *Meta-Analysen*, die das Zahlenmaterial mehrerer Studien zusammenrechnen.
- *Richtlinien*, die in Kapitel 9 näher behandelt sind, ziehen Schlußfolgerungen aus primären Studien darüber, wie Kliniker vorgehen sollten.

Tabelle 5: Begriffe zur Beschreibung eines klinischen Studiendesigns.

Begriff	Bedeutung
Paralleler Gruppenvergleich (parallel group comparison)	Jede Gruppe erhält eine andere Behandlung, die zur gleichen Zeit begonnen wird. Die Ergebnisse werden durch Gruppenvergleich ermittelt.
Gepaarter Vergleich (paired or matched comparison)	Die Teilnehmer erhalten eine unterschiedliche Behandlung, sind jedoch in Hinblick auf störende Variablen wie Alter und Geschlecht abgeglichen. Die Ergebnisse werden in Hinblick auf Unterschiede in den Paaren verglichen.
Intrasubjektiver Vergleich (within subject comparison)	Die Teilnehmer werden vor und nach einem Eingriff beurteilt. Die Analyse der Ergebnisse erfolgt intrasubjektiv.
Blind (single blind)	Die Teilnehmer wissen nicht, welche Therapie sie erhalten.
Doppelblind (double blind)	Weder die Mediziner noch die Teilnehmer wissen, wer welche Therapie erhält.
Crossover	Jeder Patient erhält (nach zufälliger Auswahl) sowohl die Therapie als auch die Kontrolle (oft durch eine therapiefreie *washout*-Phase unterbrochen).
Plazebokontrolliert	Kontrollteilnehmer erhalten ein Plazebo (ein nicht wirksames Medikament), das genauso schmecken und aussehen sollte wie das wirksame Medikament. In der Chirurgie können auch Plazebo-Operationen durchgeführt werden
Varianzanalyse	Diese Art Studie erlaubt die Erforschung von mehr als einer Variablen (getrennt wie auch kombiniert) zu einem gegebenen Zeitpunkt (z. B. hat eine 2×2-Faktoren-Varianzanlyse die Wirkung von Plazebo, Aspirin allein, Streptokinase allein und Aspirin plus Streptokinase bei akutem Myokardinfarkt getestet (23)).

- *Entscheidungsanalysen*, die in diesem Buch nicht detailliert erörtert werden, dafür aber andernorts berücksichtigt sind (24–26), erstellen mit Hilfe der Ergebnisse aus primären Studien Entscheidungsbäume, die Patienten wie auch Medizinern als Grundlage für klinische Wahlmöglichkeiten dienen.

- *Ökonomische Analysen*, die in Kapitel 10 betrachtet werden, geben darüber Auskunft, ob ein bestimmtes Vorgehen eine sinnvolle Verwendung der Ressourcen bedeutet.

Frage 3: War dieses Studiendesign angemessen, um die untersuchten Fragen zu beantworten?

Für die verschiedenen Fragen, die mit den unterschiedlichen primären Studien vernünftig beantwortet werden können, werden im folgenden ein paar Beispiele gegeben. Eine Frage, die sich häufig stellt, lautet: War eine randomisiert-kontrollierte Studie (s. Abschnitt 3.3) wirklich die beste Methode, um die vorliegende Hypothese zu überprüfen? Wenn die Studie nicht randomisiert und kontrolliert war, wäre sie es besser gewesen? Bevor Sie eine Schlußfolgerung ziehen, sollten Sie sich zunächst vergewissern, welchen Forschungsbereich die Studie abdeckt (Tabelle 6, s. S. 62). Wenn Sie das getan haben, sollten Sie prüfen, ob der richtige Studientyp zur Untersuchung der Frage gewählt wurde.

3.3 Randomisierte kontrollierte Studien

In einer randomisiert-kontrollierten Studie werden die Teilnehmer nach dem Zufallsprinzip der Interventionsgruppe (z. B. medikamentöse Behandlung) oder einer anderen (z. B. der Plazebo-Gruppe) zugeordnet. Beide Gruppen werden für eine bestimmte Zeit engmaschig überwacht und in bezug auf festgelegte Parameter zum Studienende analysiert (z. B. Todesfälle, Herzinfarkt, Serum-Cholesterin-Spiegel). Da die Gruppen im Durchschnitt identisch sein sollten, können alle Unterschiede zum Studienendpunkt theoretisch auf die Intervention zurückgeführt werden. In der Realität hingegen sieht dies oft anders aus, denn nicht jeder randomisiert-kontrollierte Versuch erfüllt diese Voraussetzungen.

Manche Veröffentlichungen, in denen eine Interventionsgruppe mit einer Kontrollgruppe verglichen wird, sind keine randomisierten Studien. Diese Studien können als «other controlled clinical trials» bezeichnet werden, ein Begriff, der für die Beschreibung vergleichender Studien ohne Randomisierung reserviert bleiben sollte. Eine solche Studie kann sich beispielsweise ergeben, wenn die Zuordnung nach dem Zufallsprinzip unmöglich, unpraktisch oder unethisch wäre, etwa in einer Studie,

Tabelle 6: Forschungsgebiete.

Die meisten Studien beschäftigen sich mit einem der folgenden Themen:

- *Therapie*: Überprüfung der Wirksamkeit von medikamentöser Behandlung, chirurgischen Eingriffen, Patientenschulung oder anderen Maßnahmen. Das bevorzugte Studiendesign ist der randomisiert-kontrollierte Versuch (s. Abschnitt 3.3 und Kapitel 6).
- *Diagnose*: Untersuchung, ob ein neuer diagnostischer Test valide (können wir ihm trauen?) und zuverlässig (erhalten wir jedesmal die gleichen Ergebnisse?) ist. Bevorzugtes Studiendesign ist der Überkreuzversuch («cross sectional survey», s. Abschnitt 3.6 und Kapitel 7), bei dem sowohl der neue Test als auch der bisherige Goldstandard durchgeführt werden.
- *Screening*: Hierbei wird der Wert von Untersuchungen gezeigt, die bei großen Populationen zur Aufdeckung von Krankheiten taugen, bevor diese symptomatisch sind. Bevorzugtes Studiendesign ist der Überkreuzversuch (s. Abschnitt 3.6 und Kapitel 7).
- *Prognose*: Dabei wird bestimmt, welche Entwicklung eine Erkrankung nimmt, die zu einem frühen Zeitpunkt entdeckt wird. Das bevorzugte Studiendesign ist die longitudinale Kohorten-Studie (s. Abschnitt 3.7).
- *Verursachung*: Hier wird untersucht, ob eine möglicherweise schädliche Substanz, wie z. B. ein Umweltgift, etwas mit der Entwicklung einer Erkrankung zu tun hat. Bevorzugtes Studiendesign ist die Kohorten- oder die Case-Control-Studie, abhängig davon, wie selten die Erkrankung ist (s. Abschnitt 3.4 und 3.5). Fallberichte (s. Abschnitt 3.7) können ebenfalls wertvolle Informationen vermitteln.

die das Ergebnis von Geburten bei Anwesenheit und Abwesenheit des Vaters untersucht. Die Probleme einer nicht-randomisierten Zuordnung werden ausführlicher in Abschnitt 4.4 diskutiert, unter besonderer Berücksichtigung der Frage, ob ein vernünftiger statistischer Vergleich zweier solcher Gruppen überhaupt möglich ist.

Manche Untersuchungen sind nichts Halbes und nichts Ganzes – irgendwo zwischen randomisiert-kontrollierten und nicht-randomisierten Studien. In diesen Fällen ist die Randomisierung nicht wirklich nach dem Zufallsprinzip durchgeführt worden (z. B. indem durchlaufend numerierte Umschläge mit einer vom Computer zufällig ausgewählten Zahl benutzt wurden), sondern durch eine Methode, die dem Kliniker verrät, in welcher Gruppe sich welcher Patient befinden wird, bevor er oder sie die Randomisierung durchführt. Dadurch kann es zu einer Verzerrung der Studienergebnisse kommen, da der Kliniker manche Patienten möglicherweise eher für eine Behandlung vorsieht als andere. Insbesondere Patienten mit einer schwereren Form der Erkrankung werden demzufolge seltener der Plazebo-Gruppe zugeordnet. Beispiele für eine nicht zu akzeptierende Randomisierung sind die Auswahl nach der letzten Zahl des Geburtsdatums (gerade Zahlen in Gruppe A etc.), der Münzwurf, die durchgehende Zuordnung (Patient A in Gruppe 1, Patient B in Gruppe 2 etc.) und das Datum, an dem die Patienten in der Klinik waren (alle Patienten von dieser Woche in Gruppe A, alle Patienten der nächsten Woche in Gruppe B etc.) (27).

Untenstehend sind Beispiele für klinische Fragen aufgeführt, die am besten mit einer randomisiert-kontrollierten Studie beantwortet werden können. Beachten Sie jedoch auch die Beispiele in späteren Abschnitten, mit Situationen, in denen andere Studientypen benutzt werden sollten:

- Ist dieses Medikament besser als ein Plazebo oder ein anderes Medikament zur Behandlung einer bestimmten Erkrankung geeignet?
- Ist ein neues chirurgisches Verfahren besser als die gegenwärtige Praxis?
- Ist eine Broschüre besser als ein Gespräch, wenn es darum geht, Patienten Informationen über ihre Wahlmöglichkeiten bei der Behandlung zukommen zu lassen?
- Wird der Wechsel von einer Margarine mit einem hohen Anteil an gesättigten Fettsäuren zu einer mit vielen mehrfach ungesättigten Fettsäuren den Serum-Cholesterinspiegel signifikant beeinflussen?

Randomisiert-kontrollierte Studien gelten als Goldstandard in der medizinischen Forschung. Bis zu einem gewissen Punkt ist das richtig (s. Abschnitt 3.8), aber nur, wenn es um bestimmte klinische Fragen geht

Tabelle 7: Vorteile eines randomisiert-kontrollierten Studiendesigns.

- Es erlaubt die gründliche Evaluation einer einzigen Variablen (z. B. die Wirkung eines Medikaments versus Plazebo) in einer genau definierten Patientengruppe (z. B. menopausale Frauen zwischen 50 und 60 Jahren).
- Es stellt ein prospektives Design dar (es werden Daten von Ereignissen erhoben, die *nach* der Entscheidung, eine Studie durchzuführen, eintreten).
- Es kommt zu einem hypothetikodeduktiven Vorgehen (d. h. Sie falsifizieren die eigene Hypothese eher, als daß Sie sie bestätigen, s. Abschnitt 3.2).
- Potentiell werden Fehlschlüsse und voreingenommene Beurteilungen ausgeschlossen, da zwei ansonsten identische Gruppen verglichen werden (s. unten und Abschnitt 4.4).
- Es erlaubt eine spätere Meta-Analyse (die Kombination numerischer Daten aus mehreren ähnlichen Studien, s. Abschnitt 8.3).

(s. Tabelle 6 und die Abschnitte 3.4 bis 3.7). Die Fragen, die zwangsläufig auf dieses Studiendesign hinauslaufen, haben alle mit *Interventionen* zu tun und beschäftigen sich hauptsächlich mit Behandlung oder Vorsorge. Man sollte jedoch beachten, daß es bei den randomisiert-kontrollierten Studien auch einige wichtige Nachteile gibt, selbst wenn es sich um therapeutische Interventionen handelt (s. Tabelle 8) (28). Denken Sie daran, daß sich die Ergebnisse von randomisiert-kontrollierten Studien nur begrenzt anwenden lassen. Gründe dafür können die Ausschlußkriterien sein (Regeln, wer nicht in die Studie aufgenommen wurde), eine Verzerrung durch die Einschlußkriterien (Auswahl der Studienteilnehmer ist nicht repräsentativ für Patienten mit diesem Leiden, s. Abschnitt 4.2), die Weigerung bestimmter Patientengruppen, an der Studie teilzunehmen (29), die Analyse bereits vorher definierter «objektiver» Abschlußkriterien, die womöglich wichtige qualitative Aspekte der Intervention unberücksichtigt lassen (s. Kapitel 11), sowie eine Verzerrung durch die Publikation (d. h. die selektive Publikation positiver Daten) (30). Obwohl diese Probleme auch bei einem anderen Studiendesign vorkommen können, sind sie besonders ärgerlich, wenn Ihnen ein randomisiert-kontrolliertes Studiendesign methodisch als der Weisheit letzter Schluß verkauft wird.

Tabelle 8: Nachteile eines randomisiert-kontrollierten Studiendesigns.

Teuer und zeitaufwendig, weshalb in der Praxis:
- viele Studien nie, an zu wenigen Patienten oder über einen zu kurzen Zeitraum durchgeführt werden (s. Abschnitt 4.6)
- die meisten Studien von großen Forschungsunternehmen (wie Universitäten oder dem Staat) oder Pharmafirmen gefördert werden, die den Forschungsgang bestimmen
- anstelle von klinisch festgelegten Studienendpunkten (s. Abschnitt 6.3) die «surrogate end points» verwendet werden.

Eine versteckte Verzerrung der Ergebnisse kann erfolgen durch:
- unzureichende Randomisierung (s. oben)
- den Fehler, nicht alle verfügbaren Patienten zu randomisieren (der Kliniker bietet nur den Patienten eine Teilnahme an der Studie an, von denen er glaubt, daß sie gut auf die Intervention reagieren)
- den Fehler, daß diejenigen, die die Studie auswerten, über die Randomisierung Bescheid wissen (s. Abschnitt 4.5).

Zusätzlich gibt es jedoch auch Situationen, in denen eine randomisiert-kontrollierte Studie unnötig, undurchführbar oder unangemessen erscheint:

Randomisiert-kontrollierte Studien sind *unnötig*:
- wenn eine eindeutig erfolgreiche Intervention bei einer bisher unheilbaren Krankheit entdeckt wurde
- wenn eine vorausgegangene randomisiert-kontrollierte Studie oder Meta-Analyse bereits einen definitiven Beweis erbracht hat (egal ob positiv oder negativ, s. Abschnitt 5.5). Manche Leute behaupten sogar, daß es unethisch sei, Patienten zu randomisieren, wenn man nicht zuvor eine systematische Literaturrecherche durchgeführt hat, die zeigt, ob die Studie überhaupt notwendig ist.

Randomisiert-kontrollierte Studien sind *undurchführbar*:
- wenn es unethisch wäre, eine Randomisierung durchzuführen (31)
- wenn die Anzahl der Teilnehmer außerordentlich hoch sein muß, damit ein Unterschied zwischen den Gruppen nachgewiesen werden kann (s. Abschnitt 4.6).

Randomisiert-kontrollierte Studien sind *unangemessen*:
- wenn die Studie die Prognose einer Erkrankung zum Thema hat. Für diese Art Analyse eignet sich eine longitudinale Untersuchung mit einer sauber zusammengestellten Patientenpopulation zu Beginn («inception cohort», s. Abschnitt 3.6)
- wenn die Studie die Validität einer Diagnose oder eines Screenings untersucht. Für diese Art Analyse eignet sich eine Überkreuzstudie («cross sectional survey») von Patienten, bei denen der klinische Verdacht auf die entsprechende Erkrankung besteht, am besten (s. Abschnitt 3.6 und Kapitel 7)
- wenn die Studie die Behandlungsqualität untersucht und die Kriterien für den «Erfolg» der Behandlung noch nicht etabliert sind. Beispielsweise kann eine randomisiert-kontrollierte Studie medizinische und chirurgische Methoden des Schwangerschaftsabbruchs untersuchen und als möglichen «Erfolg» die Zahl der Patientinnen mit kompletter Ausschabung, die Menge des Blutverlusts und die Schmerzintensität definieren. Die Patientinnen jedoch werden womöglich andere Aspekte des Eingriffs für wichtig erachten, z. B. wie lange die Interven-

tion dauert oder daß sie den Moment weder sehen noch fühlen wollen, wenn der Embryo den Körper verläßt. Für diese Art von Analyse eignet sich ein *qualitativer Forschungsansatz* am besten (32, 33, s. Kapitel 11).

Alle diese Punkte sind von klinischen Epidemiologen ausführlich diskutiert worden (3, 6). Sie haben uns daran erinnert, daß der Stolz auf die randomisiert-kontrollierten Studien eher mit wissenschaftlicher Naivität zu tun hat als – wie viele Leute annehmen – mit intellektueller Strenge. Denken Sie außerdem daran, daß es mittlerweile ein empfohlenes Format für randomisiert-kontrollierte Studien in medizinischen Zeitschriften gibt, an das Sie sich halten sollten, wenn Sie selbst eine durchführen.

3.4 Kohorten-Studien

In einer Kohorten-Studie werden zwei (oder mehrere) Patientengruppen ausgewählt, die sich in Hinblick auf die Erfahrung mit einer bestimmten Substanz (sei es ein Impfstoff, ein Medikament oder ein Umweltgift) unterscheiden. Die Gruppen werden weiterverfolgt, und es wird untersucht, wieviele Probanden in jeder Gruppe eine Erkrankung entwickeln oder eine andere Veränderung zeigen. Die Zeit des Follow-up wird bei Kohorten-Studien zumeist in Jahren (gelegentlich auch in Dekaden) angegeben, da viele Krankheiten, insbesondere Krebs, so lange brauchen, um zu entstehen. Man beachte, daß randomisiert-kontrollierte Studien in der Regel an *Patienten* (Menschen, die schon krank sind) begonnen werden, während die meisten Kohorten-Studien mit *Teilnehmern* durchgeführt werden, die erkranken können oder eben auch nicht.

Eine besondere Art Kohorten-Studie kann auch die Prognose untersuchen (d. h., was passiert mit jemandem, der die Erkrankung hat). Eine Patientengruppe, bei der ein frühes Stadium einer Krankheit diagnostiziert wird oder ein ein positives Screening-Ergebnis vorliegt (s. Kapitel 7), wird als Population zu Beginn der Studie zusammengestellt («inception cohort») und zu wiederholten Gelegenheiten kontrolliert, um die Inzidenz (neue Fälle pro Jahr) und die Zeitkurve der verschiedenen Krankheitsverläufe festzustellen. (Folgende Definition sollten Sie sich merken: *Inzidenz* ist die Anzahl neuer Krankheitsfälle pro Jahr, während *Prävalenz* den Anteil der Erkrankten an der Gesamtbevölkerung bezeichnet.)

Die berühmteste Kohorten-Studie überhaupt, die ihren Verfassern den Ritterschlag eingebracht hat, wurde von Sir Austen Bradford Hill, Sir Richard Doll und, gegen Ende, von Richard Peto durchgeführt. Sie untersuchten und verfolgten 40 000 britische Ärzte, die in vier Gruppen (Nicht-Raucher, leichte, mittlere und starke Raucher) eingeteilt wurden. Als Endpunktkriterien wurde Tod allgemein (jedweder Ursache) und ursachenspezifischer Tod (durch eine bestimmte Erkrankung) aufgeführt. Die Publikation ihrer Zwischenergebnisse nach zehn Jahren zeigte 1964 einen erheblichen Anstieg der Todesfälle durch Lungenkrebs wie auch der Todesfälle insgesamt bei den Rauchern, wobei eine «Dosis-Wirkungs»-Beziehung sichtbar wurde (d. h. je mehr man raucht, desto wahrscheinlicher ist es, Lungenkrebs zu bekommen) (35). Von dieser Studie war es noch ein langer Weg, um zu beweisen, daß die Verbindung von Rauchen und Krankheit eine kausale und keine zufällige ist. Die Ergebnisse dieser einflußreichen Studie nach 20 (36) und 40 Jahren (37) (die eindrucksvolle 94 Prozent der 1951 rekrutierten und überlebenden Teilnehmer weiterverfolgen konnte) zeigen sowohl die Gefahren des Rauchens auf als auch die Stärke der Beweise, die eine sauber durchgeführte Kohorten-Studie erbringen kann.

Zu den klinischen Fragen, die in einer Kohorten-Studie untersucht werden sollten, gehören:

- «Verursacht» die kontrazeptive «Pille» Brustkrebs? (Bedenken Sie die vielschichtigen und womöglich irreführenden Bedeutungen des Wortes «verursachen». Wie John Guillebaud in seinem ausgezeichneten Buch «The Pill» (38) anführt, würden von tausend Frauen, die morgen mit der Einnahme der Pille begännen, einige mit Sicherheit Brustkrebs bekommen. Einige wären jedoch sowieso erkrankt. Die Frage, die Epidemiologen durch Kohorten-Studien daher zu beantworten suchen, lautet: «Wie groß ist das Risiko dieser Frau, Brustkrebs zu bekommen, wenn sie die Pille nimmt, zusätzlich zu ihrem ‹Basis-Risiko› in Abhängigkeit von der eigenen hormonellen Situation, Familiengeschichte, Ernährung, Alkoholaufnahme etc.?»)
- Verursacht Rauchen Lungenkrebs?
- Wird hoher Blutdruck auf Dauer besser?
- Welche physische und intellektuelle Entwicklung nehmen Kinder, die extreme Frühgeburten waren?

3.5 Case-Control-Studien

In einer Case-Control-Studie werden Patienten mit bestimmten Erkrankungen oder Charakteristika identifiziert und mit Kontrollprobanden (Patienten mit einer anderen Krankheit, die allgemeine Bevölkerung, Nachbarn, Verwandte) «abgeglichen». Daten zu einer früheren Exposition einer möglichen verursachenden Substanz gegenüber werden gesammelt (aus den Patientenakten oder der Anamnese). Wie die Kohorten-Studien haben auch die Case-Control-Studien zumeist mit der Ätiologie einer Erkrankung zu tun (d. h. was verursacht sie) und nicht damit, wie man sie behandelt. Sie sind in der «Beweis-Hierarchie» tiefer angesiedelt (s. Abschnitt 3.8), doch dieses Design ist für gewöhnlich die einzige Möglichkeit, wenn es sich um seltene Krankheitsbilder handelt. Eine häufig auftretende Schwierigkeit (und eine potentielle Verzerrung) in einer Case-Control-Studie ist die präzise Definition, was als «Fall» zählt, denn ein falsch zugeordneter Teilnehmer kann bereits die Resultate erheblich verfälschen (s. Abschnitt 4.4). Außerdem kann ein solches Design niemals eine Kausalität begründen – in anderen Worten, das Verhältnis von A zu B in einer Case-Control-Studie beweist nicht, daß A auch B *verursacht* hat (s. S. 105).

Zu den klinischen Fragen, die in einer Case-Control-Studie untersucht werden, gehören:

- Erhöht eine Schlafposition in Bauchlage das Risiko für den plötzlichen Kindstod?
- Verursacht die Keuchhustenimpfung Hirnschädigungen (s. Abschnitt 4.4)?
- Verursachen Hochspannungsleitungen Leukämie?

3.6 Überkreuzstudien («cross sectional surveys»)

Wir wurden wohl alle schon einmal gefragt, ob wir an einer Umfrage teilnehmen – und wenn es jemand auf der Straße war, der uns nach unserer bevorzugten Zahnpasta gefragt hat. Umfragen und Untersuchungen von Epidemiologen werden im Prinzip ähnlich durchgeführt: eine repräsentative Auswahl von Teilnehmern oder Patienten wird interviewt, untersucht oder anderweitig analysiert, um Antworten auf eine bestimmte klinische Frage zu erhalten. In Überkreuzstudien werden die Daten zu einem bestimmten Zeitpunkt erhoben, allerdings können sie sich auf Gesundheitsfragen in der Vergangenheit beziehen, etwa wenn Patientenakten auf die Häufigkeit von Blutdruckmessungen in den letzten fünf Jahren untersucht werden.

Klinische Fragen, die durch Überkreuzstudien untersucht werden sollten, beinhalten:

- Wie ist die «normale» Größe eines 3 Jahre alten Kindes? (Diese, wie auch andere Fragen über den Normalbereich, kann beantwortet werden, indem man genügend gesunde Dreijährige mißt. Dieses Unternehmen gibt jedoch noch keine Antwort auf die klinische Frage «Wann sollten ungewöhnlich kleine Kinder auf mögliche Krankheiten untersucht werden?», da sich, wie bei allen biologischen Messungen, das Physiologische mit dem Pathologischen überschneidet. Dieses Problem wird in Abschnitt 7.4 erörtert.)
- Was halten Schwestern in der Psychiatrie von der elektrokonvulsiven Therapie zur Behandlung schwerer Depressionen?
- Stimmt es, daß «die Hälfte aller Diabetesfälle nicht diagnostiziert ist»? (Das ist ein Beispiel für die allgemeinere Frage «Welche Prävalenz (Anteil an der Bevölkerung) hat diese Erkrankung?». Die einzige Möglichkeit, dies herauszufinden, ist eine definitive Diagnostik bei einer repräsentativen Gruppe der Bevölkerung.)

3.7 Fallberichte («Case reports»)

Ein Fallbericht beschreibt die medizinische Geschichte eines einzelnen Patienten in Form einer Erzählung («Frau B ist eine 54jährige Sekretärin, bei der im Juni 1995 Thoraxschmerzen auftraten...»). Fallberichte erscheinen häufig in einer Serie, in der die Patientengeschichten dazu dienen, besondere Aspekte einer Krankheit, einer Behandlung oder – heutzutage am häufigsten – einer Nebenwirkung zu illustrieren.

Obwohl dieser Art von Forschung traditionell relativ wenig wissenschaftliche Beweiskraft zugebilligt wird (s. Abschnitt 3.8), können viele Informationen in einem Fallbericht untergebracht werden, die in einer klinischen Studie oder einer Umfrage verloren gingen (s. Kapitel 11). Außerdem sind Fallberichte auch für nicht-akademische Kliniker und das Laienpublikum verständlich. Wenn nötig, können sie in wenigen

Tagen geschrieben und veröffentlicht werden, weshalb sie weitaus aktueller als Meta-Analysen (deren Erstellung Jahre dauern kann) oder klinische Studien (mehrere Monate) sind. Es gibt unter den Medizinern eine Gruppe, die dem bescheidenen Fallbericht wieder einen gebührenden Platz als nützlichen und wertvollen Beitrag in der Wissenschaft einräumen will (39).

Zu den klinischen Situationen, in denen der Fallbericht die angemessene Art der Studie ist, gehören:

- Ein Arzt bemerkt, daß zwei Neugeborenen in seiner Klinik die Gliedmaßen fehlen (Phokomelie). Beide Mütter hatten während der Frühschwangerschaft ein neuartiges Medikament genommen (Thalidomid). Der Arzt will nun seine Kollegen weltweit so schnell wie möglich auf die Möglichkeit medikamentöser Nebenwirkungen aufmerksam machen (40). (Jeder der glaubt, daß «schnelle und schlampige» Fallberichte wissenschaftlich nicht gerechtfertigt sind, sollte sich dieses Beispiel vor Augen führen).
- Ein Patient hat in der Vergangenheit zwei verschiedene Medikamente eingenommen, Terfenadin (gegen Heuschnupfen) und Itrakonazol (gegen eine Pilzinfektion), ohne Nebenwirkungen zu verspüren. Jetzt nimmt er sie gleichzeitig und bekommt lebensbedrohliche Herzrhythmusstörungen. Die behandelnden Ärzte vermuten eine Interaktion der beiden Pharmaka (41).

3.8 Die traditionelle Hierarchie der Beweiskraft

Die traditionelle Beurteilung der verschiedenen Studientypen zur Entscheidungsfindung bei klinischen Interventionen ergibt folgende Reihenfolge («Hierarchie der Beweiskraft») (42):

1. systematische Reviews und Meta-Analysen (s. Kapitel 8)
2. randomisiert-kontrollierte Studien mit definitiven Ergebnissen (d. h., ein Ergebnis mit Konfidenzintervallen, die nicht die Schwelle zur klinisch signifikanten Wirkung überschreiten, s. Abschnitt 5.5)
3. randomisiert-kontrollierte Studien mit nicht-definitiven Ergebnissen (d. h., ein Punkt, an dem eine klinisch signifikante Wirkung angenommen wird, wobei die Konfidenzintervalle jedoch die Schwelle zur signifikanten Wirkung überschreiten, s. Abschnitt 5.5)

4. Kohorten-Studien
5. Case-Control-Studien
6. Überkreuzstudien
7. Fallberichte.

Die Spitze der Hierarchie ist für die sekundären Veröffentlichungen reserviert, in denen alle primären Studien zu einem bestimmten Thema erfaßt und nach strengen Kriterien kritisch gewertet wurden (s. Kapitel 8). Bedenken Sie jedoch, daß selbst der entschiedenste Verfechter von Evidence-based Medicine eine schlampige Meta-Analyse oder eine schlechte randomisiert-kontrollierte Studie besser als eine große, gut strukturierte Kohorten-Studie beurteilen würde. Schließlich gibt es – wie Kapitel 11 zeigt – auf dem Gebiet der qualitativen Forschung viele wichtige und valide Studien, die in dieser Hierarchie der Beweiskraft überhaupt nicht vorkommen. Mit anderen Worten: Wer den potentiellen Wert einer bestimmten Studie für die medizinische Wissenschaft bemessen will, benötigt mehr als die Einordnung der Arbeit in die oben aufgeführte siebenteilige Skala.

3.9 Ein Wort zu ethischen Erwägungen

Als junge Ärztin bekam ich eine Stelle in einem weltweit renommierten Lehrkrankenhaus. Eine meiner bescheidenen Aufgaben bestand darin, die geriatrischen Patienten in der Notaufnahme zu betreuen. Bald wurde ich von zwei charmanten Oberärzten zum Essen eingeladen, die jedoch, wie ich erst später bemerkte, Hilfe bei ihrer Forschung brauchten. Als Preis für meinen Namen auf der Veröffentlichung sollte ich rektale Biopsien von allen Patienten gewinnen, die über 90 waren und an Verstopfung litten. Ich bat um eine Kopie der Einverständniserklärung der Patienten. Als die Kollegen mir versicherten, daß der durchschnittliche 90jährige dieses Vorgehen intellektuell nicht verstehen kann, roch ich den Braten und verweigerte meine Beteiligung an dem Projekt.

Naiverweise war mir das ungeheuerliche Vergehen, das von diesen Ärzten geplant wurde, nicht klar. *Jede* Art von Forschung, besonders wenn sie ein invasives Vorgehen bei gebrechlichen oder leidenden Patienten beinhaltet, ohne die ethischen Dimensionen zu berücksichtigen, ist sowohl ein kriminelles Vergehen als auch ein potentieller Anlaß, einem

Arzt die Zulassung zu entziehen. Zwar kann die ethische Genehmigung der eigenen Forschung eine enorme bürokratische Hürde darstellen (43), doch ist sie trotzdem eine legale Anforderung (die leider traurigerweise manchmal in der Forschung vernachlässigt wird, wenn es um ältere oder geistig behinderte Menschen geht) (44). Die meisten Herausgeber lehnen die Veröffentlichung von Studien routinemäßig ab, wenn sie nicht von der lokalen Ethik-Kommission genehmigt wurden. Wenn Sie bei einer Veröffentlichung Zweifel haben, spricht nichts dagegen, den Autor um Kopien von den relevanten Dokumenten zu bitten.

Denken Sie jedoch auch daran, daß dieser Aspekt überstrapaziert werden kann (43). Manche Ethik-Kommissionen halten Forschungsanträge oft für unethisch, obwohl andererseits argumentiert werden kann, daß in klinischen Bereichen, in denen wirklich noch große Unsicherheit herrscht, die einzig ethisch vertretbare Möglichkeit darin besteht, mit Hilfe der Patienten diese Unsicherheit zu minimieren. Die randomisierte Studie, mit der gezeigt werden konnte, daß Neuralrohrdefekte durch Folsäureeinnahme in der Frühschwangerschaft verhindert werden können (45), wurde angeblich um mehrere Jahre verzögert, weil die Ethik-Kommission eine Genehmigung verweigerte.

Literatur

1 Altman DG. The scandal of poor medical research. *BMJ* 1994; **308**: 283–4.
2 Lock S. A question of balance: editorial peer review in medicine. London: BMJ Publishing, 1986.
3 Sackett DL, Haynes RB, Guyatt GH, et al. *Clinical epidemiology – a basic science for clinical medicine.* London: Little Brown, 1991.
4 Sackett DL, Richardson WS, Rosenberg WMC, et al. *Evidence-based medicine: how to practice and teach EBM.* London: Churchill-Livingstone, 1996.
5 Crombie IM. *The pocket guide to critical appraisal.* London: BMJ Publishing, 1996.
6 Fletcher RH, Fletcher SW, Wagner EH. *Clinical epidemiology: the essentials.* 3rd edition. Baltimore: Williams and Wilkins, 1996.
7 Rose G, Barker DJP. *Epidemiology for the uninitiated.* 3rd ed. London: BMJ Publishing, 1993.
8 Oxman AD, Sackett DS, Guyatt GH. Users' guides to the medical literature. I. How to get started. *JAMA* 1993: **270**: 2093–5.
9 Guyatt GH, Sackett DL, Cook DJ. Users' guides to the medical literature. II. How to use an article about therapy or prevention. A. Are the results of the study valid? *JAMA* 1993; **270**: 2598–601.

10 Guyatt GH, Sackett DL, Cook DJ. Users' guides to the medical literature. II. How to use an article about therapy or prevention. B. What were the results and will they help me in caring for my patients? *JAMA* 1994; **271**: 59–63.
11 Jaeschke R, Guyatt G, Sackett DL. Users' guides to the medical literature. III. How to use an article about a diagnostic test. A. Are the results of the study valid? *JAMA* 1994; **271**: 389–91.
12 Jaeschke R, Guyatt G, Sackett DL. Users' guides to the medical literature. III. How to use an article about a diagnostic test. B. What were the results and will they help me in caring for my patients? *JAMA* 1994; **271**: 703–7.
13 Levine M, Walter S, Lee H, et al. Users' guides to the medical literature. IV. How to use an article about harm. *JAMA* 1994; **271**: 1615–9.
14 Laupacis A, Wells G, Richardson WS, et al. Users' guides to the medical literature. V. How to use an article about prognosis. *JAMA* 1994; **271**: 234–7.
15 Oxman AD, Cox DJ, Guyatt GH. Users' guides to the medical literature. VI. How to use an overview. *JAMA* 1994; **272**: 1367–71.
16 Richardson WS, Detsky AS. Users' guides to the medical literature. VII. How to use a clinical decision analysis. A. Are the results of the study valid? *JAMA* 1995; **273**: 1292–5.
17 Richardson WS, Detsky AS. Users' guides to the medical literature. VII. How to use a clinical decision analysis. B. What are the results and will they help me in caring for my patients? *JAMA* 1995; **273**: 1610–3.
18 Hayward RSA, Wilson MC, Tunis SR, et al. Users' guides to the medical literature. VIII. How to use clinical practice guidelines. A. Are the recommendations valid? *JAMA* 1995; **274**: 570–4.
19 Wilson MC, Hayward RS, Tunis SR, et al. Users' guides to the medical literature. VIII. How to use clinical practice guidelines. B. Will the recommendations help me in caring for my patients? *JAMA* 1995; **274**: 1630–2.
20 McMaster University Health Sciences Centre. How to read clinical journals. VII. To understand an economic evaluation: A. *Can Med Assoc J* 1984; **130**: 1428–34.
21 McMaster University Health Sciences Centre. How to read clinical journals. VII. To understand an economic evaluation: B. *Can Med Assoc J* 1984; **130**: 1542–9.
22 Popper K. *Conjectures and refutations: the growth of scientific knowledge.* New York: Routledge and Kegan Paul, 1963.
23 ISIS-2 Collaborative Group. Randomised trial of intravenous streptokinase, aspirin, both, or neither among 17 187 cases of suspected acute myocardial infarction: ISIS-2. Lancet 1988; **ii**: 349–60.
24 Thornton JG, Lilford RJ, Johnson N. Decision analysis in medicine. *BMJ* 1992; **304**: 1099–103.
25 Thornton JG, Lilford RJ. Decision analysis for medical managers. *BMJ* 1995; **310**: 791–4.

26 Dowie J. ‹Evidence-based›, ‹cost-effective›, and ‹preference-driven› medicine. *J Health Serv Res Pol* 1996, **1**: 104–13.
27 Stewart LA, Parmar MKB. Bias in the analysis and reporting of randomized controlled trials. *Int J Health Technol Assess* 1996; **12**: 264–75.
28 Bero LA, Rennie D. Influences on the quality of published drug studies. *Int J Health Technol Assess* 1996, **12**: 209–37.
29 MacIntyre IMC. Tribulations for clinical trials. Poor recruitment is hampering research. *BMJ* 1991; **302**: 1099–100.
30 Easterbrook PJ, Berlin JA, Gopalan R, et al. Publication bias in clinical research. *Lancet* 1991; **337**: 867–72.
31 Lumley J, Bastian H. Competing or complementary: ethical considerations and the quality of randomised trials. *Int J Health Technol Assess* 1996; **12**: 1247–63.
32 Britten N, Jones R, Murphy E, et al. Qualitative research methods in general practice and primary care. *Fam Pract* 1995; **12**: 104–14.
33 Mays N, Pope C, eds. *Qualitative research in health care*. London: BMJ Publishing, 1996.
34 Altman D. Better reporting of randomised controlled trials: the CONSORT statement. *BMJ* 1996; **313**: 570–1.
35 Doll R, Hill AB. Mortality in relation to smoking: ten years' observations of British doctors. *BMJ* 1964; **i**: 1399–414, 1460–7.
36 Doll R, Peto R. Mortality in relation to smoking: 20 years' observations on British doctors. *BMJ* 1976; **ii**: 1525–36.
37 Doll R, Peto R, Wheatley K, et al. Mortality in relation to smoking: 40 years' observations on male British doctors. *BMJ* 1994; **309**: 901–11.
38 Guillebaud J. *The Pill*. 4th ed. Oxford: Oxford University Press, 1991.
39 Macnaughton J. Anecdotes and empiricism. *Br J Gen Pract* 1995; **45**: 571–2.
40 McBride WG. Thalidomide and congenital abnormalities. *Lancet* 1961; **ii**: 1358.
41 Pohjola-Sintonen S, Viitasalo M, Toivonen L, et al. Itraconazole prevents terfenadine metabolism and increases the risk of torsades de pointes ventricular tachycardia. *Eur J Clin Pharm* 1993; **45**: 191–3.
42 Guyatt GH, Sackett DL, Sinclair JC, et al. Users' guides to the medical literature. IX. A method for grading health care recommendations. *JAMA* 1995; **274**: 1800–4.
43 Middle C, Johnson A, Petty T, et al. Ethics approval for a national postal survey: recent experience. *BMJ* 1995; **311**: 659–60.
44 Olde Rickert MGM, ten Have HAMJ, Hoefnagels WHL. Informed consent in biomedical studies on aging: survey of four journals. *BMJ* 1996; **313**: 1117.
45 MRC Vitamin Research Group. Prevention of neural tube defects. Results of the MRC vitamin study. *Lancet* 1991; **338**: 131–7.

Kapitel 4:
Die methodische Qualität beurteilen

Wie ich in Abschnitt 3.1 bereits anführte, steigt und fällt eine Veröffentlichung mit ihren methodischen Stärken. In diesem Kapitel werden fünf wichtige Fragen beurteilt, die Ihre Entscheidung beeinflussen sollten, ob Sie die Veröffentlichung wegwerfen, mit Ihrem Urteil abwartend sind oder dazu angeregt werden, Ihr klinisches Vorgehen zu ändern: War die Studie neu, wovon handelt sie, war sie gut strukturiert und entworfen, wurde eine systematische Verzerrung vermieden (d. h., wurde die Studie angemessen «kontrolliert»), und war sie groß genug und von ausreichender Dauer, um die Ergebnisse glaubwürdig zu machen? Diese Fragen werden nun der Reihe nach betrachtet.

4.1 War die Studie neu?

Theoretisch ist es sinnlos, eine wissenschaftliche Frage zu untersuchen, die schon jemand auf die eine oder andere Art beantwortet hat. Im wirklichen Leben ist Wissenschaft jedoch selten so trocken und abgegrenzt. Nur ein sehr kleiner Teil der medizinischen Forschung erschließt Neuland, andererseits wiederholen auch nur wenige Arbeiten genau die gleichen Schritte vorangegangener Wissenschaftler. Die überwiegende Mehrheit der Forschungsstudien werden berichten (wenn sie denn methodisch sauber sind), daß eine bestimmte Hypothese etwas mehr oder etwas weniger richtig ist, nachdem wir unseren Anteil zu dem großen Mosaik hinzugefügt haben. Daher kann es durchaus gerechtfertigt sein, eine Studie durchzuführen, die auf den ersten Blick nicht neu ist. In der Tat beruht ja die gesamte Wissenschaft der Meta-Analysen darauf, daß es bereits mehr als eine Studie gibt, die das Thema auf ziemlich gleiche Weise untersucht hat.

Die praktische Frage, die man an eine neue Studie zu stellen hat, lautet daher nicht «Hat irgend jemand bereits eine ähnliche Studie durchgeführt?», sondern «Bringt diese Studie einen neuen Aspekt, der in der Literatur noch nicht berücksichtigt wurde?». Dazu gehört beispielsweise:

- Ist die Studie größer, führt sie über einen längeren Zeitraum, oder ist sie auf andere Art und Weise substantieller als die vorherigen?
- Ist die Methodik in der Studie besser (reagiert sie vielleicht sogar auf methodische Kritik an den vorangegangenen Studien)?
- Verändern die erhobenen Daten dieser Studie signifikant die Aussage in Meta-Analysen von vorausgehenden Studien?
- Wurde eine andere Population untersucht (hat die Studie beispielsweise die Unterschiede von Ethnien, Altersgruppen oder zwischen den Geschlechtern zum Thema)?
- Ist die untersuchte klinische Fragestellung von ausreichender Wichtigkeit, und gibt es genügend Zweifel in der Öffentlichkeit oder bei Entscheidungsträgern, so daß neue Beweise «politisch» erwünscht sind, selbst wenn keine wissenschaftliche Notwendigkeit besteht?

4.2 Wovon handelt die Studie?

Eine der ersten Veröffentlichungen, auf die ich gestoßen bin, war überschrieben mit: «But will it help my patients with myocardial infarction?» (1). Ich kann mich an keine Details des Artikels mehr erinnern, doch er öffnete mir die Augen, daß die Forschung an fremden Patienten möglicherweise nichts an meiner eigenen Praxis ändern würde. Das hat nichts mit Fremdenfeindlichkeit zu tun. Die wichtigsten Gründe, warum sich die Teilnehmer (oder Patienten) in einer klinischen Studie oder Umfrage von denen im «richtigen Leben» unterscheiden können, sind folgende:

- sie waren kränker oder gesünder als Ihre eigenen Patienten
- sie gehörten einer anderen ethnischen Gruppe an oder lebten unter anderen Bedingungen als Ihre Patienten
- sie erhielten stärkere (oder andere) Beachtung während der Studie, als Sie jemals Ihren Patienten widmen könnten
- anders als bei den Patienten im richtigen Leben, fehlte den Studienteilnehmern mit Ausnahme der untersuchten Erkrankung nichts
- niemand von ihnen rauchte, trank Alkohol oder nahm die Pille.

Kapitel 4: Die methodische Qualität beurteilen   **77**

Daher sollten Sie sich selbst die folgenden Fragen stellen, bevor Sie die Ergebnisse eines Artikels einfach so akzeptieren:

- *Wie wurden die Teilnehmer rekrutiert?* Wenn Sie eine Umfrage machen wollen, wie Patienten die Krankenhaus-Notaufnahme beurteilen, können Sie eine Anzeige in der lokalen Tageszeitung schalten. Diese Methode wäre ein gutes Beispiel für eine Verzerrung durch die Rekrutierung (*recruitment bias*), da die Teilnehmer sich dann mehrheitlich aus besonders motivierten Zeitungslesern rekrutieren würden. Daher ist es besser, jedem (oder jedem zehnten), der an einem bestimmten Tag in der Notaufnahme erscheint, einen Fragebogen auszuhändigen.
- *Wer wurde in die Studie aufgenommen?* Viele Studien in Großbritannien schließen routinemäßig Patienten mit Begleiterkrankungen aus sowie solche, die nicht englisch sprechen, bestimmte Medikamente einnehmen oder einen niedrigen Bildungsstand haben. Dieser Ansatz mag wissenschaftlich «sauber» sein, für eine Übertragung der Studienergebnisse in die Praxis ist er jedoch nicht sehr logisch (2). Auch die Ergebnisse einer pharmakokinetischen Studie eines neuen Medikaments bei einem gesunden 23jährigen Freiwilligen werden sich nicht ohne weiteres auf die durchschnittliche ältere Dame übertragen lassen. Dieses Thema war für einige Ärzte lange Zeit ein Schreckgespenst (3). Vor kurzem wurde es von den Patienten selbst aufgegriffen, indem etwa Selbsthilfegruppen erweiterte Einschlußkriterien bei Medikamentenstudien mit neuen Formen der AIDS-Behandlung forderten.
- *Wer wurde aus der Studie ausgeschlossen?* Wenn beispielsweise eine randomisiert-kontrollierte Studie auf Patienten mit mittlerer oder schwerer Herzinsuffizienz beschränkt ist, kann dies zu falschen Schlüssen für die Behandlung einer leichten Herzinsuffizienz führen. Dies hat wichtige praktische Konsequenzen, wenn etwa bei ambulanten Patienten von dem «optimalen Vorgehen» in der Erstversorgung gesprochen wird, da bei dieser Gruppe das Krankheitsspektrum im allgemeinen einen leichteren Schweregrad aufweist.
- *Wurden die Teilnehmer unter Bedingungen des «wirklichen Lebens» untersucht?* Wurden die Teilnehmer beispielsweise nur zur Beobachtung im Krankenhaus aufgenommen? Erhielten sie ausführliche Informationen zu dem möglichen Nutzen des Eingriffs? Hat man ihnen die Telefonnummer eines der Forschungsverantwortlichen gegeben? Hat die Firma, von der die Studie unterstützt wurde, eine neue Ausrüstung bereitgestellt, die dem Kliniker normalerweise nicht zur

Verfügung steht? Diese Faktoren würden die Studie natürlich noch nicht ungültig machen, allerdings wecken sie Zweifel, inwieweit die Ergebnisse in der eigenen Alltagspraxis anwendbar sind.

4.3 War das Studiendesign vernünftig und angemessen?

Obwohl die Begriffe, mit denen das Design von Forschungsstudien beschrieben wird, grauenerregend sein können, gehört das, was großartig als «kritische Würdigung» bezeichnet wird, oftmals zum «common sense». Ich persönlich beurteile das Design einer klinischen Studie nach zwei Fragen:

- *Welche besondere Intervention (oder welches andere Vorgehen) wurde untersucht, und was wurde damit verglichen?* Dies ist eine der fundamentalsten Fragen zur Beurteilung einer Veröffentlichung. Man erliegt leicht der Versuchung, die publizierten Beteuerungen als Fakten zu nehmen, doch denken Sie daran, daß Autoren ihre Arbeit zumeist falsch darstellen (für gewöhnlich unbewußt und nicht mit Absicht) und das Neue und die potentielle Wichtigkeit ihrer Studie überschätzen. In Tabelle 9 habe ich hypothetische Äußerungen angeführt, um niemanden zu beleidigen, doch alle sind aus ähnlichen Fehlern in Veröffentlichungen abgeleitet.
- *Welches Ergebnis wurde wie gemessen?* Wenn Sie an einer unheilbaren Krankheit leiden würden, gegen die eine Pharmafirma ein neues Wundermittel hergestellt hätte, würden Sie die Wirksamkeit des Medikaments vermutlich danach beurteilen, ob Sie länger leben (und vielleicht, ob das Leben unter den Bedingungen und Nebenwirkungen des Medikaments auch lebenswert ist). Sie wären nicht besonders an der Konzentration irgendeines obskuren Enzyms in Ihrem Blut interessiert, von dem der Hersteller sagt, daß es ein guter Indikator für Ihre Überlebenswahrscheinlichkeit wäre. Der Nutzen von solchen sogenannten «surrogate end points» wird ausführlicher in Abschnitt 6.3 erörtert.

Das Messen symptomatischer (z. B. Schmerz), funktioneller (z. B. Mobilität), psychologischer (z. B. Angst) oder sozialer Auswirkungen (z. B.

Tabelle 9: Beispiele für problematische Aussagen im Methoden-Teil einer Veröffentlichung.

Was die Autoren geschrieben haben	Was sie hätten schreiben (oder tun) sollen	Beispiel für:
«Wir haben gemessen, wie oft Hausärzte Patienten fragen, ob sie rauchen.»	«Wir haben in Akten gezählt, wie oft bei Patienten vermerkt war, daß sie rauchen.»	Die Annahme, daß Akten zu 100 Prozent zuverlässig sind
«Wir haben untersucht, wie Ärzte Rückenschmerzen behandeln.»	«Wir haben untersucht, was Ärzte über ihr Vorgehen berichten, wenn Patienten Rückenschmerzen haben.»	Die Annahme, daß Ärzte das tun, was sie sagen
«Wir haben Nikotinpflaster mit Plazebo verglichen.»	«Die Teilnehmer der Interventionsgruppe wurden gebeten, ein Pflaster mit 15 mg Nikotin zweimal täglich aufzulegen. Die Kontrollgruppe erhielt ähnlich aussehende Pflaster.»	Ungenaue Angabe von Dosierungen oder der Art des Plazebos
«Wir haben 100 Teenager gebeten, an unserer Umfrage zum Sexualverhalten teilzunehmen.»	«Wir baten 147 weiße amerikanische Teenager zwischen 12 und 18 Jahren (davon 85 männlich) in einem Sommer-Camp, an der Umfrage teilzunehmen. 100 (davon 31 männlich) stimmten zu.»	Unzureichende Informationen über die Teilnehmer (in den Klammern wird ein *recruitment bias* hinsichtlich des Geschlechts deutlich)
«Wir randomisierten die Patienten entweder in die Gruppe ‹individueller Pflegeplan› oder in ‹übliche Pflege›.»	«Der Interventionsgruppe wurde ein individueller Pflegeplan, bestehend aus… angeboten, der Kontrollgruppe dagegen…»	Unzureichende Information über die Art der Intervention
«Um den Wert einer Schulungsbroschüre zu bestimmen, gaben wir der Interventionsgruppe die Broschüre und die Telefonnummer einer Info-Hotline. Die Kontrollen erhielten weder das eine noch das andere.»	Wenn es in der Studie nur um den Wert der Broschüre geht, hätten beide Gruppen die Telefonnummer erhalten sollen.	Die Unfähigkeit, beide Gruppen mit Ausnahme der Intervention gleich zu behandeln
«Wir haben den Nutzen von Vitamin C zur Behandlung bei Erkältung untersucht.»	Eine systematische Literaturrecherche hätte zahlreiche Studien zu diesem Thema ergeben (s. Abschnitt 8.1).	Eine Studie, die nichts Neues bringt

Unwohlsein) einer Intervention ist mit noch mehr Problemen befrachtet. Die Methode, um solche «weichen» Erfolgsvariablen zu entwickeln und zu interpretieren, geht jedoch weit über dieses Buch hinaus. Sie sollten dennoch darauf achten, daß die Messungen des «Erfolgs» in einem Artikel objektiv validiert worden sind, d. h. daß gezeigt werden konnte, daß die in der Studie verwendete Skala für Angst, Schmerz usw. auch das mißt, was sie zu messen vorgibt und daß Veränderungen der Variablen auch mit Veränderungen im Zustand des Patienten einhergehen. Bedenken Sie, daß das, was der Arzt womöglich für wichtig ansieht, in den Augen des Patienten keine so große Bedeutung haben muß und umgekehrt (5).

4.4 Wurde eine systematische Verzerrung vermieden oder minimiert?

Die Epidemiologen Geoffrey Rose und David Barker definieren systematische Verzerrung (*bias*) als das, was fälschlicherweise die Schlußfolgerungen über Gruppen beeinflußt und zu einseitigen Vergleichen führt (6). Ob das Studiendesign ein randomisiert-kontrollierter Versuch, ein nicht-randomisierter Vergleich, eine Kohorten-Studie oder eine Case-Control-Studie ist – Ziel sollte immer die größtmögliche Ähnlichkeit der Gruppen sein, die sich nur in der zu untersuchenden Eigenschaft unterscheiden dürfen. Wenn möglich sollten die Gruppen die gleichen Erläuterungen erhalten, ähnlichen Kontakt zu den durchführenden Ärzten haben und genauso häufig untersucht werden. Die unterschiedlichen Arten des Studiendesigns erfordern unterschiedliche Methoden, um eine systematische Verzerrung zu vermeiden.

Randomisiert-kontrollierte Studien

In einer randomisiert-kontrollierten Studie kann man systematische Verzerrung (theoretisch) vermeiden, indem alle Teilnehmer aus einer bestimmten Population rekrutiert und nach dem Zufallsprinzip zugeordnet werden. In Abschnitt 3.3 wird beschrieben, wie sich selbst bei diesem «Goldstandard» des klinischen Studiendesigns eine Verzerrung einschleichen kann. Abbildung 1 faßt zusammen, welche Aspekte man besonders überprüfen sollte.

Kapitel 4: Die methodische Qualität beurteilen **81**

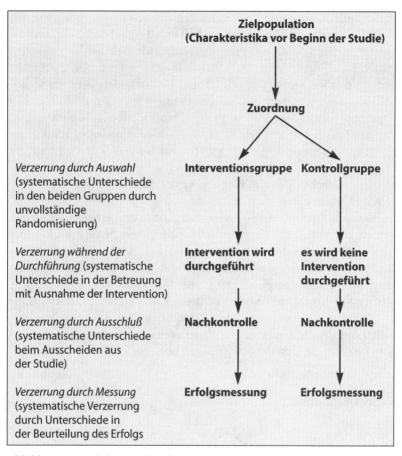

Abbildung 1: Mögliche Aspekte, die bei einer randomisiert-kontrollierten Studie zu systematischer Verzerrung führen können.

Nicht-randomisierte Vergleichsstudien

Vor kurzem betreute ich ein Seminar, in dem Studenten der Medizin, der Pharmazie, der Pflegewissenschaften und verwandter Ausbildungsgänge die Ergebnisse von verschiedenen in unserer Klinik durchgeführten Studien vorstellten. Mit Ausnahme einer Studie waren alle Arbeiten vergleichende, aber nicht-randomisierte Studien, d. h. eine Gruppe (z. B. Ambulanzpatienten mit Asthma) wurde «behandelt» (sie erhielt z. B.

eine Schulungsbroschüre), während die andere (z. B. Asthmapatienten beim Hausarzt) auf eine andere Art behandelt wurde (z. B. mit Seminaren zur Schulung). Ich war sehr überrascht, wie viele der Vortragenden glaubten, daß ihre Studie randomisiert-kontrolliert war oder zumindest damit gleichbedeutend. Das heißt, daß diese bewundernswert enthusiastischen jungen Forscher blind für die offensichtlichste Art der Verzerrung überhaupt waren: Sie verglichen zwei Gruppen, die von Beginn an und von den Forschern so beibehaltene Unterschiede aufwiesen, bevor überhaupt eine «Behandlung» stattfand (zusätzlich gab es natürlich noch die in Abbildung 1 am Beispiel randomisiert-kontrollierter Studien aufgeführten möglichen Ursachen für eine Verzerrung).

Als allgemeine Regel mag gelten, daß Sie bei einer nicht-randomisierten Kontroll-Studie Ihren gesunden Menschenverstand benützen sollten, um zu beurteilen, ob die grundsätzlichen Unterschiede zwischen der Interventions- und der Kontrollgruppe so groß sind, daß die durch die Intervention verursachten Unterschiede ungültig werden können. Dies ist in der Tat fast immer der Fall (7, 8). Manchmal führen die Autoren solcher Veröffentlichungen die wichtigen Charakteristika jeder Gruppe in Tabellen auf (wie etwa das durchschnittliche Alter, das Geschlechterverhältnis, den Schweregrad der Erkrankung etc.) und ermöglichen es dem Leser so, die Unterschiede selbst zu beurteilen.

Kohorten-Studien

Die Auswahl einer zum Vergleich geeigneten Kontroll-Gruppe ist eine der schwierigsten Aufgaben für den Autor einer beobachtenden Studie (Kohorten- oder Case-Control-Studie). Wenn überhaupt, so gelingt es nur in wenigen Kohorten-Studien, zwei Gruppen aufzustellen, die gleich in bezug auf Durchschnittsalter, Geschlechterverteilung, sozioökonomischen Status, Begleitkrankheiten usw. sind und als einzigen Unterschied die Exposition gegenüber einer bestimmten Substanz aufweisen. In der Praxis erfolgt ein großer Teil der «Kontrolle» während der Datenanalyse, wenn komplexe statistische Abgleichungen der wichtigsten Ausgangscharakteristika vorgenommen werden. Wenn dies nicht sehr sorgfältig durchgeführt wird, können Wahrscheinlichkeitstests und Konfidenzintervalle in diesem Stadium äußerst irreführend sein (9).

Dieses Problem zeigt sich besonders bei den zahlreichen Studien zum Risiko und Nutzen von Alkohol, die durchgehend eine J-förmige Beziehung zwischen Alkoholkonsum und Mortalität aufweisen. Die günstigsten Bedingungen (in bezug auf einen verfrühten Tod) wies die Gruppe der moderaten Trinker auf (10). Konsequente Abstinenzler, so scheint es, sterben signifikant häufiger in jungen Jahren als diejenigen, die durchschnittlich drei oder vier Drinks am Tag zu sich nehmen. Können wir jedoch wirklich davon ausgehen, daß Abstinenzler *im Durchschnitt* – mit Ausnahme ihres Alkoholkonsums – den moderaten Trinkern ähnlich sind? Sicherlich nicht. Wie allgemein bekannt, gehören zu den Abstinenzlern auch die, welche das Trinken aus Gesundheitsgründen aufgeben mußten; jene, welche es aus verschiedenen Gründen aus ihrer Ernährung und Lebensführung gestrichen haben, schließlich die Mitglieder verschiedener religiöser und ethnischer Gruppen, die in anderen Kohorten wahrscheinlich unterrepräsentiert sind (besonders Moslems und Adventisten), und natürlich auch jene, die wie ein Loch saufen, aber dies lieber nicht zugeben wollen. Wie diese verschiedenen Aspekte der Abstinenz von Epidemiologen kontrolliert wurden, ist anderswo erörtert (19). Zusammenfassend läßt sich übrigens sagen, daß auch dann für die Abstinenzler ein erhöhtes Mortalitätsrisiko bestehen blieb, wenn die potentiell irreführenden Variabeln analysiert wurden.

Case-Control-Studien

In Case-Control-Studien (in denen, wie in Abschnitt 3.5 erklärt, die Erfahrungen von Individuen mit und ohne eine bestimmte Erkrankung rückblickend analysiert werden, um mögliche Ursachen zu identifizieren) kann eine systematische Verzerrung am leichtesten durch die Diagnose als «Fall» entstehen. Nicht die Beurteilung des Erfolgs, sondern die Entscheidung, jemanden als «Fall» einzustufen, kann in die Irre führen. Die Klage gegen die Hersteller des Keuchhusten-Vakzins vor wenigen Jahren ist ein gutes Beispiel dafür. Der Impfstoff stand im Verdacht, bei mehreren Kindern neurologische Schäden verursacht zu haben (11). Um die Frage «Verursacht der Impfstoff Hirnschäden?» zu beantworten, wurde eine Case-Control-Studie durchgeführt, in der Kinder als «Fall» eingestuft wurden, wenn sie innerhalb einer Woche nach der Impfung Anfälle oder andere Symptome zeigten, die auf eine Hirnschädigung hinweisen konnten. Als Kontrolle fungierten Kinder gleichen Alters und Geschlechts, die mit dem gleichen Impfstoff geimpft wurden und keine Symptome aufwiesen.

Neu aufgetretene Symptome einer Hirnschädigung sind bei bisher anscheinend normalen Kindern sehr selten, kommen aber vor, so daß die Verbindung mit der vorausgegangenen Impfung auch rein zufällig gewesen sein könnte. Außerdem war die öffentliche Angst und Aufmerksamkeit in bezug auf dieses Thema sehr groß, so daß sowohl Ärzte als auch Eltern dazu neigten, die Kinder auch dann als «Fall» einzustufen, wenn die neurologischen Symptome der Impfung vorausgingen oder deutlich später auftraten. Der Richter urteilte, daß drei Kinder auf diese Weise zu Unrecht als «Fälle» eingestuft wurden und diese systematische Verzerrung zu einer Überschätzung (um den Faktor drei) der durch Keuchhustenimpfstoff verursachten Schäden geführt hat (11). Obwohl dieses Urteil im Nachhinein angezweifelt wurde, gilt das Prinzip auch weiterhin: Die Zuordnung von «Fällen» muß in Case-Control-Studien streng und objektiv durchgeführt werden, um eine systematische Verzerrung zu vermeiden.

4.5 Wurde die Beurteilung «blind» durchgeführt?

Selbst die sorgfältigsten Versuche, vergleichbare Kontrollgruppen zu erhalten, sind umsonst, wenn diejenigen, die das Endergebnis (*outcome*) beurteilen (z. B. Kollegen, die eine Herzinsuffizienz klinisch bewerten oder einen Röntgenbefund als «gebessert» einstufen) wissen, wer zu welcher Gruppe gehört. Wenn Sie glauben, daß die Beurteilung klinischer Symptome und die Interpretation von EKGs und Röntgenaufnahmen zu 100 Prozent objektiv seien, machen Sie das Spiel noch nicht lange mit. Das Kapitel «Die klinische Untersuchung» im Buch *Clinical Epidemiology: a basic science for clinical medicine* von Sackett und Mitarbeitern bringt deutliche Beweise dafür, daß Ärzte, wenn sie Patienten untersuchen, das finden, was sie erwartet und gehofft haben (12). Es kommt in der Tat selten vor, daß zwei erfahrene Kliniker in mehr als zwei von drei Fällen zufällig in ihren Erwartungen übereinstimmen, was die klinische Untersuchung und die Interpretation diagnostischer Tests angeht.

Der Grad der Übereinstimmung zwischen zwei Beobachtern jenseits des Zufallsprinzips kann mathematisch durch den κ- (Kappa-) Wert ausgedrückt werden, wobei ein Wert von 1,0 vollkommene Übereinstimmung anzeigt. Die κ-Werte von Experten, die den Jugularvenendruck, den Grad einer diabetischen Retinopathie (durch Auswertung von

Retina-Aufnahmen) und Mammographien beurteilen sollten, betrugen 0,42, 0,55 und 0,67 (12).

Diese Divergenzen in der klinischen Beurteilung sollten Sie davon überzeugt haben, daß es wichtig ist, die Auswerter über den Status der Gruppenzugehörigkeit im Unklaren zu belassen. Wenn ich beispielsweise davon wüßte, daß ein Patient in die Gruppe zur Einnahme blutdrucksenkender Medikamente randomisiert wurde, könnte es sein, daß ich seine Blutdruckmessung wiederholen würde, wenn die erste Messung überraschend hoch ausfiel. Dies ist ein Beispiel für die *systematische Verzerrung durch die Messung*, die zusammen mit anderen Fallstricken in der Auswertung in Abbildung 1 aufgeführt ist.

Ein hervorragendes Beispiel für die Verhinderung einer systematischen Verzerrung durch angemessenes «Blinden» wurde vor kurzem im *Lancet* publiziert (13). Majeed und Mitarbeiter führten eine randomisiert-kontrollierte Studie durch, in der sie im Gegensatz zu vorangegangenen Studien zeigen konnten, daß die Rekonvaleszenzzeit (Tage im Krankenhaus, Abwesenheit vom Arbeitsplatz, Zeit bis zur vollen Wiederherstellung) nach der laparaskopischen Entfernung der Gallenblase («Schlüsselloch-Chirurgie») nicht kürzer war als nach der traditionellen offenen OP. Die Diskrepanz zwischen dieser Studie und den vorausgegangenen ist wohl auf die sorgfältigen Bemühungen von Majeed und seinen Mitarbeitern zurückzuführen, systematische Verzerrungen auszuschließen. Die Patienten wurden nicht randomisiert, bis die Anästhesie eingesetzt hatte. Weder die Patienten noch das Pflegepersonal wußten, welcher Eingriff durchgeführt worden war, da alle Patienten den OP mit dem gleichen Verband (inklusive ähnlicher Blutflecken) verließen. Diese Ergebnisse fordern die Autoren vorangegangener Arbeiten zur Überprüfung heraus, ob die systematische Verzerrung durch bestimmte Erwartungen (s. Abschnitt 7.3) und nicht durch eine schnellere Erholung dazu geführt hat, die Patienten nach dem laparaskopischen Eingriff früher zu entlassen.

4.6 Wurden vorausgehend einige statistische Fragen behandelt?

Als Nicht-Statistikerin versuche ich im Methoden-Abschnitt einer Veröffentlichung nur drei Zahlen zu finden:

- die Größe der Gruppe
- die Länge der Nachkontrolle («follow-up»)
- die Vollständigkeit der Nachkontrolle.

Gruppengröße

Bevor man mit einer klinischen Studie beginnt, ist es wichtig, die Gruppengröße («power») zu berechnen. Nach den Worten des Statistikers Douglas Altman sollte eine Studie groß genug sein, damit eine große Wahrscheinlichkeit besteht, statistisch signifikante positive Wirkungen zu entdecken, wenn es sie denn gibt, so daß man ziemlich sicher sein kann, daß kein Nutzen existiert, der nicht in der Studie aufgedeckt worden wäre (14).

Um die Gruppengröße zu berechnen, muß der Kliniker zwei Dinge entscheiden:

- Wie groß muß der Unterschied zwischen den beiden Gruppen sein, damit es sich um eine *klinisch signifikante* Wirkung handelt? Beachten Sie, daß das etwas anderes ist als die statistisch signifikante Wirkung. Sie können ein neues Medikament verschreiben, das den Blutdruck um etwa 10 mm Hg senkt und damit statistisch signifikant das Risiko für einen Schlaganfall reduziert (d. h., die Wahrscheinlichkeit ist geringer als 1 zu 20, daß die verringerte Schlaganfallinzidenz auf Zufall beruht) (15). Wenn jedoch die Patienten, die das Mittel einnehmen sollen, nur einen leicht erhöhten Blutdruck und keine weiteren Risikofaktoren für Schlaganfall aufweisen (d. h., sie sind verhältnismäßig jung, keine Diabetiker, haben normale Cholesterinspiegel etc.) würde der Blutdruckunterschied nur bei einem von 850 Patienten einen Schlaganfall verhindern (16) – ein klinischer Unterschied des potentiellen Risikos, der es für viele Patienten nicht rechtfertigen würde, die Tabletten einzunehmen.
- Wie groß sind Durchschnitt und Standardabweichung («mean» und «standard deviation», abgekürzt als SD, s. Abschnitt 5.2) der wichtigsten Parameter?

Indem ein statistisches Nomogramm (14) verwendet wird, können die Autoren vor Studienbeginn abschätzen, wie groß ihre Gruppe sein muß, damit sie eine mittlere, hohe oder sogar sehr hohe Chance haben, einen

Kapitel 4: Die methodische Qualität beurteilen **87**

Unterschied zwischen den Gruppen zu entdecken. Die Wahrscheinlichkeit, mit der man einen Unterschied entdecken kann, wird als «power» der Studie bezeichnet. Im allgemeinen sollten Studien eine «power» zwischen 80 und 90 Prozent haben. Wenn Sie also eine Veröffentlichung zu einer randomisiert-kontrollierten Studie lesen, sollten Sie einen Satz dort finden, der sich so ähnlich liest wie der folgende (aus der oben zitierten Veröffentlichung über Cholezystektomie von Majeed und Kollegen):

«Um eine 90prozentige Wahrscheinlichkeit zu erreichen, Unterschiede in der Verweildauer von 1 Nacht mit Hilfe des Mann-Whitney-U-Tests aufzudecken, wurden 100 Patienten in jeder Gruppe benötigt (unter der Annahme einer Standardabweichung von 2 Nächten). Dies ergibt eine «power» von über 90 Prozent in der Aufdeckung von 15minütigen Unterschieden in den Operationszeiten, wenn eine Standardabweichung von 20 Minuten angenommen wird.» (13)

Wenn die Veröffentlichung keine Berechnung der Gruppengröße angibt *und* auch keine diesbezüglichen Unterschiede zwischen der Interventions- und der Kontrollgruppe vorzuliegen scheinen, sollten Sie aus den anderen Zahlen des Artikels (oder durch Angaben des Autors) auf die Gruppengröße sowie die Dauer der Nachkontrolle schließen und die Berechnung selbst durchführen. Studien mit zuwenig «power» sind in der medizinischen Literatur allgegenwärtig, zumeist weil es für die Autoren schwieriger als erwartet war, genügend Teilnehmer zu rekrutieren. Solche Studien führen typischerweise zu einem Typ-II- oder β-Fehler – das heißt, zu der irrtümlichen Schlußfolgerung, daß eine Intervention ohne Wirkung geblieben ist. (Im Gegensatz dazu bedeutet der seltenere Typ-I- oder α-Fehler eine Schlußfolgerung, daß ein Unterschied signifikant ist, obwohl er auf einem Fehler in der Gruppenzusammenstellung oder -rekrutierung beruht.)

Dauer der Nachkontrolle

Auch wenn die Gruppengröße selbst ausreichend war, muß eine Studie lange genug weitergeführt und nachkontrolliert werden, damit sich die Wirkung in den Parametern widerspiegelt. Wenn die Autoren die Wirkung von Schmerzmitteln auf das Ausmaß postoperativer Schmerzen untersucht haben, reicht es womöglich, eine Nachkontrolle von 48 Stunden durchzuführen. Wenn sie jedoch andererseits den Einfluß von Ernährungszusätzen im Vorschulalter auf die Endgröße bei Erwachsenen untersuchen, kann die Dauer des Follow-up nur in Dekaden bemessen werden.

Selbst wenn die Intervention nach beispielweise sechs Monaten einen signifikanten Unterschied zwischen den Gruppen aufgewiesen hat, ist es nicht gesagt, daß der Unterschied aufrecht erhalten bleibt. Wie viele Diätgeplagte aus eigener bitterer Erfahrung wissen, zeigen die Strategien zur Gewichtsreduktion nach zwei bis drei Wochen beeindruckende Erfolge, auf die jedoch ein oder mehrere Jahre folgen, in denen die Unglücklichen wieder Gewicht zulegen.

Vollständigkeit der Nachkontrolle

Es konnte wiederholt gezeigt werden, daß Teilnehmer, die eine Studie nicht beenden («drop out»), ihre Medikamente seltener als erforderlich genommen haben, häufiger die Nachkontrollen versäumten und öfter über Nebenwirkungen klagten als jene, mit denen die Studie beendet werden konnte (12). Probanden, die einen Fragebogen nicht beantworten, beurteilen das Thema womöglich anders (und vielleicht als weniger wichtig) als diejenigen, die per Post antworten. Teilnehmer eines Diätprogramms kommen höchstwahrscheinlich eher zur Nachkontrolle, wenn sie wirklich Gewicht verloren haben.

Zu den Gründen, warum Patienten klinische Studien nicht beenden, gehören folgende:

- Der Patient wurde fälschlicherweise in die Studie aufgenommen (der Studienleiter entdeckt während der Durchführung, daß dieser Patient nicht hätte randomisiert werden sollen, da er nicht alle Einschlußkriterien erfüllt).
- Vermutete Nebenwirkung auf die Studienmedikation. Denken Sie daran, daß Sie Nebenwirkungen in der Interventionsgruppe immer mit «Nebenwirkungen» in der Kontrollgruppe vergleichen sollten. Unwirksame Tabletten führen bei erstaunlich vielen Patienten zu Ausschlag.
- Der Patient verliert die Motivation («Ich will diese Tabletten nicht mehr nehmen»).
- Der Kliniker setzt die Medikation aus medizinischen Gründen ab (z. B. wegen Begleiterkrankungen, Schwangerschaft).

- Die Nachkontrolle wird unmöglich (z. B. wenn der Patient wegzieht).
- Todesfall. Natürlich werden Patienten, die sterben, ihre Ambulanztermine nicht mehr wahrnehmen. Wenn es keine extra Klassifizierung für diese Fälle gibt, werden sie womöglich fälschlicherweise als «drop outs» gewertet. Das ist ein Grund, warum manche Studien mit einer geringen Follow-up-Rate (z. B. weniger als 70%) als nicht valide betrachtet werden.

Wenn einfach diejenigen ignoriert werden, die die Studie abgebrochen haben, führt dies zumeist zu einer systematischen Verzerrung – fast immer zu Gunsten der Intervention. Deshalb gehört es zum Standard, die Ergebnisse von Vergleichsstudien auf der *Basis der Gesamtzahl der ursprünglich zu Behandelnden («intent to treat»)* zu analysieren (17). Das bedeutet, daß Daten von allen Patienten, die ursprünglich in die Interventionsgruppe der Studie aufgenommen wurden, zu untersuchen sind: sowohl die Daten von denen, die die Studie abgebrochen haben, die ihre Tabletten nicht genommen haben, die aus irgendwelchen Gründen in die Kontrollgruppe kamen als auch die, die ordnungsgemäß die Studie beendet haben. Genauso sollten die Studienabbrecher in der Plazebogruppe gemeinsam mit denen analysiert werden, die das Plazebo bis zum Ende der Studie einnahmen. Wenn Sie eine Veröffentlichung sorgfältig anschauen, werden Sie häufig den Satz finden: «Die Ergebnisse wurden auf der Basis der Gesamtzahl der zu Behandelnden («intent to treat») analysiert», doch sollten Sie sich dessen nicht sicher sein, bevor Sie nicht die Zahlen selbst überprüft haben.

Es gibt einige wenige Ausnahmen, in denen die «intent to treat»-Analyse zu Recht keine Verwendung findet. Das häufigste Beispiel dafür ist die *Effizienz-Analyse*, bei der die Wirksamkeit der Intervention untersucht wird und es deshalb wichtig ist, nur die Probanden einzubeziehen, die auch wirklich eine Behandlung erhalten haben. Aber selbst wenn die Teilnehmer einer Effizienz-Analyse Teil einer randomisiert-kontrollierten Studie sind, bilden sie für die beabsichtigte Analyse eine Kohorten-Studie (s. Abschnitt 3.4).

4.7 Zusammenfassung

Wenn Sie den Methoden-Abschnitt durchgearbeitet haben, sollten Sie in der Lage sein, in einem kurzen Absatz zu beschreiben, was für eine Art Studie durchgeführt wurde, mit wievielen Teilnehmern, wie die Teilnehmer rekrutiert wurden, welche Behandlung oder welcher Eingriff durchgeführt wurde, wie lange die Nachkontrollphase dauerte (oder bei einer Umfrage, wie groß der Anteil der Antworten war) und welches die Endparameter zum Abschluß der Studie waren. Sie sollten in der Lage sein, zu erkennen, welche statistischen Tests (wenn überhaupt) benutzt wurden (s. Kapitel 5). Wenn Sie das alles wissen, bevor Sie den Rest der Veröffentlichung gelesen haben, sollten Sie die Ergebnisse leicht verstehen, interpretieren und gegebenenfalls verwerfen können. Sie sollten in der Lage sein, eine Kurzbeschreibung zu erstellen, die etwa wie folgt aussehen könnte:

«Diese Veröffentlichung beschreibt eine nicht-geblindete randomisierte Studie an 267 Ambulanzpatienten zwischen 58 und 93 Jahren, bei denen eine vierlagige Kompresse mit dem üblichen einlagigen Verband zur Behandlung unkomplizierter venöser Ulzerationen am Bein verglichen wurde. Die Nachkontrollzeit dauerte sechs Monate. Der prozentuale Heilerfolg der Geschwüre wurde aufgrund der zu Beginn gemessenen Oberflächenschädigung der Haut bestimmt. Eine Schwester machte einen Abdruck des Geschwürs, um die Größe durch Computer-Scan exakt zu berechnen. Die Ergebnisse wurden mit dem Wilcoxon-Test für abgeglichene Paare analysiert.»

«In einer Umfrage wurden 963 zufällig ausgewählte Hausärzte aus ganz Großbritannien erfaßt, die danach gefragt wurden, wann sie ihr Studium abgeschlossen hatten und ab welchem Wert sie erhöhten Blutdruck behandeln würden. Mögliche Antworten umfaßten ‹90–99 mm Hg›, ‹100–109 mm Hg› und ‹110 oder größer›. Die Ergebnisse wurden mit einem χ^2-Test auf einer 3x2er Tafel analysiert, um herauszufinden, ob die Schwelle zur Hypertoniebehandlung etwas damit zu tun hatte, ob der Arzt vor oder nach 1975 sein Studium abgeschlossen hatte.»

«Dies ist ein Fallbericht über einen einzelnen Patienten, der fatale Nebenwirkungen auf das neu zugelassene Medikament ‹Schlafgut› entwickelte.»

Wenn Sie erst ein bißchen Übung darin haben, den Methodenabschnitt einer Veröffentlichung nach den Empfehlungen dieses Kapitels durchzugehen, ist es nur noch ein kleiner Schritt bis zur Benutzung der Checkliste in Anhang A oder des «User's guide to the medical literature» aus dem Literaturverzeichnis zu Kapitel 3. In Kapitel 6, wenn es um die Evaluation von Veröffentlichungen zu Medikamentenstudien geht, werde ich auf viele der hier angeführten Punkte zurückkommen.

Literatur

1 Mitchell JR. But will it help *my* patients with myocardial infarction? *BMJ* 1982; **285**: 1140–8.
2 Bero LA, Rennie D. Influences on the quality of published drug studies. *Int J Health Technol Assess* 1996; **12**: 209–37.
3 Buyse ME. The case for loose inclusion criteria in clinical trials. *Acta Chirurgica Belgica* 1990; **90**: 129–31.
4 Phillips AN, Davey Smith G, Johnson MA. Will we ever know how to treat HIV infection? *BMJ* 1996; **313**: 608–10.
5 Dunning M, Needham G. *But will it work doctor? Report of conference held in Northampton, 22nd and 23rd May 1996.* London: Kings Fund, 1997.
6 Rose G, Barker DJP. *Epidemiology for the uninitiated.* 3rd ed. London: BMJ Publishing, 1994.
7 Chalmers TC, Celano P, Sacks HS, *et al.* Bias in treatment assignment in controlled clinical trials. *N Engl J Med* 1983; **309**: 1358–61.
8 Colditz GA, Miller JA, Mosteller JF. How study design affects outcome in comparisons of therapy. I. Medical. *Star Med* 1989: **8**: 441–54.
9 Brennan P, Croft P. Interpreting the results of observational research: chance is not such a fine thing. *BMJ* 1994; **309**: 727–30.
10 Maclure M. Demonstration of deductive meta-analysis: alcohol intake and risk of myocardial infarction. *Epidemiol Rev* 1993; **15**: 328–51.
11 Bowie C. Lessons from the pertussis vaccine trial. *Lancet* 1990; **335**: 397–9.
12 Sackett DL, Haynes RB, Guyatt GH, *et al. Clinical epidemiology – a basic science for clinical medicine.* London: Little Brown, 1991; 19–49.
13 Majeed AW, Troy G, Nicholl JP, *et al.* Randomised, prospective, single-blind comparison of laparoscopic versus small-incision cholecystectomy. *Lancet* 1996; **347**: 989–94.
14 Altman D. *Practical statistics for medical research.* London: Chapman & Hall, 1991. (The nomogram for calculating sample size or power is on page 456.)
15 Medical Research Council Working Party. MRC trial of mild hypertension: principal results. *BMJ* 1985; **291**: 97–104.
16 MacMahon S, Rogers A. The effects of antihypertensive treatment on vascular disease: re-appraisal of the evidence in 1993. *J Vascular Med Biol* 1993; **4**: 265-71.
17 Stewart LA, Parmar MKB. Bias in the analysis and reporting of randomized controlled trials. *Int J Health Technol Assess* 1996; **12**: 264–75.

Kapitel 5:
Statistik für Nicht-Statistiker

5.1 Wie können Nicht-Statistiker statistische Tests beurteilen?

In unserer Zeit bedient sich die Medizin zunehmend der Mathematik, und kein Kliniker kann es sich erlauben, die statistischen Aspekte einer Veröffentlichung gänzlich «Experten» zu überlassen. Wenn Sie sich selbst, wie ich, für mathematisch absolut unbegabt halten, denken Sie daran, daß Sie nicht in der Lage sein müssen, ein Auto zu bauen, um eines zu fahren. Was Sie über statistische Tests wissen sollten, ist, welcher Test sich für welche Fragestellung am besten eignet. Sie sollten *in Worten* beschreiben können, was der Test macht und bei welchen Gelegenheiten er unangemessen und nicht mehr valide ist. Tabelle 10 zeigt einige übliche «Tricks der Branche», auf die wir nicht mehr hereinfallen sollten (in unseren eigenen wie auch in den Veröffentlichungen anderer Leute).

Ich habe bemerkt, daß eine der einfachsten Möglichkeiten, meine Kollegen zu beeindrucken, darin besteht, nebenbei einen Kommentar abzugeben wie: «Ah, verstehe, diese Autoren haben einen einfaktoriellen F-Test durchgeführt. Ich hätte bei diesen Versuchsbedingungen ja eher einen zweifaktoriellen Test erwartet.» Wie Sie an den folgenden Ausführungen erkennen werden, müssen Sie nicht in der Lage sein, den F-Test selbst durchzuführen, um mit solchen Bemerkungen zu glänzen, sondern lediglich wissen, was ein- oder zweifaktoriell bedeutet.

Die zusammenfassende Checkliste in Anhang A ist nachfolgend erklärt und umfaßt meine Methode, um zu beurteilen, ob die statistische Analyse angemessen war. Manche Leser mögen sie für zu einfach halten. Wenn dem so ist, lassen Sie dieses Kapitel bitte aus und wenden Sie sich einer ausführlicheren Darstellung für Nicht-Statistiker zu (wie der Serie «Basic statistics for clinicians» im *Canadian Medical Association Journal*, (1–4)), oder lesen Sie gleich ein Handbuch zur Statistik (5). Wenn Sie

Tabelle 10: Zehn Möglichkeiten, bei statistischen Tests zu betrügen.

- Geben Sie alle Ihre Daten in den Computer ein und erklären Sie jedes Verhältnis für signifikant, bei dem ein «$p < 0.05$» auftaucht (Kap. 5.5).
- Wenn die Ausgangscharakteristika von zwei Gruppen die Interventionsgruppe bevorzugen, bleiben Sie dabei, sie nicht abzugleichen (Kap. 5.2).
- Testen Sie Ihre Daten nicht darauf, ob sie normalverteilt sind. Wenn Sie das nämlich tun, könnte es sein, daß Sie nicht-parametrische Tests verwenden müßten – und das ist alles andere als lustig (Kap. 5.2).
- Ignorieren Sie alle Studienabbrecher («drop-outs»), so daß sich die Analyse nur auf die bezieht, bei denen die Behandlung komplett durchgeführt wurde (Kap. 4.6).
- Gehen Sie davon aus, daß jeder Datensatz gegen jeden anderen graphisch auftragen werden kann, daß immer ein r-Wert (Pearson-Korrelationskoeffizient) zu berechnen ist und daß ein «signifikanter» r-Wert auch eine Kausalität beweist (Kap. 5.4).
- Wenn Ihre Berechnung durch «Ausreißer» (Punkte, die von den anderen auf Ihrer Graphik ziemlich weit entfernt liegen) gestört wird, streichen Sie sie. Wenn die Ausreißer Ihre Hypothese jedoch zu unterstützen scheinen, lassen Sie sie drin, selbst wenn es sich um Zufallstreffer handelt (Kap. 5.3).
- Wenn sich die Konfidenzintervalle in Ihren Ergebnissen überschneiden sollten und keinen Unterschied zwischen den Gruppen aufweisen, lassen Sie sie weg. Besser noch, Sie erwähnen sie kurz im Text, ohne sie in die Graphik einzuzeichnen oder in den Schlußfolgerungen zu beachten (Kap. 5.5).
- Wenn die Unterschiede zwischen zwei Gruppen in einer sechsmonatigen Studie nach viereinhalb Monaten signifikant werden, beenden Sie die Studie, und beginnen Sie mit der Niederschrift. Wenn die Ergebnisse hingegen nach sechs Monaten «nahezu signifikant» sind, sollten Sie die Studie noch ein paar Wochen verlängern (Kap. 5.2).
- Wenn Ihre Daten völlig uninteressant sind, sollten Sie im Computer danach suchen, ob irgendwelche Untergruppen unterschiedliche Ergebnisse aufweisen. Vielleicht finden Sie ja doch noch heraus, daß Ihr Eingriff bei chinesischen Frauen zwischen 52 und 61 Jahren eine Wirkung erzielt hat (Kap. 5.2).
- Wenn Ihre geplante Datenanalyse nicht zu den erwarteten Ergebnissen geführt hat, sollten Sie die Zahlen durch eine Auswahl anderer Tests jagen (Kap. 5.2).

jedoch Statistik unglaublich schwierig finden, nehmen Sie sich einen Punkt nach dem anderen vor und lesen Sie erst weiter, wenn Sie das Vorausgegangene wirklich verstanden haben. Keiner der einzelnen Punkte zu den durchgeführten Berechnungen erfordert detailliertes Wissen.

Die erste Frage lautet übrigens: «Haben die Autoren überhaupt statistische Tests verwendet?» Wenn Sie irgendwelche Zahlen präsentieren und ohne den Gebrauch statistischer Methoden glauben, daß diese Zahlen etwas bedeuten, befinden Sie sich ziemlich sicher auf dünnem Eis.

5.2 Haben die Autoren die richtigen Vorbedingungen gewählt?

Haben sie festgestellt, ob die Gruppen vergleichbar sind und, wenn nötig, die Ausgangscharakteristika abgeglichen?

Die meisten vergleichenden klinischen Studien enthalten entweder eine Tabelle oder einen Absatz im Text, in denen die Ausgangscharakteristika der beiden untersuchten Gruppen beschrieben werden. Eine solche Tabelle sollte zeigen, daß die Interventions- und die Kontrollgruppe in der Alters- und Geschlechtsverteilung ähnlich ist sowie gleiche prognostische Variablen aufweisen (wie etwa die durchschnittliche Größe einer kanzerösen Geschwulst). Wenn es – sei es auch durch Zufall – bei diesen Ausgangscharakteristika große Unterschiede gibt, kann dadurch die Interpretation Ihrer Ergebnisse insgesamt in Frage gestellt sein. In diesem Fall können Sie gewisse Abgleichungen durchführen, damit die Unterschiede mildern und Ihre Argumente stärken. Hinweise für solche Abgleichungen finden Sie in Douglas Altmans Buch *Practical Statistics for Medical Research* (6).

Welche Art von Daten liegen vor, und wurden die richtigen statistischen Tests angewendet?

Zahlen werden häufig dazu benutzt, um die Eigenschaften von Dingen zu bezeichnen. Wir können eine Zahl angeben und damit unsere Größe, unser Gewicht etc. darstellen. Bei Eigenschaften wie diesen können die Messungen als reale Zahlen angegeben werden. Wir können beispielsweise die durchschnittliche Größe und das Gewicht einer Gruppe ermitteln, indem wir den Durchschnitt bilden. Stellen Sie sich jedoch ein anderes Beispiel vor, bei dem die Zahlen dazu benutzt werden, den Herkunftsort zu bezeichnen und 1 Bayern bedeutet, 2 Baden-Württemberg, 3 Hessen etc. Wir könnten zwar immer noch den Durchschnitt aus diesen Zahlen bei einer bestimmten Untersuchungsgruppe berechnen, die Ergebnisse wären jedoch unmöglich zu interpretieren. Das gleiche würde gelten, wenn wir die Eigenschaft «Sie mögen etwas...» als 1 = überhaupt nicht, 2 = ein bißchen und 3 = sehr gern bezeichnen würden. Auch hier könnten wir zwar die «durchschnittliche Wertschätzung» berechnen, doch das numerische Ergebns ließe sich nicht interpretieren, bevor wir nicht wissen, ob der Unterschied zwischen «überhaupt nicht» und «ein bißchen» genauso groß ist wie der zwischen «ein bißchen» und «sehr gern».

Alle statistischen Tests sind entweder parametrisch (d. h., es wird davon ausgegangen, daß die Daten eine Verteilung wie die Normalverteilung aufweisen) oder nicht-parametrisch (d. h., es wird davon ausgegangen, daß die Daten keinen solchen Verteilungstyp aufweisen). Im allgemeinen sind parametrische Tests aussagekräftiger als nicht-parametrische, weshalb sie auch – wenn irgend möglich – angewendet werden sollten.

Nicht-parametrische Tests richten sich nach der *Rangordnung* der Werte (welcher ist der kleinste, welcher kommt dann etc.) und ignorieren den absoluten Abstand zwischen ihnen. Wie Sie sich vielleicht denken können, ist eine statistische Signifikanz bei nicht-parametrischen Tests schwieriger zu beweisen, weshalb die Wissenschaftler häufig der Versuchung erliegen, Statistiken wie den Korrelations-Koeffizienten (r-Wert) (s. Abschnitt 5.4) falsch anzuwenden. Der r-Wert (parametrisch) ist nicht nur einfacher zu berechnen als der entsprechende non-parametrische Test, Spearmans Korrelations-Koeffizient (r_s), sondern er führt auch viel eher zu (scheinbar) signifikanten Ergebnissen. Unglücklicherweise wird er zu einer völlig falschen und irreleitenden Beurteilung der Ergebnisse führen, wenn die Daten nicht für den Test geeignet sind. Weitere Beispiele für parametrische Tests und ihr nicht-parametrisches Äquivalent (sofern es das gibt) finden sich in Tabelle 11.

Ein weiterer wichtiger Punkt ist die Form, in der die Daten verteilt sind. Als ich in der Schule war, wurde im Unterricht die Höhe des Taschengeldes graphisch gegen die Anzahl der Schüler, die es erhielten, aufgeführt. Die Ergebnisse führten zu einer Graphik, die mit Abbildung 2 (s. S. 98) vergleichbar war – einer «normalen» Verteilung. (Der Begriff «normal» bezieht sich auf die Form der Graphik und ist entstanden, weil viele biologische Phänomene diese Art der Verteilung aufweisen.) Manche biologische Variablen, wie etwa das Körpergewicht, zeigen eine verzerrte Verteilung, wie in Abbildung 3 (Abb. 3 zeigt allerdings eine negative Verzerrung, während eine Darstellung des Körpergewichts positiv verzerrt wird. Das durchschnittliche Gewicht erwachsener Männer beträgt nämlich 70 kg, aber es gibt Männer, die 140 kg und mehr wiegen –

Tabelle 11: Häufig verwendete statistische Tests.

Parametrischer Test	äquivalenter non-parametrischer Test	Ziel	Beispiel
t-Test für unverbundene Stichproben	Mann-Whitney-U-Test	Vergleich zweier unabhängiger Proben aus der gleichen Population	Vergleich der Größe von Jungen und Mädchen
t-Test für verbundene (paarige) Stichproben	Wilcoxon-Test für Paardifferenzen	Vergleich von zwei Beobachtungen aus einer Gruppe	Vergleich des Gewichts von Kindern vor und nach dem Essen
Einfaktorielle Varianzanalyse (F-Test)	Kruskall-Wallis-Rangsummen-Test	Verallgemeinerung des t- bzw. Wilcoxon-Test für Paardifferenzen, wenn in einer Gruppe mehr als drei Beobachtungen gemacht werden	Bestimmung, ob der Spiegel des Blutzuckers eine, zwei oder drei Stunden nach dem Essen am höchsten ist
Zweifaktorielle Varianzanalyse	Zweifaktorielle Varianzanalyse nach Rangsummen	Wie oben, doch außerdem wird der Einfluß und die Interaktion von zwei Kovariablen getestet	Im Beispiel oben der Vergleich, ob sich die Daten bei Mann und Frau unterscheiden
Kein direktes Äquivalent	χ^2-Test	Testet Nullhypothese, daß die Verteilung diskreter Variablen in zwei (oder mehr) unabhängigen Gruppen gleich ist	Untersuchung, ob die Annahme an einer Medizin-Fakultät für Einheimische wahrscheinlicher ist als für Ausländer
McNemar-Test	Kein direktes Äquivalent	Testet Nullhypothese, daß die Verteilungen von Variablen aus einer paarigen Stichprobe gleich sind	Vergleich der Sensitivität und Spezifität zweier unterschiedlicher diagnostischer Verfahren, die an der gleichen Gruppe angewendet werden
Produkt-Moment-Korrelationskoeffizient nach Pearson (r)	Spearmanscher Rangkorrelationskoeffizient (r_s)	Beurteilt die *Stärke* einer linearen Abhängigkeit zwischen zwei kontinuierlichen Variablen	Beurteilung, ob und wie der HbA1- Plasmaspiegel bei Diabetikern mit dem Triglyzerid-Spiegel im Plasma zusammenhängt
Regression	Kein direktes Äquivalent	Beschreibt die numerische Beziehung zwischen zwei quantitativen Variablen, wobei ein Wert durch den anderen vorhergesagt werden kann	Untersuchung, wie das forcierte exspiratorische Volumen von der Körpergröße abhängt
Multiple Regession nach der Methode der kleinsten Quadrate	Kein direktes Äquivalent	Beschreibt die numerische Beziehung zwischen einer abhängigen Variable und verschiedenen Prädiktor-Variablen (Kovariaten)	Untersuchung, ob und wie der Blutdruck eines Menschen durch Alter, Körperfett und die Aufnahme von Natrium bestimmt wird

98 Einführung in die Evidence-based Medicine

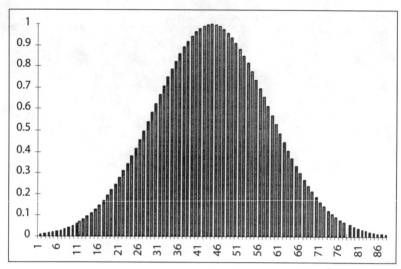

Abbildung 2: Beispiel einer Kurve mit Normalverteilung.

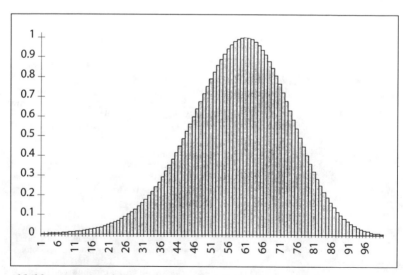

Abbildung 3: Beispiel einer verzerrten Verteilung.

niemanden jedoch, der weniger als Nichts wiegt, so daß die Graphik nie symmetrisch sein kann.)
Nicht-normale (verzerrte) Daten können manchmal transformiert werden, so daß sie eine normalgeformte Kurve ergeben. Dazu wird der Logarithmus der Daten gebildet oder eine andere mathematische Umwandlung durchgeführt (die Quadratwurzel oder reziproke Zahlen). Manche Daten können jedoch nicht in eine Kurve umgeformt werden. Was das bedeutet, wird weiter unten erörtert. Eine ausführlichere, äußerst lesenswerte Diskussion über die Normalverteilung findet sich in Kapitel 7 in Martin Blands Buch *An Introduction to Medical Statistics* (7).

Die Entscheidung, ob die Daten normalverteilt sind oder nicht, ist keine akademische Spielerei, da dadurch bestimmt wird, welcher statistische Test zur Anwendung kommt. Eine lineare Regression (s. Abschnitt 5.4) führt beispielsweise zu irreleitenden Ergebnissen, wenn die Einzelwerte der Punktwolke nicht eine spezielle Verteilung über der Regressionsgeraden aufweisen, d. h. die Abweichungen (der senkrechte Abstand der Punkte zu der Geraden) sollten normalverteilt sein. Die Umwandlung von Daten (wenn sie durchgeführt werden kann) hat nichts mit Mauschelei zu tun. Dadurch wird lediglich sichergestellt, daß die einzelnen Daten angemessen in der Gesamtbeurteilung berücksichtigt werden. Wenn man jedoch Tests benutzt, die auf einer Normalverteilung beruhen, obwohl es sich um nicht normalverteilte Daten handelt, ist das definitiv Betrug.

Wenn die statistischen Tests einer Veröffentlichung seltsam anmuten, warum haben die Autoren sie verwendet, und haben sie eine Literaturangabe beigefügt?

Manchmal scheint die Anzahl der möglichen statistischen Tests unbegrenzt zu sein. Statistiker könnten jedoch gut mit etwa einem Dutzend leben. Der Rest sind Ausnahmen und für spezielle Gelegenheiten. Wenn die Daten in der Veröffentlichung, die sie lesen, in üblicher Weise erhoben und verteilt zu sein scheinen, aber der Test unaussprechlich und in keinem Einführungsbuch zur Statistik zu finden ist, sollten Sie mißtrauisch werden. In solchen Fällen sollten die Autoren erwähnen, warum sie diesen Test durchgeführt haben und eine Referenz (mit Seitenzahl) angeben, wo der Test ausführlich beschrieben ist.

Wurden die Daten gemäß dem ursprünglichen Studienprotokoll analysiert?

Selbst wenn Sie an der statistischen Begründung kein Interesse haben, sollte Ihnen der gesunde Menschenverstand sagen, warum die Punkte 8 und 9 in Tabelle 10 ernsthafter Betrug sein können. Wenn Sie lange genug danach suchen, werden Sie zwangsläufig ein paar Patienten finden, die besonders gut oder besonders schlecht in der Studie abgeschnitten haben. Jedesmal wenn Sie darauf achten, ob sich eine Untergruppe vom Rest unterscheidet, wird eben diese Wahrscheinlichkeit erhöht, auch wenn der Unterschied vollständig zufällig ist.

Genauso ist es, wenn Sie mit jemandem die Münze werfen: egal wie weit Sie auch zurückfallen, irgendwann kommt der Zeitpunkt, wo Sie dem anderen voraus sind. Die meisten Leute würden zustimmen, daß es nicht sehr fair wäre, wenn Sie das Spiel in diesem Moment beenden. Genauso ist es mit der Forschung. Wenn Sie es unbedingt darauf anlegen, ein scheinbar positives Ergebnis zu erzielen, lügen Sie sich selbst über die Aussagekraft Ihrer Arbeit in die Tasche (8). Es ist etwas anderes, wenn man eine Interventionsstudie aus ethischen Gründen beenden muß, weil es den Teilnehmern einer Gruppe besonders schlecht geht. Dieser Fall ist andernorts diskutiert (8).

Wenn man die eigenen Daten nochmals durchgeht und nach «interessanten Ergebnissen» (oder einer Analyse der Untergruppen) sucht, kann dies zu falschen Schlußfolgerungen führen (9). In einer älteren Studie zum Gebrauch von Aspirin zur Schlaganfallvorbeugung bei Risikopatienten zeigten die Ergebnisse eine signifikante Wirkung bei beiden Geschlechtern. Eine retrospektive Analyse der Untergruppen schien jedoch zu zeigen, daß sich die Wirkung auf Männer beschränkte (10). Aufgrund dieser Schlußfolgerung wurde Frauen jahrelang kein Aspirin zur Vorbeugung eines Schlaganfalls verschrieben, bis die Ergebnisse anderer Studien (darunter einer Meta-Analyse, (11)) zeigten, daß die Unterschiede der Untergruppen auf einer falschen Interpretation der Ergebnisse beruhte.

Dieses und andere Beispiele werden in der Veröffentlichung «A consumer's guide to subgroup analysis» von Oxman und Guyatt aufgeführt, wo auch eine nützliche Checkliste zu finden ist, mit deren Hilfe entschieden werden kann, ob scheinbare Unterschiede zwischen Untergruppen wirklich vorhanden sind (12).

5.3 Paarige Daten, Seiten und Ausreißer

Wurden paarige Tests für paarige Daten durchgeführt?

Studenten finden es häufig eine schwierige Entscheidung, ob sie einen Test für paarige oder für unpaarige Stichproben mit ihren Daten durchführen sollen oder nicht. Eigentlich ist das kein großes Geheimnis. Wenn man etwas zweimal am gleichen Individuum mißt (z. B. den Blutdruck im Stehen und im Liegen), ist man wahrscheinlich nicht nur am durchschnittlichen Unterschied zwischen den Werten im Liegen und im Stehen bei der ganzen Gruppe interessiert, sondern auch daran, wie sehr sich der Blutdruck bei jedem einzelnen durch den Positionswechsel ändert. In dieser Situation handelt es sich um sogenannte «paarige» Daten, da jede Messung vorher mit einer Messung hinterher «gepaart» ist.

In diesem Beispiel geht es um paarige Daten, da an der gleichen Person zu zwei Gelegenheiten Messungen durchgeführt werden. Es gibt jedoch auch andere Möglichkeiten (beispielsweise wenn die Bettenbelegung auf der selben Station zweimal gemessen wird). In derartigen Fällen werden die beiden Meßreihen wohl eine signifkante Korrelation aufweisen (z. B. wird mein Blutdruck nächste Woche dem Wert von letzter Woche wohl ähnlicher sein als dem Blutdruck eines zufällig ausgewählten Erwachsenen in der letzten Woche). Dies bedeutet, daß wir zwei zufällig ausgewählte «paarige» Werte näher beieinander vermuten dürfen als zwei zufällig ausgewählte «unpaarige» Werte. Wir müssen daher angemessenerweise einen «paarigen» Test durchführen, weil uns sonst eine systematische Verzerrung in der Beurteilung der Signifikanz unserer Ergebnisse unterlaufen kann.

Wurde ein zweiseitiger Test durchgeführt, wenn die Wirkung einer Intervention auch negativ sein könnte?

Das Konzept statistischer Tests, die einseitig oder zweiseitig sind, läßt mich immer an die Wahl zwischen Teufel und Beelzebub denken – wahrscheinlich kommt hier jedoch nur meine Abneigung gegen Statistik zum Ausdruck. Die «Seitigkeit» bezieht sich jedoch in der Tat auf die Extreme der Datenverteilung – die entlegenen Enden der Glockenkurve in Abbildung 2. Nehmen wir an, daß diese Kurve die Verteilung des diastolischen Blutdrucks einer bestimmten Gruppe darstellt, von der einige auf eine kochsalzarme Ernährung umgestellt werden sollen. Wenn kochsalzarme Ernährung einen signifikanten Einfluß auf eine Senkung des Blutdrucks hätte, würde man bei nachfolgenden Blutdruckmessungen die Werte auf der linken Seite der Kurve erwarten. Deshalb würden wir diese Daten auch mit einem statistischen Test untersuchen, der zeigen soll, ob die erniedrigten Blutdruckwerte in dieser Patientengruppe zufällig entstanden sind.

Was verleitet uns jedoch zu der Annahme, daß eine kochsalzarme Ernährung den Blutdruck voraussichtlich nur senken und niemals erhöhen kann? Selbst wenn es in diesem Beispiel vernünftige physiologische Gründe dafür gibt, zeugt es sicher nicht für gute Wissenschaft, wenn Sie immer die Richtung der Wirkung wissen, die Ihre Intervention auslöst. Ein neues Mittel gegen Übelkeit kann sie vielleicht gerade erst auslösen, und eine Schulungsbroschüre, die Angst verhindern soll, führt vielleicht zu einer Steigerung derselben. Daher sollte Ihre statistische Analyse am besten ganz allgemein die Hypothese testen, daß sowohl hohe als auch niedrige Werte in Ihren erhobenen Daten zufällig entstanden sein könnten. In der Terminologie der Statistiker bedeutet dies, daß Sie einen zweiseitigen Test benötigen, wenn Sie keine überzeugenden Beweise dafür haben, daß sich der Unterschied nur in eine Richtung bewegen kann.

Wurden «Ausreißer» sowohl mit dem gesunden Menschenverstand als auch mit den richtigen statistischen Methoden untersucht?

Unerwartete Ergebnisse können auf den Eigenheiten eines Teilnehmers (z. B. ein ungewöhnlicher Stoffwechsel), Meßfehlern (z. B. durch fehlerhaftes Material), Fehlern in der Interpretation (z. B. falsches Ablesen) oder Fehlern in der Berechnung (z. B. durch Verrutschen der Kommastellen) beruhen. Nur das erste dieser Beispiele ist ein «wirkliches» Ergebnis und sollte in die Analyse aufgenommen werden. Eine Messung, die um ein Vielfaches von den anderen Meßpunkten entfernt liegt, ist höchstwahrscheinlich nicht richtig, sie kann es aber sein. Vor einigen Jahren habe ich im Rahmen eines Forschungsprojekts verschiedene Hormonkonzentrationen bei etwa 30 Teilnehmern bestimmt. Die Konzentration an Wachstumshormon war bei einem der Teilnehmer etwa hundertmal höher als bei allen anderen. Ich glaube an einen Übertragungsfehler und rückte das Komma um zwei Stellen nach links. Einige Wochen später traf ich die MTA, die die Blutabnahmen und Analysen durchgeführt hatte. Sie fragte: «Was ist denn aus dem Burschen mit der Akromegalie geworden?» Die statistische Korrektur von Ausreißern (z. B. um ihren Einfluß auf die Gesamtergebnisse zu modifizieren) ist ein ziemlich ausgeklügeltes Unterfangen. Wenn Sie daran interessiert sind, versuchen Sie es mit dem entsprechenden Kapitel im Buch von Douglas Altman (13).

5.4 Korrelation, Regression und Kausalität

Wurden Korrelation und Regression voneinander unterschieden und der Korrelationskoeffizient (r-Wert) richtig berechnet und interpretiert?

Für viele Nicht-Statistiker sind die Begriffe «Korrelation» und «Regression» synonym und beziehen sich vage auf das Bild einer Punktwolke, die sich diffus um eine vom Koordinatenkreuz ausgehende diagonale Gerade anordnet. Sie haben insofern recht, als daß sich der Versuch einer Regression nicht lohnt, wenn keine Korrelation vorliegt. Aber sowohl Regression als auch Korrelation sind präzise statistische Begriffe, die eine ziemlich unterschiedliche Funktion erfüllen (14).

Der r-Wert (Produkt-Moment-Korrelationskoeffizient nach Pearson) ist eines der überstrapaziertesten statistischen Instrumente. Strenggenommen ist der r-Wert nicht gültig, wenn nicht die folgenden Kriterien erfüllt sind:

- Die Daten (oder besser die Population, zu der die Daten gehören) sollten normalverteilt sein. Wenn dem nicht so ist, sollte stattdessen ein nicht-parametrischer Korrelationstest (s. Tabelle 11) verwendet werden.
- Die beiden Variablen sollten strukturell unabhängig sein (d. h. die eine sollte sich nicht zwangsläufig mit der anderen ändern).
- An den Teilnehmern sollte nur ein einziges Paar Messungen durchgeführt werden, da die Messungen an verschiedenen Teilnehmern statistisch voneinander unabhängig sein müssen, damit eine systematische Verzerrung der interessierenden Parameter verhindert wird (14).
- Jeder r-Wert sollte auch einen p-Wert aufweisen, mit dem ausgedrückt wird, wie wahrscheinlich es ist, daß die Beziehung der Werte zufällig

ist. Möglich ist auch ein Konfidenzintervall, mit dem der Bereich angegeben wird, in dem der «wahre» r-Wert wahrscheinlich liegt (s. Abschnitt 5.5).

Denken Sie daran, daß, auch wenn aus Ihren Daten berechtigterweise ein r-Wert (wie stark auch immer) errechnet werden kann, damit noch nichts darüber ausgesagt ist, ob die Beziehung der Werte auf einer Kausalität beruht (s. unten).

Was aber ist dann Regression? Der Begriff «Regression» bezieht sich auf eine mathematische Gleichung, mit der es möglich ist, eine Variable (die *Zielvariable* oder *abhängige Variable*) durch eine andere Variable (die *unabhängige Variable*) vorherzusagen. Regression bedeutet daher die Richtung eines Einflusses, obwohl sie – wie im nächsten Abschnitt erörtert wird – keinerlei Kausalität beweist. Im Fall der multiplen Regression ist eine weitaus komplexere mathematische Gleichung notwendig (die Gott sei Dank zumeist das Geheimnis des Computers bleibt), damit die Zielvariable aus zwei oder mehr unabhängigen Variablen (oft als Kovariablen bezeichnet) vorhergesagt werden kann.

Die einfachste Regressionsgleichung, die Sie vielleicht noch aus Schülertagen in Erinnerung haben, lautet $y = a + bx$, wobei y die abhängige Variable (auf der vertikalen Achse), x die unabhängige Variable (auf der horizontalen Achse) und a der Schnittpunkt mit der y-Achse ist. Nur wenige biologische Variablen können mit einer so einfachen Gleichung vorhergesagt werden. Das Gewicht einer Gruppe beispielsweise variiert mit der Körpergröße, allerdings nicht linear. Ich bin doppelt so groß wie mein Sohn und wiege das Dreifache, aber obwohl ich viermal so groß wie mein neugeborener Neffe bin, wiege ich mehr als das Sechsfache. Das Gewicht hängt wahrscheinlich enger mit dem Quadrat der Größe zusammen als mit der Größe selbst (so daß eine quadratische Regression vermutlich angemessener wäre als eine lineare).

Selbst wenn Sie Ihren Computer bis zum Überdruß mit Größe-Gewicht-Daten gefüttert haben, um die Regressionsgleichung zu berechnen, mit der am besten das Gewicht einer Person durch ihre Größe vorhergesagt werden kann, werden Ihre Vorhersagen noch ziemlich mies ausfallen, da Gewicht und Größe nun mal nicht allzu stark miteinander korrelieren. Es gibt andere Faktoren außer der Größe, die das Gewicht beeinflussen, und wir könnten – um das Prinzip der multiplen Regression zu illustrieren – noch Daten zu Alter, Geschlecht, täglichem Kalorienverbrauch und körperlicher Aktivität eingeben und den Computer fragen, wieviel jede dieser Kovariablen zu der Gesamtgleichung (oder dem Modell) beiträgt.

Die hier beschriebenen elementaren Grundlagen, besonders die auf den vorherigen Seiten, sollten es Ihnen ermöglichen, zu beurteilen, ob Korrelation und Regression in einer Veröffentlichung richtig verwendet wurden. Eine ausführlichere Diskussion zu diesem Thema finden Sie im Handbuch von Martin Bland (14) und im vierten Artikel der Serie «Basic Statistics for Clinicians» (4).

Wurden Vermutungen zur Kausalität angestellt?

Denken Sie an den Trugschluß: Nur weil eine Stadt eine hohe Arbeitslosenrate und eine hohe Kriminalitätsziffer hat, folgt daraus nicht notwendigerweise, daß die Arbeitslosen die Verbrechen begehen. Daraus folgt, daß eine vorliegende *Assoziation* zwischen A und B weder etwas über das Vorliegen noch über die Richtung einer Kausalität aussagt. Um zu zeigen, daß B durch A *verursacht* wurde (anstatt A durch B oder A und B durch C), braucht es mehr als den Korrelationskoeffizienten. In Tabelle 12 sind einige ursprünglich von Sir Austin Bradford Hill entwickelte Kriterien angeführt, die erfüllt sein sollten, bevor von einer Kausalität ausgegangen wird (15).

Tabelle 12: Tests auf Kausalität (nach (15)).

- Gibt es Beweise aus Studien mit Menschen?
- Ist es eine starke Assoziation?
- Ist die Assoziation von Studie zu Studie gleichbleibend?
- Stimmt die zeitliche Beziehung (geht die postulierte Ursache der postulierten Wirkung voraus)?
- Gibt es eine Dosis-Wirkungs-Beziehung (folgt auf eine Erhöhung der postulierten Ursache eine Steigerung der postulierten Wirkung)?
- Ergibt die Assoziation epidemiologisch Sinn?
- Ergibt die Assoziation biologisch Sinn?
- Ist die Assoziation spezifisch?
- Ist die Assoziation analog einer zuvor bewiesenen kausalen Assoziation?

5.5 Wahrscheinlichkeit und Konfidenz

Wurden «p-Werte» berechnet und richtig interpretiert?

Einer der ersten Werte, die Sie in einem Statistikkurs zu berechnen lernen, ist der p-Wert, d. h. die Wahrscheinlichkeit, daß irgendein Ergebnis zufällig entstanden ist. In der wissenschaftlichen Praxis ist es – völlig willkürlicher – Standard, daß ein p-Wert, der kleiner als 1 zu 20 ist (ausgedrückt als $p < 0.05$) als «statistisch signifikant» gilt, während ein p-Wert kleiner als 1 zu 100 ($p < 0.01$) als «statistisch hoch signifikant» bezeichnet wird.

Per definitionem bedeutet dies, daß eine unter zwanzig Assoziationen (das muß ungefähr ein wichtiges Ergebnis in jeder Ausgabe einer Zeitschrift sein) signifikant erscheint, obwohl sie es nicht ist, und eine unter hundert als hoch signifikant bezeichnet wird, obwohl es sich um einen «Versager» handelt. Daher sollten Sie, wenn Sie eine multiple Ergebnisanalyse mit Ihrem Datenset vornehmen, eine entsprechende Korrektur vornehmen (zumeist durch die Bonferoni-Methode (16, 17)).

Ein Ergebnis im statistisch signifikanten Bereich ($p < 0.05$ oder $p < 0.01$, je nachdem, was als Schwellenwert gewählt wurde) legt den Schluß nahe, daß die Nullhypothese zu verwerfen ist (d. h., die Hypothese, daß kein wirklicher Unterschied zwischen den Gruppen besteht). Wie ich jedoch bereits erörtert habe (s. oben und Abschnitt 4.6), bedeutet ein p-Wert im nicht-signifikanten Bereich, daß entweder kein Unterschied zwischen den Gruppen besteht oder daß die Teilnehmerzahl zu gering war, um den Unterschied zu beweisen. Welches von beiden zutrifft, verrät der p-Wert nicht.

Der p-Wert hat noch weitere Beschränkungen. Gordon Guyatt und Mitarbeiter kommen in ihrem ersten Kapitel der Serie «Basic statistics for clinicians» in bezug auf die Überprüfung von Hypothesen zu der Schlußfolgerung:

> «Warum sollte man einen einzelnen Schwellenwert (für die statistische Signifikanz) wählen, wenn die Wahl willkürlich ist? Warum aus der Frage, ob eine Behandlung wirksam ist, eine Dichotomie (eine Ja/Nein-Entscheidung) machen, wenn es angemessener wäre, sie als Kontinuum zu betrachten?» (1)

Aus diesem Grund benötigen wir Konfidenzintervalle, die als nächstes berücksichtigt werden.

Wurden Konfidenzintervalle berechnet und in der Schlußfolgerung der Autoren berücksichtigt?

Ein Konfidenzintervall, das ein guter Statistiker aufgrund der Ergebnisse jedes statistischen Tests berechnen kann (dem t-Test, dem r-Wert, der absoluten Risikoreduktion, der notwendigen Behandlungszahl, der Sensitivität, Spezifizität und anderer Kriterien für diagnostische Tests), erlaubt sowohl eine Beurteilung «positiver» Studien (solche, bei denen ein statistisch signifikanter Unterschied zwischen den beiden Gruppen besteht) als auch «negativer» (solche, bei denen kein Unterschied zu bestehen scheint), unabhängig davon, ob die Stärke der Beweise *stark* oder *schwach* ist und ob die Studie *definitiv* ist (d. h. alle weiteren ähnlichen Studien erübrigt). Die Berechnung von Konfidenzintervallen wird in großer Klarheit im Buch *Statistics with Confidence* (18) von Martin Gardner und Douglas Altman beschrieben, wobei ihre Interpretation noch von Guyatt und Kollegen (2) erweitert wird.

Wenn Sie die gleiche klinische Studie hundertmal wiederholen würden, würden Sie nicht jedesmal das gleiche Ergebnis erhalten. Im Durchschnitt würde sich jedoch ein bestimmter Unterschied (oder das Fehlen des Unterschieds!) zwischen den beiden Gruppen der Studie ergeben. Bei 90 Prozent der Studien würden sich die Unterschiede in einem bestimmten, weitgefaßten Bereich bewegen, bei 95 Prozent wär diese Spanne sogar noch größer.

Wenn Sie aber, wie allgemein üblich, nur eine Studie durchgeführt haben – woher wissen Sie dann, wie nahe Ihre Ergebnisse an dem «wirklichen» Unterschied zwischen den Gruppen liegen? Die Antwort lautet: Sie wissen es nicht. Indem Sie jedoch, sagen wir, das 95 Prozent-Konfidenzintervall um Ihre Ergebnisse berechnen, können Sie davon ausgehen, daß eine Wahrscheinlichkeit von 95 Prozent besteht, daß sich der «wirkliche» Unterschied zwischen diesen beiden Grenzen befindet. Der Satz, nachdem man in einer Veröffentlichung Ausschau halten sollte, lautet in etwa:

> «In einer Studie zur Behandlung von Herzinsuffizienz starben 33 Prozent der Patienten, die in die Gruppe mit ACE-Hemmer randomisiert wurden, während in der zu Hydralazin und Nitraten randomisierten Gruppe 38 Prozent starben. Der geschätzte Unterschied zwischen den Gruppen (die beste einzelne Schätzung des Nutzen ausgedrückt in geretteten Leben durch die Verwendung eines ACE-Hemmers) beträgt 5 Prozent. Das 95 Prozent-Konfidenzintervall um diesen Unterschied beträgt –1,2 Prozent bis +12 Prozent».

Die Ergebnisse können auch kürzer ausgedrückt werden:
«Die Gruppe unter ACE-Hemmern hatte eine um 5 Prozent (95%-Konfidenzintervall = −1,2 bis +12) höhere Überlebensrate».

In diesem Beispiel überschneidet das Konfidenzintervall den Unterschied «Null», und wenn wir das Ergebnis als Dichotomie ausdrücken würden (wurde die Hypothese bewiesen oder nicht?), müßten wir von einer «negativen» Studie sprechen. Guyatt und Kollegen argumentieren zwar, daß ein wirklicher Unterschied *wahrscheinlich* vorhanden ist und daß er *wahrscheinlich* näher an 5 Prozent liegt, als −1,2 Prozent oder 12 Prozent zu betragen. Eine nützlichere Schlußfolgerung ist jedoch, daß, «alles andere als gleich vorausgesetzt, ACE-Hemmer das Mittel der Wahl für Patienten mit Herzinsuffizienz sind, auch wenn die Stärke des Beweises schwach ist» (2).

Wie in Abschnitt 8.3 erörtert wird, ist das Konfidenzintervall um so enger und das Ergebnis um so definitiver, je größer die Studie (oder die gepoolten Resultate verschiedener Studien) ist.

Wenn «negative» Studien interpretiert werden, ist es nützlich zu wissen, «ob eine deutlich größere Studie wohl einen signifikanten Nutzen ergeben hätte». Um diese Frage zu beantworten, sollte man die obere Grenze des 95 Prozent-Konfidenzintervall beachten. Es besteht die geringe Chance von 1 zu 40 (eine Chance von je 2,5 Prozent, daß die Ergebnisse über oder unter der 95 Prozent-Grenze liegen), daß die wirklichen Ergebnisse darüber liegen. Fragen Sie sich selbst: «Würde dieser Bereich des Unterschieds *klinisch* wirklich signifikant sein?». Wenn Sie das verneinen, können Sie die Studie nicht nur als negativ, sondern auch als definitiv betrachten. Wenn jedoch andererseits die obere Grenze des 95 Prozent-Konfidenzintervall eine klinisch wichtige Grenze zwischen den Gruppen ausmacht, mag Ihre Studie zwar negativ, nicht jedoch definitiv sein.

Die Verwendung von Konfidenzintervallen ist in medizinischen Veröffentlichungen noch immer relativ unüblich. In einer Untersuchung von 100 Artikeln aus drei Spitzenzeitschriften (*New England Journal of Medicine*, *Annals of Internal Medicine* und *Canadian Medical Association Journal*) gaben nur 43 Prozent der Autoren ein Konfidenzintervall, aber 66 Prozent einen p-Wert an (1). Ein noch geringerer Teil hat das Konfidenzintervall richtig interpretiert. Sie sollten daher die Diskussion sorgfältig darauf überprüfen, ob die Autoren richtige Schlußfolgerungen gezogen haben, a) ob und in welchem Ausmaß die Studie die Hypothese bestätigt hat und b) ob weitere Studien notwendig sind.

5.6 Unterm Strich (das Risiko von Nutzen und Schaden quantifizieren)

Haben die Autoren die Wirkung einer Intervention als wahrscheinlichen Nutzen oder Schaden ausgedrückt, den ein individueller Patient erwarten kann?

Es ist schön darüber zu reden, daß eine bestimmte Intervention einen «statistisch signifikanten Unterschied» hervorgebracht hat. Wenn ich jedoch ein neues Medikament nehmen soll, würde ich schon gerne wissen, um wieviel besser meine Chancen (in bezug auf ein bestimmtes Ergebnis) dadurch im Vergleich zur Nicht-Einnahme wären. Vier einfache Berechnungen (und ich verspreche Ihnen, sie *sind* einfach – wenn Sie addieren, subtrahieren, multiplizieren und dividieren können, werden Sie diesem Abschnitt folgen können) werden Sie in die Lage versetzen, diese Frage auch als Nicht-Statistiker objektiv beantworten zu können. Die Berechnungen umfassen die relative Risikoreduktion, die absolute Risikoreduktion, die notwendige Zahl der zu Behandelnden und die «odds ratio» (das Chancenverhältnis).

Um diese Konzepte zu illustrieren und um Sie zu überzeugen, daß Sie diese Berechnungen wirklich brauchen, lassen Sie mich von einer Untersuchung berichten, die Tom Fahey mit seinen Kollegen kürzlich durchgeführt hat (19). Die Wissenschaftler haben an 192 hochrangige Mitglieder von Gesundheitsbehörden in England geschrieben (von denen alle für wichtige Entscheidungen im Gesundheitswesen verantwortlich sind) und ihnen folgende Daten zu vier verschiedenen Rehabilitationsprogrammen nach Herzinfarkt zugeschickt. Die Frage lautete, welches der folgenden am förderungswürdigsten sei:

- Programm A: wodurch die Todesrate um 20 Prozent reduziert wird
- Programm B: wodurch die absolute Zahl der Todesfälle um 3 Prozent reduziert wird
- Programm C: wodurch die Überlebensrate der Patienten von 84 Prozent auf 87 Prozent erhöht wird
- Programm D: wonach 31 Leute an dem Programm teilnehmen müssen, damit ein Todesfall vermieden wird.

Von den 140 Gesundheitsexperten, die antworteten, erkannten nur drei, daß sich alle vier «Programme» auf die gleichen Daten bezogen. Die anderen 137 bevorzugten eines der Programme, womit sie (neben ihrer eigenen Unwissenheit) die Notwendigkeit einer besseren epidemiologischen Ausbildung für Gesundheitsexperten offenlegten.

Lassen Sie uns das Beispiel aus Tabelle 13 verwenden, das Fahey und Mitarbeiter aus einer Studie von Salim Yusuf und Kollegen übernommen haben (20). Ich habe die Zahlen als 2x2-Tabelle angegeben, woraus ersichtlich wird, welcher Patient welche Behandlung erhielt und ob er nach zehn Jahren noch lebte.

Einfache Mathematik zeigt uns, daß die Patienten mit medizinischer Behandlung eine Chance von 404/1324 = 0.305 oder 30,5 Prozent haben, daß sie innerhalb von 10 Jahren tot sind. Bezeichnen wir dieses Risiko als x. Patienten, die in die Bypass-Gruppe randomisiert wurden, haben eine Chance von 350/1325 = 0.264 oder 26,4 Prozent, nach zehn Jahren tot zu sein. Lassen Sie uns dieses Risiko als y bezeichnen.

Das relative Todesrisiko, d. h. das Risiko von chirurgischen Patienten verglichen mit Kontrollen, beträgt y/x oder 0.264/0.305 = 0.87 (87 %).

Die relative Risikoreduktion, d. h. der Anteil, um den das Todesrisiko durch den chirurgischen Eingriff gesenkt wurde, beträgt 100 Prozent − 87 Prozent (1 − y/x) = 13 Prozent.

Die absolute Risikoreduktion (oder auch der Risikounterschied), d. h. der Anteil, um den das gesamte Todesrisiko in zehn Jahren durch die Chirurgie gesenkt wird, beträgt 30,5 Prozent − 26,4 Prozent = 4,1 Prozent.

Die notwendige Zahl der zu Behandelnden, d.h. wieviele Patienten einen Bypass bekommen müssen, damit durchschnittlich ein Todesfall in zehn Jahren vermieden wird, ist der reziproke Wert der absoluten Risikoreduktion, 1/ARR = 1/0.041 = 24.

Tabelle 13: Wirkung eines Koronararterien-Bypass auf das Überleben.

Behandlung	Ergebnis nach 10 Jahren		Gesamtzahl der in jeder Gruppe randomisierten Patienten
	Tot	Lebendig	
Internistisch	404	921	1324
Chirurgisch	350	974	1325

Eine letzte Möglichkeit, um die Wirkung einer Behandlung auszudrücken, ist die «odds ratio» («Chancenverhältnis»). Wenn man Tabelle 13 betrachtet, ist zu erkennen, daß die «Chance» zu sterben verglichen mit der «Chance» zu überleben in der Patientengruppe mit medizinischer Behandlung 404/921 = 0.44 und in der chirurgischen Gruppe 350/974 = 0.36 beträgt. Das Verhältnis («ratio») zwischen diesen beiden Quoten beträgt demnach 0.36/0.44 = 0.82.

Die allgemeinen Formeln für die Berechnung dieser Wirkungen «unterm Strich» sind in Anhang D wiedergegeben. Für eine ausführlichere Erörterung, welcher dieser Werte für welche dieser Umstände am besten geeignet ist, sei der Artikel von Jaenschke und Kollegen in der Serie «Basic Statistics for Clinicians» (3) oder Kapitel 7 (über die beste Therapie) im Handbuch zur klinischen Epidemiologie von Sackett und Mitarbeitern (21) empfohlen.

5.7 Zusammenfassung

Man kann massiv in die Irre geführt werden, wenn man die statistische Kompetenz (oder die intellektuelle Redlichkeit) von Autoren für selbstverständlich hält. Statistik kann eine einschüchternde Wissenschaft sein, und um sie im Detail zu verstehen, ist oft die Hilfe von Experten notwendig. Ich hoffe dennoch, daß Ihnen dieses Kapitel gezeigt hat, daß die Statistik in den meisten medizinischen Veröffentlichungen auch von Nicht-Statistikern beurteilt und überprüft werden kann, wenn man sich einer einfachen Checkliste, etwa aus Anhang A, bedient. Zusätzlich sollten Sie die Veröffentlichung, die Sie gerade lesen (oder schreiben), auf die häufigen Fehler aus Tabelle 10 überprüfen.

Literatur

1 Guyatt G, Jaenschke R, Heddle N, *et al.* Basic statistics for clinicians. 1. Hypothesis testing. *Can Med Assoc J* 1995; **152**: 27–32.
2 Guyatt G, Jaenschke R, Heddle N, *et al.* Basic statistics for clinicians. 2. Interpreting study results: confidence intervals. *Can Med Assoc J* 1995; **152**: 169–73.
3 Jaenschke R, Guyatt G, Shannon H, *et al.* Basic statistics for clinicians. 3. Assessing the effects of treatment: measures of association. *Can Med Assoc J* 1995; **152**: 351–7.

4 Guyatt G, Walter S, Shannon H, *et al.* Basic statistics for clinicians. 4. Correlation and regression. *Can Med Assoc J* 1995; **152**: 497–504.
5 Bland M. *An introduction to medical statistics.* Oxford: Oxford University Press, 1987.
6 Altman D. *Practical statistics for medical research.* London: Chapman & Hall, 1995; 461–2.
7 Bland M. *An introduction to medical statistics.* Oxford: Oxford University Press, 1987; 112–29.
8 Hughes MD, Pocock SJ. Stopping rules and estimation problems in clinical trials. *Stat Med* 1987; **7**: 1231–42.
9 Stewart LA, Parmar MKB. Bias in the analysis and reporting of randomized controlled trials. *Int J Health Technol Assess* 1996; **12**: 264–75.
10 Canadian Cooperative Stroke Group. A randomised trial of aspirin and sulfinpyrazone in threatened stroke. *N Engl J Med* 1978; **299**: 53–9.
11 Antiplatelet Trialists Collaboration. Secondary prevention of vascular disease by prolonged antiplatelet treatment. *BMJ* 1988; **296**: 320–1.
12 Oxman AD, Guyatt GH. A consumer's guide to subgroup analysis. *Ann Intern Med* 1992; **116**: 79–84.
13 Altman D. *Practical statistics for medical research.* London: Chapman & Hall, 1985; 126–30.
14 Bland M. *An introduction to medical statistics.* Oxford: Oxford University Press, 1987; 188–215.
15 Bradford Hill, A. The environment and disease: association or causation? *Proc R Soc Med.* 1965; **58**: 295–300. (Adapted version is reproduced with permission from Haines A. Multi-practice research: a cohort study. In: Jones R, Kinmouth A-L, eds. *Critical reading for primary care.* Oxford: Oxford University Press, 1995; p 124).
16 Altman D. *Practical statistics for medical research.* London: Chapman & Hall, 1995; 210–2.
17 Pocock SJ, Geller XPL, Tsiatis AA. The analysis of multiple endpoints in clinical trials. *Biometrics* 1987; **43**: 487–98.
18 Gardner MJ, Altman DG, eds. *Statistics with confidence: confidence intervals and statistical guidelines.* London: BMJ Publishing, 1989.
19 Fahey T, Griffiths S, Peters TJ. Evidence-based purchasing: understanding the results of clinical trials and systematic reviews. *BMJ* 1995; **311**: 1056–60.
20 Yusuf S, Zucker D, Peduzzi P, *et al.* Effect of coronary artery bypass surgery on survival: overview of ten year results from randomized trials by the coronary artery surgery trialists collaboration. *Lancet* 1994; **344**: 563–70.
21 Sackett DL, Haynes RB, Guyatt GH, *et al. Clinical epidemiology – a basic science for clinical medicine.* London: Little Brown, 1991; 187–248.

Kapitel 6:
Veröffentlichungen zu Medikamentenstudien

6.1 «Evidenz» und Marketing

Wenn Sie ein klinisch tätiger Arzt oder eine Krankenschwester sind (d. h. Medikamente verschreiben oder verteilen), ist die pharmazeutische Industrie an Ihnen interessiert und gibt jedes Jahr viele Millionen Mark für ihren Werbeetat aus, um Sie zu beeinflussen (s. Tab. 14). Der effektivste Weg, um die Rezeptierungsgewohnheiten eines Klinikers zu beeinflussen, ist der Pharmareferent, der mit einer Aktentasche voller «Beweise» und «Evidenzen» herumreist, die seine Produkte unterstützen (1).

Wie in Abschnitt 3.4 und 3.6 bereits erörtert wurde, sollte der Nutzen einer Behandlung idealerweise mit einer randomisiert-kontrollierten Studie untersucht werden. Vorausgehende Fragen zur Pharmakokinetik (d. h., wie sich das Medikament auf dem Weg zum Wirkungsort verhält), unter besonderer Berücksichtigung der Bioverfügbarkeit, erfordern jedoch klare Dosierungsstudien bei gesunden (und wenn ethisch vertretbar auch bei kranken) Freiwilligen.

Häufige (und hoffentlich banale) Nebenwirkungen werden wohl in einer randomisiert-kontrollierten Studie zur Wirksamkeit des Medikaments erfaßt und quantifiziert werden können. Die selteneren und zumeist auch ernsteren Nebenwirkungen erfordern indes Verträglichkeitsstudien (die Daten der Patienten, die ein neues Medikament erhalten, werden prospektiv gesammelt) sowie Case-Control-Studien (s. Abschnitt 3.4), um einen Zusammenhang herzustellen (2). Im Idealfall werden individuelle Wiederholungsstudien durchgeführt, um eine Kausalität zu beweisen. Dabei erhält der Patient, bei dem eine unerwünschte Wirkung vermutet wurde, das Medikament unter sorgsamer Überwachung nochmals (3).

Tabelle 14: Zehn Tips für die Pharmaindustrie: Wie Sie Ihr Produkt im besten Licht darstellen.

- Überlegen Sie sich einen plausiblen physiologischen Mechanismus, warum das Medikament wirken könnte, und stellen Sie ihn geschickt dar. Wenn möglich sollten Sie Parameter oder «Surrogatendpunkte» finden, die durch das Medikament heftig beeinflußt werden, auch wenn sie klinisch nicht valide sind (s. Abschnitt 6.2).
- Beim Studiendesign sollten Sie Patientenpopulation, klinische Parameter und Studiendauer so wählen, daß das Medikament maximal wirken kann.
- Vergleichen Sie Ihr Produkt, wenn möglich, nur mit Plazebos. Wenn Sie Ihr Mittel schon mit dem eines Mitbewerbers vergleichen müssen, gehen Sie sicher, daß dieses nur in subtherapeutischen Dosen eingenommen wird.
- Nehmen Sie die Ergebnisse aus Pilotstudien mit in die Abbildungen aus der definitiven Studie auf. Mit Hilfe dieser «Russischen Puppe»-Veröffentlichung sieht es so aus, als ob mehr Patienten randomisiert wurden.
- Vermeiden Sie es, über Todesfälle und schwere Nebenwirkungen Ihrer Studie zu berichten. Wenn möglich sollten solche Studien gar nicht veröffentlicht werden.
- Bewegen Sie Ihre Graphik-Abteilung dazu, die visuelle Wirkung Ihrer Aussage zu maximisieren. Verzichten Sie darauf, Achsen und Koordinaten der Abbildung zu beschriften oder anzugeben, ob der Maßstab linear oder logarithmisch ist. Vergewissern Sie sich, daß Sie keine einzelnen Patientendaten oder Konfidenzintervalle zeigen.
- Werden Sie ein Meister des hängenden Komparativs («besser» – aber besser als was?).
- Kehren Sie die übliche Hierarchie der Evidenz um, so daß die Anekdote wichtiger wird als randomisierte Studien oder Meta-Analysen.
- Erwähnen Sie zumindest drei lokale Meinungsführer, die das Medikament verwenden und bieten Sie Probepackungen, die der Arzt versuchsweise einsetzen kann.
- Präsentieren Sie eine «Kosten-Nutzen»-Analyse, die zeigt, daß man mit Ihrem Produkt – obwohl es teurer als das des Mitbewerbers ist – am Ende «billiger wegkommt» (s. Abschnitt 10.1).

Pharmareferenten erzählen heutzutage nicht mehr ansatzweise so viele Lügen wie früher, denn die Branche ist differenzierter geworden. Dennoch können sie eine schockierend große Ignoranz gegenüber den Grundlagen der Epidemiologie oder des klinischen Studiendesigns zeigen, wenn es ihnen in den Kram paßt (4). Oftmals kommt es ihrer Sache zugute, wenn sie die Ergebnisse aus unkontrollierten Studien als Unterschiede eines bestimmten Parameters «davor» und «danach» darstellen (5). Gehen Sie nochmal zu Abschnitt 3.6 zurück, oder schauen Sie sich die kürzlich erschienene Serie im *Lancet* zu Plazebowirkungen an (6–12), und Sie werden wissen, daß unkontrollierte «vorher-nachher»-Studien etwas für Teenie-Magazine und nicht für die Wissenschaft sind. Dr. Andrew Herxheimer, langjähriger Herausgeber des *Drug and Therapeutics Bulletin*, führt gegenwärtig eine Untersuchung durch, in der er die «Literaturangaben» überprüft, die in Anzeigen von Pharmafirmen in den führenden britischen Medizinzeitschriften zitiert werden. Er hat mir berichtet, daß ein Großteil dieser Zitate sich auf Artikel beziehen, die komplett von der Industrie geschrieben, herausgegeben und veröffentlicht wurden. Die Beweise aus diesen Artikeln haben sich manchmal (wenn auch nicht immer) als von minderer wissenschaftlicher Qualität herausgestellt als die von Artikeln in unabhängigen Zeitschriften mit Gutachtersystem (4). Und seien Sie ehrlich: Wenn Sie als Angestellter einer Pharmafirma einen großen wissenschaftlichen Durchbruch erzielt hätten, würden Sie zusätzlich zur hausinternen Publikation wahrscheinlich auch versuchen, den Beitrag noch bei *Lancet* oder dem *New England Journal of Medicine* einzureichen. In anderen Worten: Sie müssen Artikel über Medikamentenstudien nicht gleich wegwerfen, weil sie an bestimmter Stelle veröffentlicht wurden. Dennoch ist eine sorgfältige Untersuchung der Methodik sowie der statistischen Analyse wichtig.

6.2 Entscheidungen über die Behandlung fällen

Sackett und Mitarbeiter erklären in ihrem Buch *Clinical epidemiology – a basic science for clinical medicine* (13), daß ein Arzt folgendes tun sollte, bevor er einem Patienten ein Medikament gibt:

- für *diesen Patienten* den schlußendlichen *Behandlungszweck* identifizieren (Heilung, Sekundärprophylaxe, Begrenzung der funktionellen Einschränkungen, Prävention späterer Komplikationen, Beruhigung, palliative Behandlung, Symptomlinderung etc.)
- die *angemessenste* Behandlung auswählen, indem man alle verfügbaren Beweise einbezieht. Dazu gehört auch die Frage, ob der Patient überhaupt ein Medikament benötigt.
- das *Behandlungsziel* festlegen. Dazu muß man wissen, wann man die Behandlung beendet, wann die Intensität verändert oder eine neue Therapie gewählt wird.

In der Behandlung von Bluthochdruck mag der Arzt beispielsweise entscheiden, daß:

- der letztendliche *Behandlungszweck* darin besteht, weitere Organschäden an Gehirn, Augen, Herz und Nieren zu verhindern
- die *Wahl der spezifischen Behandlung* zwischen den verschiedenen Klassen antihypertensiver Medikamente auf der Basis randomisierter und plazebokontrollierter Vergleichsstudien besteht, aber auch eine nicht pharmakologische Behandlung durch Salzreduktion möglich ist
- das *Behandlungsziel* womöglich in einem diastolischen Blutdruck (rechter Arm, sitzend) von weniger als 90 mm Hg besteht oder einem Wert, der diesem möglichst nahe kommt.

Wenn diese drei Schritte nicht berücksichtigt werden – wie es häufig in der Versorgung terminal Kranker vorkommt – kann ein therapeutisches Chaos resultieren. In einem versteckten Seitenhieb auf «surrogate end points» erinnern uns Sackett und sein Team daran, daß die Wahl einer spezifischen Behandlung durch Beweise dessen geleitet sein sollte, *was wirkt*, und nicht, was zu wirken *scheint* oder wirken *sollte*. «Die heutige Therapie», so warnen sie auf S. 188, «kann, wenn sie sich von biologischen Fakten und unkontrollierter klinischer Erfahrung ableitet, der schlechte Witz von morgen werden» (13).

6.3 Surrogatendpunkte («surrogate end points»)

Ich habe diesen Abschnitt nicht nur in dieses Buch aufgenommen, weil das Thema mein besonderes Steckenpferd ist. Wenn Sie ein praktizierender Kliniker sind, der nicht an einer Universität arbeitet, besteht Ihr Kontakt zu Veröffentlichungen wohl hauptsächlich in dem, was Ihr Pharmavertreter anschleppt. Die Pharmaindustrie ist ein gewiefter Taktierer im Spiel mit Surrogatendpunkten, und ich entschuldige mich daher nicht für den Hinweis, daß solche Bewertungskriterien sorgfältig evaluiert werden müssen.

Ich definiere einen Surrogatendpunkt als *eine Variable, die relativ einfach zu messen ist und die das Ergebnis eines toxischen Reizes oder eines therapeutischen Eingriffs vorhersagt, ohne selbst ein direkter Maßstab für den klinischen Nutzen oder Schaden zu sein*. Das wachsende Interesse für Sur-

Kapitel 6: Medikamentenstudien 117

rogatendpunkte in der medizinischen Forschung verrät zweierlei über ihre Anwendbarkeit:

- Sie können die Gruppengröße, Dauer und daher die Kosten klinischer Studien beträchtlich reduzieren
- Mit ihrer Hilfe können Therapieverfahren beurteilt werden, wenn die Bestimmung primärer Ergebnisvariablen extrem *invasiv* oder *unethisch* wäre.

Bei der Evaluation pharmazeutischer Produkte gehören zu den häufig verwendeten Surrogatendpunkten:

- pharmakokinetische Messungen wie z. B. die Konzentrations-Zeit-Kurve eines Medikaments oder seines aktiven Metaboliten im Blut
- in-vitro-Bestimmungen wie die mittlere inhibitorische Konzentration (MIC) einer antimikrobiellen Substanz gegen Bakterienkulturen auf Agar
- das makroskopische Erscheinungsbild eines Gewebes, wie etwa die gastrischen Erosionen bei der Endoskopie
- Konzentrationsveränderungen (potentieller) «Krankheitsmarker», wie das prostataspezifische Antigen (14)
- radiologische Auffälligkeiten wie eine Verschattung auf dem Röntgenthorax.

Surrogatendpunkte haben verschiedene Nachteile. Erstens beantwortet eine Veränderung des Surrogatendpunkts noch nicht die essentiellen und allem vorangehenden Fragen: «Was ist der Behandlungszweck bei diesem Patienten?» und «Welches ist unter Berücksichtigung valider und zuverlässiger Forschungsstudien die beste verfügbare Bahandlung bei diesem Zustand?» Zweitens geben die Surrogatendpunkte das Behandlungsziel oft nicht genau genug wider – mit anderen Worten, es muß nicht valide und zuverlässig sein. Drittens muß man beim Gebrauch von Surrogatendpunkten die gleichen Einschränkungen berücksichtigen wie bei allen anderen *Einzelmessungen* – sie vernachlässigen alle anderen Ergebnisse! Wenn man sich zu sehr auf einen Surrogatendpunkt als Maß für den therapeutischen Erfolg verläßt, spiegelt das zumeist eine enge oder naive klinische Perspektive wider.

Als letzter Punkt muß noch erwähnt werden, daß Surrogatendpunkte häufig in Tierversuchsstudien Verwendung finden, wo Veränderungen

Tabelle 15: Ideale Charakteristika für Surrogatendpunkte.

- Der Surrogatendpunkt sollte zuverlässig, reproduzierbar, klinisch zugänglich, einfach und kostenkünstig zu messen sein sowie außerdem eine «Dosis-Wirkungs»-Beziehung aufweisen (d. h. je höher der Surrogatendpunkt ist, desto größer ist die Erkrankungswahrscheinlichkeit).
- Er sollte ein wirklicher Vorhersagefaktor für die Erkrankung oder das Erkrankungsrisiko sein und nicht nur die Exposition gegenüber einer Kovariablen. Die Beziehung zwischen Surrogatendpunkt und Erkrankung sollte biologisch plausibel erklärt werden können.
- Er sollte sensitiv sein, d. h. ein «positives» Ergebnis bei den Surrogatendpunkten sollte alle oder die meisten Patienten erfassen, die ein erhöhtes Risiko aufweisen.
- Er sollte spezifisch sein, d. h. ein «negatives» Ergebnis sollte alle oder die meisten Patienten ausschließen, die kein erhöhtes Risiko aufweisen.
- Es sollte eine klare Grenze zwischen normalen und anormalen Werten geben.
- Er sollte einen annehmbaren positiven Vorhersagewert haben, d. h. ein «positives» Ergebnis sollte immer oder zumeist bedeuten, daß der betreffende Patient ein erhöhtes Risiko aufweist (s. Abschnitt 7.2).
- Er sollte einen annehmbaren negativen Vorhersagewert haben, d. h. ein «negatives» Ergebnis sollte immer oder zumeist bedeuten, daß der betreffende Patient kein erhöhtes Risiko aufweist (s. Abschnitt 7.2).
- Er sollte einer Qualitätskontrolle zugänglich sein.
- Veränderungen des Surrogatendpunkts sollten schnell und genau eine Reaktion auf die Behandlung wiedergeben. Bei Remission oder Heilung sollten sich die Werte normalisieren.

einer spezifischen Variable unter kontrollierten Bedingungen in einer genau definierten Population erfaßt werden können. Werden diese Ergebnisse auf den Menschen übertragen, sind sie evtl. nicht mehr gültig (15–17):

- In Tierstudien haben die untersuchten Populationen in etwa die gleichen biologischen Charakteristika. Außerdem handelt es sich häufig um genetische Inzuchtstämme.
- Sowohl das Gewebe als auch die Krankheit, die an Tieren untersucht wird, kann sich in wichtigen Eigenschaften wie der Empfindlichkeit gegenüber dem Pathogen oder der Rate der Zellreplikation von vergleichbaren Bedingungen beim Menschen unterscheiden.
- Tiere werden in einem kontrollierten Umfeld gehalten, wodurch die Einflüsse von Lebensbedingungen wie Ernährung, körperliche Aktivität und Streß minimiert werden.

Kapitel 6: Medikamentenstudien **119**

- Wenn Versuchstieren hohe Dosen einer bestimmten Chemikalie gegeben werden, können die üblichen Stoffwechselwege gestört werden und irreführende Ergebnisse entstehen. Je nach Wirkstoff sind unterschiedliche Versuchstiere bessere Modelle für den Menschen.

Die idealen Charakteristika für Surrogatendpunkte sind in Tabelle 15 angegeben. Wenn Sie ein Pharmavertreter vom Wert eines Medikaments überzeugen will und die verwendeten Surrogatendpunkte nicht begründen kann, sollten Sie weitere Beweise von ihm verlangen.

Ein Beispiel für den ungültigen Gebrauch von Surrogatendpunkten ist die Anzahl der CD4-Zellen (ein Maß für eine bestimmte Art weißer Blutzellen, die früher als «T-Helfer-Zellen» bezeichnet wurden) als Beleg für die Entwicklung einer AIDS-Erkrankung. In der CONCORDE-Studie wurde randomisiert-kontrolliert der frühe mit dem späten Beginn einer Zidovudin-Behandlung bei HIV-positiven, aber klinisch asymptomatischen Patienten verglichen (18). Vorausgegangene Studien hatten gezeigt, daß ein früher Behandlungsbeginn zu einer verlangsamten Abnahme der CD4-Zellen führte (CD4 sinkt mit dem Fortschreiten der AIDS-Erkrankung). Aus diesen Ergebnissen wurde geschlossen, daß eine hohe CD4-Zahl mit einer größeren Überlebenswahrscheinlichkeit gleichzusetzen ist.

In der CONCORDE-Studie konnte jedoch gezeigt werden, daß trotz einer verlangsamten CD4-Abnahme in der Behandlungsgruppe die Überlebensrate nach drei Jahren in beiden Gruppen gleich war. Diese Erfahrung bestätigte einen früheren Hinweis von Autoren, die die Gültigkeit dieses Surrogatendpunktes angezweifelt hatten (19). In nachfolgenden Untersuchungen wurde versucht, einen Surrogatendpunkt zu finden, der wirklich mit dem therapeutischen Nutzen korreliert, d. h. die Entwicklung von der asymptomatischen HIV-Infektion zur klinisch manifesten AIDS-Erkrankung und die Überlebenszeit einbezieht (20, 21). Durch Gebrauch einer multiplen Regressionsanalyse konnten Forscher aus den USA feststellen, daß durch die Kombination verschiedener Marker (Anteil der CD4-C29-Zellen, Alter, Müdigkeit und Hämoglobin-Konzentration) die Progression der Erkrankung am besten vorauszusagen ist (20).

Wenn Sie glauben, daß das ein einzelnes Beispiel dafür ist, wie die weltbesten Wissenschaftler einem falschen Surrogatendpunkt auf den Leim gegangen sind, sollten Sie die Literatur zu ventrikulären Extrasystolen als Vorhersagefaktoren für den Tod durch Herzrhythmusstörungen (22, 23), zur Antibiotikakonzentration im Blut als Vorhersagefaktor für die Heilung einer Infektion (24) oder zur Plaqueverteilung im Kernspin als Verlaufsparameter bei Multipler Sklerose (25) genauer anschauen. Vielleicht interessieren Sie sich ebenso für die faszinierende Literatur zu der Entwicklung gültiger Surrogatendpunkte im Bereich der Krebsvorsorge (26).

Kliniker sind zunehmend skeptisch, wenn es um den Gebrauch neuer Medikamente oder um neue Indikationen für alte Medikamente geht, wenn nicht direkte Beweise für die Wirksamkeit vorliegen. Bevor also die Industrie Surrogatendpunkte zum Marketing ihrer Produkte einsetzt, muß sie beweisen, daß ihre Kriterien und Maßstäbe gerechtfertigt sind und daß es eine plausible Verbindung zwischen Surrogatendpunkt und der Entwicklung oder dem Fortschreiten einer Erkrankung gibt.

Es wäre allerdings falsch anzunehmen, daß die pharmazeutische Industrie Surrogatendpunkte mit der ausdrücklichen Absicht entwickelt, die Zulassungsbehörden und die im Gesundheitswesen Beschäftigten hinters Licht zu führen. Surrogatendpunkte müssen ethische wie auch ökonomische Bedingungen erfüllen. Die Industrie hat allerdings auch ein ausgeprägtes Interesse daran, ihr Anliegen durch die Überbetonung bestimmter Surrogatendpunkte besonders zu stärken. Da aber die meisten Daten, die mit der Validierung von Surrogatendpunkten zu tun haben, nicht in den Veröffentlichungen erscheinen und weil die Entwicklung solcher «Marker» häufig ein aufwendiges und langwieriges Unterfangen ist, hat ein Autor vorgeschlagen, ein Archiv mit den entsprechenden Daten zu errichten (27).

6.4 Wie man «Evidence» von einem Pharmavertreter bekommt

Jeder Arzt, der einmal einem Pharmavertreter zugehört hat, der nichtsteroidale Antiphlogistika verkauft, kennt die Geschichte mit den Magenschleimhautveränderungen. Die Frage, die man dem Vertreter stellen muß, lautet nicht: «Wie hoch ist die Inzidenz von Veränderungen der Magenschleimhaut bei Ihrem Medikament?», sondern: «Wie hoch ist die Inzidenz von potentiell lebensbedrohlichen Blutungen?» Andere Fragen, die man Pharmavertretern stellen sollte, sind aus einem Artikel im *Drug and Therapeutics Bulletin* (28) wie auch aus anderen Quellen übernommen (13, 15) und unten aufgeführt:

Kapitel 6: Medikamentenstudien 121

- Treffen Sie sich mit Pharmavertretern nur nach Verabredung. Wählen Sie nur die aus, deren Produkt Sie wirklich interessiert und beschränken Sie das Gespräch auf dieses Produkt.
- Führen Sie das Gespräch. Lassen Sie sich nicht auf eine eingeübte Verkaufsroutine ein, sondern fragen Sie direkt nach den Informationen.
- Fordern Sie veröffentlichte Beweise aus angesehenen Peer-review-Zeitschriften.
- Schauen Sie sich nicht die Werbebroschüren an, denn sie enthalten häufig unveröffentlichtes Material, irreführende Abbildungen und selektive Zitate.
- Ignorieren Sie anekdotische «Evidenz», wie etwa die Tatsache, daß eine medizinische Berühmtheit das Produkt verschreibt.
- Denken Sie an das «STEP»-Akronym, und fordern Sie Beweise auf vier verschiedenen Gebieten: *Sicherheit*, d. h. Wahrscheinlichkeit ernster Nebenwirkungen durch das Medikament (gerade bei neuen Mitteln können seltene, aber schwere Nebenwirkungen unzureichend dokumentiert sein) (2); *Tolerierbarkeit:* läßt sich am besten messen, indem die Rate der abgesetzten Medikamente in allen Studien mit dem Konkurrenzprodukt verglichen wird; *Effizienz:* läßt sich im Vergleich mit Ihrem gegenwärtigen Mittel der Wahl beurteilen; *Preis:* wobei indirekte und direkte Kosten berücksichtigt werden sollten (s. Abschnitt 10.3).
- Überprüfen Sie die Beweise stringent, wobei Sie besonderes Augenmerk auf die «Power» (Gruppengröße), die methodische Qualität der klinischen Studie und die Verwendung von Surrogatendpunkten legen sollten. Akzeptieren Sie keine theoretischen Argumente, die für das Medikament sprechen, ohne einen bewiesenen klinischen Nutzen zu haben (z. B. die «längere Halbwertszeit»).
- Akzeptieren Sie nicht allein die Neuigkeit eines Produkts als Argument, um es zu verwenden. Es gibt eher gute wissenschaftliche Gründe für das Gegenteil (29).
- Lassen Sie sich nicht dazu verleiten, das Produkt mit Probepackungen zu versuchen oder an einer kleinen unkontrollierten «Forschungsstudie» mitzumachen.
- Schreiben Sie den Inhalt des Gesprächs auf (oder nehmen Sie es auf), und kommen Sie darauf zurück, wenn der Pharmavertreter ein erneutes Gespräch wünscht.

Literatur

1 Shaughnessy AF, Slawson DC. Pharmaceutical representatives. *BMJ* 1996; **312**: 1494–5.
2 Buckley NA, Smith AJ. Evidence-based medicine in toxicology: where is the evidence? *Lancet* 1996; **347**: 1167–9.
3 Sackett DL, Haynes RB, Guyatt GH, *et al. Clinical epidemiology – a basic science for clinical medicine.* London: Little Brown, 1991; 297–301.
4 Bardelay D. Visits from medical representatives: fine principles, poor practice. *Prescrire International* 1995; **4**: 120–2.
5 Bero LA, Rennie D. Influences on the quality of published drug studies. *Int J Health Technol Assess* 1996; **12**: 209–37.
6 Kleijnen J, de Craen AJ, van Everdingen J, *et al.* Placebo effect in double-blind clinical trials: a review of interactions with medications. *Lancet* 1994; **344**: 1347–9.
7 Joyce CR. Placebo and complementary medicine. *Lancet* 1994; **344**: 1279–81.
8 Laporte JR, Figueras A. Placebo effects in psychiatry. *Lancet* 1994; **344**: 1206–9.
9 Johnson AG. Surgery as a placebo. *Lancet* 1994; **344**: 1140–2.
10 Thomas KB. The placebo in general practice. *Lancet* 1994; **344**: 1066–7.
11 Chaput de Saintonge DM, Herxheimer A. Harnessing placebo effects in health care. *Lancet* 1994; **344**: 995–8.
12 Gotzsche PC. Is there logic in the placebo? *Lancet* 1994; **344**: 925–6.
13 Sackett DL, Haynes RB, Guyatt GH, *et al. Clinical epidemiology – a basic science for clinical medicine.* London: Little Brown, 1991; 187–248.
14 Bostwick DG, Burke HB, Wheeler TM, *et al.* The most promising surrogate endpoint biomarkers for screening candidate chemopreventive compounds for prostatic adenocarcinoma in short-term Phase II clinical trials. *J Cell Biochem* 1994; suppl 19: 283–9.
15 Gøtzsche P, Liberati A, Torri V, *et al.* Beware of surrogate outcome measures. *Int J Health Technol Assess* 1996; **12**: 238–46.
16 Lipkin M. Summary of recommendations for colonic biomarker studies of candidate chemopreventive compounds in phase II clinical trials. *J Cell Biochem* 1994; suppl 19: 94–8.
17 Kimbrough RD. Determining acceptable risks: experimental and epidemiological issues. *Clin Chem* 1994; **40**: 1448–53.
18 CONCORDE Coordinating Committee. CONCORDE MRC/ANRS randomised double-blind controlled trial of immediate and deferred zidovudine in symptom-free HIV infection. *Lancet* 1994; **343**: 871–81.
19 Jacobson MA, Bacchetti P, Kolokathis A, *et al.* Surrogate markers for survival in patients with AIDS and AIDS related complex treated with zidovudine. *BMJ* 1991; **302**: 73–8.

20 Blatt SP, McCarthy WF, Bucko-Krasnicka B, *et al.* Multivariate models for predicting progression to AIDS and survival in HIV-infected patients. *J Infect Dis* 1995; **171**: 837–44.
21 Tsoukas CM, Bernard NF. Markers predicting progression of HIV-related disease. *Clin Microbiol Rev* 1994; **7**: 14–28.
22 Epstein AE, Hallstrom AO, Rogers WJ, *et al.* Mortality following ventricular arrhythmia suppression by encainide, flecainide and moricizine after myocardial infarction. *JAMA* 1993; **270**: 2451–5.
23 Lipicky RJ, Packer M. Role of surrogate endpoints in the evaluation of drugs for heart failure. *J Am Coll Cardiol* 1993; **22** (suppl A); 179–84.
24 Hyatt JM, McKinnon PS, Zimmer GS, *et al.* The importance of pharmacokinetic/pharmacodynamic surrogate markers to outcome. Focus on antibacterial agents. *Clin Pharmacokinetics* 1995; **28**: 143–60.
25 Anonymous. Interferon beta-lb – hope or hype? *Drug Ther Bull* 1996; **34**: 9–11.
26 Entire issue of *J Cell Biochem* 1994; suppl 19.
27 Aicken M. If there is gold in the labelling index hills, are we digging in the right place? *J Cell Biochem* 1994; suppl 19; 91–3.
28 Anonymous. Getting good value from drug reps. *Drug Ther Bull* 1983; **21**: 13–5.
29 Ferner RE. Newly licensed drugs. *BMJ* 1996; **313**: 1157–8.

Kapitel 7:
Veröffentlichungen, die über diagnostische Tests oder Screeningverfahren berichten

7.1 Die zehn Angeklagten

Wenn Ihnen das Konzept der Validierung diagnostischer Tests neu ist, und wenn Sie mathematische Erklärungen («x sei...») kalt lassen, wird Ihnen das folgende Beispiel vielleicht helfen. Zehn Männer, die unter Mordverdacht stehen, warten auf ihr Gerichtsverfahren. Nur drei haben wirklich einen Mord begangen; die anderen sind vollkommen unschuldig. Das Gericht hört sich jeden der Fälle an und befindet, daß sechs der Männer schuldig sind. Zwei der Verurteilten sind wirklich Mörder. Vier Männer werden zu Unrecht verurteilt. Ein Mörder kann das Gericht als freier Mann verlassen.

Diese Information kann auch in einer sogenannten 2x2-Tabelle ausgedrückt werden (Tabelle 16). Beachten Sie, daß die «Wahrheit» (d. h., ob die Männer wirklich einen Mord begangen haben) in der horizontalen Achse dargestellt ist, während das Urteil der Jury in der vertikalen Achse zu sehen ist.

Tabelle 16: 2x2-Tabelle, die das Urteil für zehn des Mordes angeklagte Männer zeigt.

Urteil	Tatbestand Mörder	Kein Mörder
«Schuldig»	Zu Recht verurteilt: 2 Männer	Falsch verurteilt: 4 Männer
«Unschuldig»	Falsch freigelassen: 1 Mann	Zu Recht freigelassen: 3 Männer

Sie sollten erkennen, daß diese Zahlen – wenn sie typisch und zu verallgemeinern sind – einige Merkmale wiedergeben, die es erlauben, die Arbeit des Gerichts zu beurteilen:

- Das Gericht identifiziert zwei von drei Mördern korrekt.
- Es läßt drei von sieben Unschuldigen zu Recht frei.
- Wenn das Gericht jemanden für schuldig befunden hat, ist die Möglichkeit nur 1 zu 3, daß er wirklich ein Mörder ist.
- Wenn das Gericht jemanden für unschuldig hält, ist er es mit einer Wahrscheinlichkeit von 3 zu 4 auch wirklich.
- In fünf von zehn Fällen hat die Jury recht.

Diese fünf Merkmale bestimmen die Sensitivität, die Spezifität, den positiven Vorhersagewert, den negativen Vorhersagewert und die Genauigkeit der Jury. Der Rest dieses Kapitels untersucht diese fünf Kriterien im Bereich von Diagnostik und Screening, wobei die Diagnostik mit dem «Goldstandard» verglichen wird. In Abschnitt 7.4 wird noch ein sechstes, etwas komplizierteres (aber sehr nützliches) Kriterium für diagnostische Tests eingeführt – das «Wahrscheinlichkeitsverhältnis» («likelihood ratio»). Wenn Sie dieses Kapitel zu Ende gelesen haben, sollten Sie nochmals zu diesem Abschnitt zurückkommen. Dann sollten Sie in der Lage sein zu berechnen, daß die «likelihood ratio» für ein positives Urteil der Jury im obigen Beispiel 1.17 beträgt und die negative 0.78. Keine Sorge, wenn Sie das nicht schaffen: Viele bedeutende Kliniker haben nicht einmal eine Ahnung davon, was die «likelihood ratio» überhaupt ist.

7.2 Die Validierung diagnostischer Tests gegen einen Goldstandard

Unser Fensterputzer hat mir erzählt, daß er neulich sehr durstig war und deswegen seinen Hausarzt um eine Untersuchung auf Diabetes gebeten hat – der käme in seiner Familie schließlich gehäuft vor. Die Assistentin in der Hausarztpraxis hat ihn daraufhin um eine Urinprobe gebeten und einen Teststreifen hineingehalten. Der Streifen färbte sich blau, was wohl zeigte, daß in seinem Urin kein Zucker (Glukose) nachgewiesen werden konnte. Damit – so die Assistentin – wäre klar, daß er keinen Diabetes habe.

Es war nicht ganz leicht, dem Fensterputzer zu erklären, daß dieses Testergebnis nicht unbedingt bedeutet, daß er *nicht* zuckerkrank sei – genausowenig wie eine Verurteilung den Angeklagten nicht *notwendigerweise* zum Mörder macht. Nach der Definition der WHO liegt Diabetes vor bei einer Glukosekonzentration von > 8 mmol/l im Nüchternblut oder > 11 mmol/l zwei Stunden nach einer oralen Glukosebelastung mit 100 g (der berüchtigte «Glukosetoleranztest», bei dem der Betreffende ein ekelhaftes Glukosegetränk bis zum letzen Tropfen trinken muß, um dann auf die Blutabnahme zwei Stunden später zu warten). Diese Werte müssen bei zwei unabhängigen Untersuchungen erreicht werden, wenn der Betreffende beschwerdefrei ist, und nur einmalig, wenn typische Diabetessymptome vorliegen (Durst, Polyurie etc.) (1).

Diese klaren Kriterien können als *Goldstandard* der Diabetes-Diagnose bezeichnet werden. Wenn Sie also die WHO-Kriterien erfüllen, können Sie sich als Diabetiker bezeichnen, wenn nicht, dann nicht – allerdings haben einige Kritiker die WHO-Definition in Frage gestellt (2). Für einen Teststreifen, den man in eine zufällig ausgewählte Urinprobe hält, gilt das Kriterium nicht. Einerseits könnten Sie wirklich Diabetiker sein, aber eine hohe «Nierenschwelle» aufweisen, d. h. Ihre Nieren halten den Zucker sehr gut zurück, so daß die Blutglukosekonzentration schon sehr hoch sein muß, damit Glukose im Urin nachgewiesen werden kann. Andererseits könnten Sie aber auch völlig gesund sein, aber eine niedrige Nierenschwelle haben, so daß Glukose in Ihrem Urin auftaucht, auch wenn der Blutzuckerspiegel nicht hoch ist. Jeder Zuckerkranke kann Ihnen bestätigen, daß Diabetes häufig mit einem negativen Uringlukosetest einhergeht.

Dennoch gibt es viele Vorteile des Uriteststreifens gegenüber dem Glukosetoleranztest, wenn man Leute auf Diabetes «screent». Der Test ist billig, bequem, einfach durchzuführen und zu interpretieren, den Patienten zuzumuten, und er führt sofort zu einem Ergebnis. Im wirklichen Leben weigern sich Menschen wie mein Fensterputzer vielleicht, einen oralen Glukosetoleranztest durchzuführen. Selbst wenn er dem Test zustimmen würde, hätte der Hausarzt vielleicht entschieden, daß es bei dieser Symptomatik nicht gerechtfertigt ist, einen so teuren und aufwendigen Test durchzuführen. Hoffentlich erkennen Sie an diesem Beispiel, daß, auch wenn der Urintest keine sicheren Aussagen darüber erlaubt, ob der Patient Diabetiker ist oder nicht, einige praktische Vorteile gegenüber dem Goldstandard bestehen. Und natürlichen benutzen wir den Urintest aus diesem Grund!

Um objektiv zu beurteilen, wie nützlich der Uringlukosetest für die Diabetesdiagnose ist, müßten wir eine größere Patientengruppe auswählen (etwa 100) und an jedem Probanden den Urintest (Screening-Test) und den Glukosetoleranztest (Goldstandard) durchführen. Dann könnten wir bei jeder Testperson sehen, ob Screening und Goldstandard zu den gleichen Ergebnissen führen. Dieses Vorgehen wird als *Validierungsstudie* bezeichnet. Wir können die Ergebnisse einer Validierungsstudie in einer 2x2-Tabelle darstellen (s. Tabelle 17) und daraus verschiedene Charakteristika des Tests berechnen (s. Tabelle 19) – genauso wie wir es für die Jury in Abschnitt 7.1 getan haben.

Wenn die Werte für die verschiedenen Test-Charakteristika (wie Sensitivität und Spezifität) in einem vernünftigen Bereich liegen, können wir den Test als *valide* bezeichnen (s. Frage 7 in Kap. 7.3). Die Validität des Uringlukosetests in der Diabetesdiagnose wurde von Anderson und Mitarbeitern (3) untersucht. Ich habe ihre Daten in Tabelle 18 verwendet. Die Originalstudie wurde an 3268 Teilnehmern durchgeführt, von denen 67 keine Urinprobe abgaben oder aus anderen Gründen nicht korrekt

Tabelle 17: 2x2-Tabelle, mit der die Ergebnisse einer Validierung für einen diagnostischen und einen Screening-Test ausgedrückt werden.

Screeningergebnis	Ergebnisse des Goldstandards	
	Krankheit positiv a + c	Krankheit negativ b + d
Test positiv a + b	richtig positiv: a	falsch positiv: b
Test negativ c + d	falsch negativ: c	richtig negativ: d

Tabelle 18: 2x2-Tabelle zur Validierung des Uringlukosetests gegen den Goldstandard des Glukosetoleranztests.

Ergebnis Uringlukosetest	Ergebnis Glukosetoleranztest	
	Diabetes 27 Patienten	kein Diabetes: 973 Patienten
Glukose pos. 13 Patienten	richtig positiv: 6	falsch positiv: 7
Glukose neg. 987 Patienten	falsch negativ: 21	richtig negativ: 966

Kapitel 7: Diagnostische Tests und Screeningverfahren **129**

Tabelle 19: Charakteristika eines diagnostischen Tests, die berechnet werden können, wenn man sie in einer Validierungsstudie mit dem Goldstandard vergleicht.

Eigenschaft	Andere Bezeichnung	Untersuchte Frage	Gleichung (s. Tabelle 17)
Sensitivität	richtig positiver Wert (positiv bei Krankheit)	Wie gut erfaßt der Test Leute mit der Krankheit?	a/a+c
Spezifität	richtig negativer Wert (negativ bei Gesundheit)	Wie gut schließt der Test die Leute aus, die die Krankheit nicht haben?	d/b+d
Positiver Vorhersagewert	positiver prädiktiver Wert; Post-Test-Wahrscheinlichkeit eines positiven Tests	Wenn jemand positiv getestet wird: Wie hoch ist die Wahrscheinlichkeit, daß er die Krankheit hat?	a/a+b
Negativer Vorhersagewert	negativer prädiktiver Wert; Post-Test-Wahrscheinlichkeit eines negativen Tests	Wenn jemand negativ getestet wird: Wie hoch ist die Wahrscheinlichkeit, daß er die Erkrankung nicht hat?	d/c+d
Genauigkeit	*accuracy*	Wie groß ist der Anteil korrekter Ergebnisse an allen Tests (d. h. die richtig positiven und richtig negativen)?	(a+d)/ (a+b+c+d)
Wahrscheinlichkeitsverhältnis eines positiven Tests	*likelihood ratio*	Wieviel wahrscheinlicher ist es, ein positives Ergebnis bei jemand mit der Erkrankung zu finden, im Vergleich zu jemand ohne die Erkrankung?	Sensitivität/ (1-Spezifität)

getestet wurden. Zur Vereinfachung habe ich diese Unregelmäßigkeiten nicht berücksichtigt und die Ergebnisse auf tausend getestete Teilnehmer bezogen.

In diesem Fall waren die Daten auf eine epidemiologische Umfrage zurückzuführen, mit der die Diabetes-Prävalenz in einer Population beurteilt werden sollte. Die Validierung des Urintests war ein Nebenergebnis der Hauptstudie. Wenn die Validierung das wichtigste Ziel der Studie gewesen wäre, hätten sich unter den Teilnehmern mehr Diabetiker befunden, wie Frage 2 in Abschnitt 7.3 zeigen wird. Wenn Sie sich die Originalveröffentlichung anschauen, werden Sie außerdem feststellen, daß als Goldstandard in der Diabetesdiagnose nicht der orale Glukosetoleranztest benutzt wurde, sondern einige eher ungwöhnliche Kriterien. Dennoch ist dieses Beispiel geeignet, um uns mit ein paar Zahlen zu versorgen, die wir in die Gleichungen aus der letzten Spalte von Tabelle 19 einsetzen können. Für den Urintest auf Diabetes können wir dann folgendes berechnen:

Sensitivität = $a/a+c = 6/27 = 22.2\%$
Spezifität = $d/b+d = 966/973 = 99.3\%$
positiver Vorhersagewert = $a/a+b = 6/13 = 46.2\%$
negativer Vorhersagewert = $d/c+d = 966/987 = 97.8\%$
Genauigkeit = $(a+d)/(a+b+c+d) = 972/1000 = 97.2\%$
Wahrscheinlichkeitsverhältnis für ein positives Ergebnis =
 Sensitivität/(1-Spezifität) = $22.2/0.7 = 32$
Wahrscheinlichkeitsverhältnis für ein negatives Ergebnis =
 (1-Sensitivität)/Spezifität = $77.8/99.3 = 0.78$

Anhand dieser Charakteristika sehen Sie wahrscheinlich, warum ich dem Fensterputzer nicht bestätigen konnte, daß er keinen Diabetes hat. Ein positiver Uringlukosetest ist nur zu 22 Prozent sensitiv. Das bedeutet, daß er fast vier Fünftel der wirklichen Diabetiker nicht erfaßt. Wenn klassische Symptome und eine positive Familienanamnese vorliegen, ist für den Fensterputzer die Wahrscheinlichkeit, die Krankheit zu haben, vor der Untersuchung («pretest likelihood») ziemlich hoch. Sie reduziert sich nur etwa um ein Fünftel (die negative «likelihood» ratio» von 0.78) bei einem einzigen negativen Urintest. Unter Berücksichtigung seiner Symptome sollte der Mann sich wohl einem genaueren Test auf Diabetes unterziehen.

Kapitel 7: Diagnostische Tests und Screeningverfahren **131**

7.3 Zehn Fragen, die man an eine Veröffentlichung stellen muß, die einen diagnostischen oder einen Screening-Test validiert

Bei der Erstellung der nachfolgenden Hinweise habe ich mich dreier publizierter Quellen bedient: der «Users' guides to the medical literature» (4, 5) und bei einem Buch der gleichen Autoren (6); bei einem neueren Artikel im *Journal of the American Medical Association* (7) und bei David Mants einfachen und pragmatischen Richtlinien «testing a test» (8).

Frage 1: Ist dieser Test potentiell relevant für meine Praxis?

Dies ist die sogenannte «so what?»-Frage, die Sackett und Mitarbeiter als die *Nützlichkeit* eines Tests bezeichnen (6). Selbst wenn der Test zu 100 Prozent valide, genau und zuverlässig wäre – würde er mir helfen? Würde er eine behandelbare Krankheit erkennen? Wenn dem so wäre, würde ich den Test meinem bisher verwendeten Verfahren vorziehen? Kann ich mir (bzw. mein Patient oder der Steuerzahler sich) den Test leisten? Würden meine Patienten ihm zustimmen? Würde er die Wahrscheinlichkeiten anderer Diagnosen so beeinflussen, daß ich meinen Behandlungsplan ändern würde? Wenn alle Antworten auf diese Fragen «nein» lauten, können Sie die Veröffentlichung wegwerfen (den Test auch), ohne mehr als den Abstract oder die Einleitung zu lesen.

Frage 2: Wurde der Test mit dem wirklichen Goldstandard verglichen?

Zuerst müssen Sie natürlich fragen, ob der Test überhaupt mit irgend etwas verglichen wurde! Es wurden gelegentlich Artikel geschrieben (und in der Vergangenheit auch veröffentlicht) in denen man nichts getan hat, außer an ein paar Dutzend Leuten einen neuen Test durchzuführen. Diese Übung mag zu ein paar Ergebnissen über den Test führen. Sie bestätigt jedoch nicht, daß «hohe» Werte für das Vorliegen der gesuchten Krankheit sprechen und «niedrige» Werte das Gegenteil beweisen.

Anschließend sollten Sie verifizieren, ob der verwendete «Goldstandard» auch wirklich diese Bezeichnung verdient. Ein gutes Mittel, um das festzustellen, ist die «so what?»-Frage von oben. In vielen Situationen gibt es keinen absoluten Goldstandard, mit dem diagnostiziert werden kann, ob eine Krankheit vorliegt oder nicht. Wie zu erwarten, sind es gerade diese Erkrankungen, für die am intensivsten nach neuen diagnostischen Tests geforscht wird. Daher müssen die Autoren solcher Veröffentlichungen eine ganze Reihe von Kriterien entwickeln und rechtfertigen, anhand derer der neue Test beurteilt wird. Ein wichtiger Punkt, den man überprüfen muß, ist, daß der zu validierende Test nicht ein Teil der Definition des Goldstandards ist.

Frage 3: Wurde die Validierungsstudie an einem ausreichend breiten Spektrum von Teilnehmern durchgeführt?

Wenn Sie einen neuen Cholesterin-Test bei 100 gesunden männlichen Medizinstudenten validieren wollen, können Sie keine Aussagen darüber treffen, wie der Test bei Frauen, Kindern oder älteren Menschen abschneidet, geschweige denn bei Patienten mit Krankheiten, bei denen das Cholesterin erhöht ist, ja, nicht einmal bei denen, die nie Medizin studiert haben! Obwohl nur wenige Wissenschaftler so naiv wären, für eine Validierungsstudie eine Gruppe auszuwählen, die zu einer so starken Verzerrung der Ergebnisse führen würde, ist in nur 27 Prozent der Studien explizit das Spektrum der getesteten Personen in bezug auf Alter, Geschlecht, Symptomtik und Schweregrad der Erkrankung sowie andere Kriterien definiert (7).

Wenn ein Test des Zitats und damit der Übertragung auf andere Situationen wert sein soll, muß die Unterschiedlichkeit der Teilnehmer und das Spektrum der Krankheitsausprägung angegeben werden. Denn ein bestimmter Test kann bei Frauen oder Jüngeren sensitiver sein als bei Männern oder Älteren. Aus dem gleichen Grund insistieren Sackett und Mitarbeiter immer wieder darauf, daß unter den Teilnehmern, an denen ein Test verifiziert werden soll, solche mit mildem und schwerem Krankheitsverlauf, Behandelte und Unbehandelte wie auch solche mit ähnlichen Symptomen anderer Ursache sein müssen (6).

Während die Sensitivität und Spezifität eines Tests von der *Prävalenz* der Erkrankung unabhängig sind, hängen der positive und der negative Vorhersagewert entscheidend von der Prävalenz ab. Deswegen sind Hausärzte oft – zu recht – skeptisch gegenüber der Anwendbarkeit von Tests, die beispielsweise an Klinikpatienten entwickelt wurden, da hier der Krankheitsgrad zumeist schwerer ist (s. Abschnitt 4.2). Ebenso trifft es zu, daß ein guter *diagnostischer* Test – der zumeist angewendet wird, wenn jemand Symptome hat, die eine bestimmte Erkrankung nahelegen – nicht notwendigerweise ein guter *Screening*-Test sein muß. Letzterer findet zumeist bei symptomfreien Personen Anwendung, in deren Population die Prävalenz der Erkrankung deutlich geringer ist.

Frage 4: Wurde eine Verzerrung durch Fehler in der Ausführung vermieden?

Das kann man einfach nachprüfen. Es bedeutet einfach: «Hat jeder, an dem der neue dignostische Test durchgeführt wurde, auch am Goldstandard-Test teilgenommen und umgekehrt?» Ich hoffe, daß Sie problemlos die Verzerrung in Studien entdecken, in denen der Goldstandard nur an denen getestet wurde, die bereits positiv auf den zu validierenden Test reagiert haben. Zusätzlich gibt es noch eine Menge anderer möglicher Fehlerquellen in der Durchführung, die zu einer Verzerrung führen können. Sie sprengen jedoch den Rahmen dieses Buches, so daß Interessierte auf die Veröffentlichung von Read und Kollegen verwiesen werden (7).

Frage 5: Wurde eine Verzerrung durch Erwartungen vermieden?

Zu Verzerrungen durch Erwartungen kommt es, wenn Pathologen und andere mit der Interpretation diagnostischer Ergebnisse Beschäftigte unbewußt von Einzelheiten der Fallgeschichte beeinflußt werden. Dies trifft beispielsweise zu, wenn sie von Thoraxschmerzen wissen und ein EKG beurteilen sollen. Im Kontext der Validierung diagnostischer Tests gegen einen Goldstandard lautet die Frage: «Wußten die Leute, die einen der Tests interpretiert haben, zu welchen Ergebnissen der Test bei den einzelnen Patienten geführt hat?» Ich habe in Abschnitt 4.5 bereits erklärt, daß alle Beurteilungen «blind» erfolgen sollten. Das heißt, der Person, die den Test interpretiert, sollten keinerlei Hinweise auf das zu erwartende Ergebnis gegeben werden.

Frage 6: Konnte der Test von den gleichen und von verschiedenen Beobachtern reproduziert werden?

Wenn der gleiche Beobachter den gleichen Test zu unterschiedlichen Zeitpunkten an einem Patienten durchführt, dessen Charakteristika sich nicht verändert haben, wird es in manchen Fällen zu abweichenden Ergebnissen kommen. Alle Testverfahren weisen diese Eigenart in gewissem Umfang auf, doch ein Test mit einer Reproduzierbarkeit von 99 Prozent spielt ganz klar in einer anderen Liga als einer mit der Reproduzierbarkeit von 50 Prozent. Verschiedene Faktoren können zur schlechten Reproduzierbarkeit eines diagnostischen Tests beitragen: die technische Präzision der Ausrüstung, die Variabilität des Beobachters (wenn er z. B. eine Farbe mit einer Referenzskala vergleichen muß), arithmetische Fehler etc.

Schauen Sie sich nochmals Abschnitt 4.5 an, und vergegenwärtigen Sie sich das Problem der Übereinstimmung zwischen verschiedenen Beobachtern. Wenn das gleiche Ergebnis interpretiert werden soll, stimmen zwei Personen nur in einem Teil der Fälle überein, was zumeist als κ-Wert ausgedrückt wird. Wenn der fragliche Test in Zahlen angegeben wird (wie etwa die Cholesterinkonzentration in mmol/l) ist die Übereinstimmung der Beobachter selten ein Thema. Wenn jedoch ein Röntgenbild beurteilt werden soll (wie das Mammographie-Beispiel aus Abschnitt 4.5) oder Patienten nach ihren Trinkgewohnheiten gefragt werden (9), ist es wichtig, die Reproduzierbarkeit durch verschiedene Beobachter auf einem akzeptablen Niveau zu halten.

Frage 7: Auf welche Merkmale des Tests kann man durch die Validierungsstudie schließen?

Alle oben angeführten Standards können erfüllt sein, und dennoch kann sich der Test als wertlos erweisen, weil der Test selbst nicht valide ist – d. h. seine Sensitivität, Spezifität und andere wichtige Merkmale sind zu gering. Dies ist bewiesenermaßen für den Uringlukosetest als Screeningmethode auf Diabetes der Fall (s. Abschnitt 7.2 oben). Wenn ein Test eine falsch negative Rate von fast 80 Prozent hat, führt er den Kliniker eher in die Irre, als daß er ihm bei der Diagnose einer fraglichen Erkrankung hilft.

Es gibt keine absoluten Wahrheiten für die Validität einer Screeningmethode, da das Entscheidende die Erkrankung ist, nach der gesucht

Kapitel 7: Diagnostische Tests und Screeningverfahren

wird. Kaum jemand von uns würde an einem Test auf Farbenblindheit herummäkeln, der zu 95 Prozent sensitiv und zu 80 Prozent spezifisch ist, denn bisher ist noch niemand an Farbenblindheit gestorben. Der Guthrie-Pricktest an der Ferse als Screening für angeborenen Hypothyreoidismus ist zu mehr als 99 Prozent sensitiv, hat jedoch einen positiven Vorhersagewert von nur 6 Prozent. Das heißt, er erfaßt so gut wie alle Babies mit dieser Erkrankung, was jedoch auf Kosten einer hohen falschpositiven Rate geht (10). Es ist jedoch weitaus wichtiger, jedes Baby mit diesem behandelbaren Leiden aufzufinden, weil es sonst schwere geistige Störungen davontragen würde, als hunderten von Eltern den vergleichsweise geringen Streß eines wiederholten Bluttests bei ihrem Kind zu ersparen.

Frage 8: Wurden Konfidenzintervalle für Sensitivität, Spezifität und andere Testcharakteristika angegeben?

Wie in Abschnitt 5.5 erläutert, wird mit dem – für fast alle Datenserien zu berechnenden – Konfidenzintervall der mögliche Bereich ausgedrückt, in dem der richtige Wert liegt. Gehen Sie nochmals zu dem Beispiel der Jury in Abschnitt 7.1 zurück. Wenn die Jury nur einen Mörder mehr für nicht schuldig befunden hätte, wäre die Sensitivität ihres Urteils von 67 Prozent auf 33 Prozent zurückgegangen und der positive Vorhersagewert von 33 Prozent auf 20 Prozent. Zu dieser großen (und nicht zu akzeptierenden) Abhängigkeit der Sensitivität von einer einzelnen Fallentscheidung kam es, weil wir die Leistung der Jury nur anhand von zehn Fällen bemessen haben. Die Konfidenzintervalle für die Charakteristika der Jury sind so groß, daß mein Computerprogramm die Berechnung verweigert hat! Bedenken Sie, daß das Konfidenzintervall um so kleiner ist, je größer die Gruppe gewählt wurde. Aus diesem Grund ist es besonders wichtig, die Konfidenzintervalle in einer Veröffentlichung zu beachten, in der nur über wenige Teilnehmer berichtet wird. Wenn Sie die Formel interessiert, mit der Sie Konfidenzintervalle für diagnostische Tests berechnen können, schauen Sie in Gardner und Altmans Buch *Statistics with Confidence* (11) nach.

Frage 9: Wurde ein vernünftiger «Normalbereich» aus den Ergebnissen abgeleitet?

Wenn der Test nicht-dichotome, d.h. numerische und keine Ja/Nein-Ergebnisse, ergibt, muß jemand beurteilen, ab wann ein Testergebnis nicht mehr als normal gilt. Vielen von uns geht es so mit den eigenen Blutdruckwerten. Wir wollen wissen, ob das Ergebnis «in Ordnung» ist, aber der Arzt insistiert auf einer Angabe wie «142/92». Wenn 140/90 als Schwelle für Bluthochdruck ausgewählt worden wäre, würden wir in die Kategorie «nicht normal» gehören, auch wenn sich die möglichen Folgen kaum von jemandem mit 138/88 unterscheiden würden. Viele praktizierende Ärzte geben ihren Patienten dann den behutsamen Rat: «Ihr Blutdruck ist nicht ganz in Ordnung, aber er ist auch nicht im gefährlichen Bereich. Kommen Sie in drei Monaten nochmal zur Kontrolle vorbei». Dennoch muß der Arzt zu einem bestimmten Zeitpunkt die Entscheidung treffen, daß *dieser* Blutdruck mit Tabletten behandelt werden muß und *jener* nicht.

Die Definition absoluter und relativer «Gefahrenzonen» für eine physiologische oder pathologische Variable ist eine komplexe Wissenschaft, die auch die Wahrscheinlichkeit von Wirkungen berücksichtigen muß, die mit der Therapie eigentlich verhindert werden sollen. Diesen Aspekt kann man durch die Verwendung von «likelihood ratios» («Wahrscheinlichkeitsverhältnissen») objektiver beurteilen (s. Abschnitt 7.4). Eine unterhaltsame Diskussion zu den verschiedenen Bedeutungen des Begriffs «normal» bei diagnostischen Untersuchungen findet sich im Buch von Sackett und Mitarbeitern (6) auf Seite 59.

Frage 10: Wurde der Test im Zusammenhang mit anderen für die Diagnose potentiell wichtigen Tests beurteilt?

Im allgemeinen behandeln wir Bluthochdruck nur auf der Grundlage der Blutdruckmessungen (auch wenn wir uns eher auf mehrere als auf eine einzige Messung verlassen). Vergleichen Sie dieses Vorgehen mit dem bei der Diagnose einer Verengung der Herzkranzgefäße. Zunächst wählen wir hier die Patienten mit einer typischen Anamnese für Belastungsangina mit Brustschmerz bei Anstrengung aus. Dann führen wir ein Ruhe-EKG, ein Belastungs-EKG und manchmal eine Szintigraphie durch, um minderversorgte Areale des Herzens zu entdecken. Bei den meisten Patienten wird eine Koronarangiographie (die definitive Untersuchung zur Feststellung einer Stenose) erst durchgeführt, nachdem ein pathologisches Ergebnis in einem der vorangegangenen Tests vorgelegen hat.

Wenn Sie bei hundert Leuten von der Straße eine Koronarangiographie durchführen, wird es wahrscheinlich zu sehr viel unterschiedlicheren positiven und negativen Vorhersagewerten – wahrscheinlich auch divergierenden Sensitivitäten und Spezifitäten – kommen als in der kranken Population, an der der Test ursprünglich validiert wurde. Daher sind die verschiedenen Aspekte der Validierung einer Koronarangiographie als diagnostischer Test nutzlos, wenn die Zahlen nicht als Anteil des gesamten diagnostischen Procedere ausgedrückt werden.

7.4 Eine Bemerkung zu «likelihood ratios»

In Frage 9 wurde erwähnt, wie problematisch die Definition eines Normalbereichs für eine fortlaufende Variable sein kann. Unter solchen Umständen kann es besser sein, die Testergebnisse nicht als «normal» oder «unnormal» zu beurteilen, sondern als die Wahrscheinlichkeit, mit der der Patient die entsprechende Krankheit hat, wenn das Testergebnis einen bestimmten Wert erreicht. Nehmen wir z. B. das Prostata-spezifische Antigen (PSA) als Screeningmethode auf Prostatakrebs. Bei den meisten Männern ist etwas PSA im Blut nachweisbar (sagen wir 0.5 ng/ml), bei denen mit fortgeschrittenem Prostatakrebs sind die Konzentrationen hingegen sehr hoch (über 20 ng/ml). Eine Konzentration von beispielsweise 7.4 ng/ml kann jedoch bei jemand vollkommen Gesundem ebenso gefunden werden wie im frühen Stadium der Krebserkrankung. Es gibt einfach keine klare Grenze zwischen normal und nicht normal (12).

Wir können jedoch die Ergebnisse einer Validierungsstudie des PSA-Tests gegen den Goldstandard (etwa die Biopsie) verwenden, um eine ganze Reihe von 2x2-Tabellen aufzustellen. In jeder Tabelle würde ein anderes PSA-Ergebnis verwendet werden, um einen Patienten als «normal» oder «nicht normal» zu klassifizieren. Aus diesen Tabellen können wir verschiedene «likelihood ratios» erstellen, die alle mit einer Konzentration oberhalb einer bestimmten Schwelle zusammenhängen. Wenn wir dann mit einem Ergebnis in der «Grauzone» konfrontiert sind, können nen wir wenigstens sagen, daß «dieser Test zwar nicht beweist, daß der

Patient Prostatakrebs hat, aber eine um den Faktor x erhöhte (oder erniedrigte) Wahrscheinlichkeit für diese Diagnose besteht».

Obwohl die «likelihood ratio» bei diagnostischen Tests etwas komplizierter zu berechnen ist, hat sie einen enormen praktischen Wert und wird zunehmend zum bevorzugten Mittel, um die Nützlichkeit verschiedener Tests zu vergleichen. Sackett und Mitarbeiter erklären in ihrem Buch (6) im Detail, wie die «likelihood ratio» dazu verwendet werden kann, eine bestimmte Diagnose auszuschließen oder zu bestätigen. Wenn z. B. jemand ohne jedes Symptom in mein Sprechzimmer kommt, weiß ich, daß er zu 5 Prozent eine Eisenmangelanämie hat, denn einer von 20 hat dieses Leiden. In der Sprache der diagnostischen Tests heißt das, daß die Prä-Test-Wahrscheinlichkeit einer Anämie, gleichbedeutend mit der Prävalenz dieser Erkrankung, 0.05 beträgt (13). Wenn ich jetzt also den diagnostischen Test auf Anämie durchführe – die Bestimmung der Serum-Ferritin-Konzentration –, wird das Ergebnis die Diagnose Anämie mehr oder weniger wahrscheinlich machen. Eine mäßig verringerte Ferritin-Konzentration (zwischen 18 und 45 µg/l) führt zu einer «likelihood-ratio» von 3, so daß die Wahrscheinlichkeit einer Anämie bei einem Patienten mit diesem Ergebnis 0.05 x 3 = 0.15 oder 15 Prozent beträgt. Dieser Wert wird als Post-Test-Wahrscheinlichkeit des Ferritintests bezeichnet. Streng genommen sollten «likelihood ratios» eher bei Verhältnissen als bei Wahrscheinlichkeiten Verwendung finden, doch die hier gezeigte einfachere Methode führt zu einer guten Annäherung wenn die Prä-Test-Wahrscheinlichkeit gering ist (korrekt gerechnet: in diesem Beispiel ist eine Prä-Test-Wahrscheinlichkeit von 5 Prozent gleichbedeutend mit dem Verhältnis 0.05/0.95 oder 0.053, ein positiver Test mit einer «likelihood ratio» von 3 führt zu einem Post-Test-Verhältnis von 0.158, was gleichbedeutend mit einer Post-Test-Wahrscheinlichkeit von 14 Prozent ist).

In Abbildung 4 ist ein von Sackett und Mitarbeitern nach einer Originalveröffentlichung von Fagan (14) adaptiertes Nomogramm gezeigt, mit dem Post-Test-Wahrscheinlichkeiten bestimmt werden können, wenn Prä-Test-Wahrscheinlichkeit (Prävalenz) und «likelihood ratios» eines Tests bekannt sind. Die Geraden A, B und C gehen von einer Prä-Test-Wahrscheinlichkeit von 25 Prozent aus (die Prävalenz des Rauchens unter britischen Erwachsenen) und schneiden die «likelihood ratio» bei 15, 100 und 0.015 – drei verschiedene Tests, um zu erfassen, ob jemand raucht (15). Test C erfaßt, ob jemand ein Nichtraucher ist, und ein posi-

Kapitel 7: Diagnostische Tests und Screeningverfahren

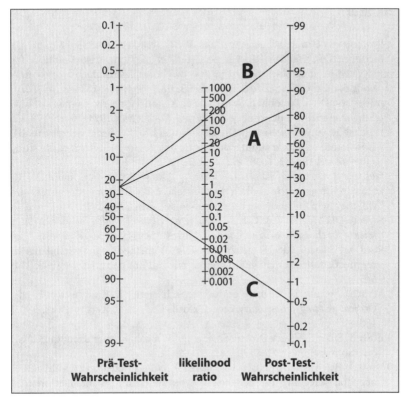

Abbildung 4: Verwendung der «likelihood ratio», um die Post-Test-Wahrscheinlichkeit zu berechnen, daß jemand ein Raucher ist.

tives Ergebnis in diesem Test würde zu einer Post-Test-Wahrscheinlichkeit von nur 0.5 Prozent führen.

Zusammenfassend muß betont werden, daß man – wie ich bereits zu Beginn des Kapitels ausgeführt habe – sehr weit mit diagnostischen Tests kommen kann, ohne sich auf «likelihood ratios» beziehen zu müssen. Ich habe selbst jahrelang einen Bogen darum gemacht. Wenn Sie sich jedoch einen Nachmittag Zeit nehmen, um das Wesentliche dieses Aspekts der klinischen Epidemiologie zu erfassen, garantiere ich Ihnen, daß Sie Ihre Zeit sinnvoll genutzt haben.

Literatur

1 WHO Study Group. Diabetes mellitus. *WHO Tech Rep Ser* 1985; **727**.
2 McCance DR, Hanson RL, Charles M-A, et al. Comparison of tests for glycated haemoglobin and fasting and two hour plasma glucose concentrations as diagnostic measures for diabetes. *BMJ* 1994; **308**: 1323–8.
3 Andersson DKG, Lundbld E, Svardsudd K. A model for early diagnosis of type 2 diabetes mellitus in primary health care. *Diabet Med* 1993; **10**: 167–73.
4 Jaeschke R, Guyatt G, Sackett DL. Users' guides to the medical literature. III. How to use an article about a diagnostic test. A. Are the results of the study valid? *JAMA* 1994; **271**: 389–91.
5 Jaeschke R, Guyatt G, Sackett DL. Users' guides to the medical literature. III. How to use an article about a diagnostic test. B. What were the results and will they help me in caring for my patients? *JAMA* 1994; **271**: 703–7.
6 Sackett DL, Haynes RB, Guyatt GH, et al. *Clinical epidemiology – a basic science for clinical medicine.* London: Little Brown, 1991; 51–68.
7 Read MC, Lachs MS, Feinstein AR. Use of methodological standards in diagnostic test research: getting better but still not good. *JAMA* 1995; **274**: 645–51.
8 Mant D. Testing a test: three critical steps. In: Jones R, Kinmonth A-L, eds. *Critical reading for primary care.* Oxford: Oxford University Press, 1995; 183–90.
9 Bush B, Shaw S, Cleary P, et al. Screening for alcohol abuse using the CAGE questionnaire. *Am J Med* 1987; **82**: 231–6.
10 Verkerk PH, Derksen-Lubsen G, Vulsma T, et al. Evaluation of a decade of neonatal screening for congenital hypothyroidism in the Netherlands. *Nederlands Tijdschrift voor Geneeskunde* 1993; **137**: 2199–205.
11 Gardner MJ, Altman DG, eds. *Statistics with confidence: confidence intervals and statistical guidelines.* London: BMJ Publishing, 1989.
12 Catalona WJ, Hudson MA, Scardino PT, et al. Selection of optimal prostate specific antigen cutoffs for early diagnosis of prostate cancer: recciver operator characteristic curves. *J Urol* 1994; **152**: 2037–42.
13 Guyatt GH, Patterson C, Ali M, et al. Diagnosis of iron deficiency anemia in the elderly. *Am J Med* 1990; **88**: 205–9.
14 Fagan TJ. Nomogram for Bayes' theorem. *N Engl J Med* 1975; **293**: 257–61.
15 Anonymous. How good is that test – using the result. *Bandolier* 1996; **3**: 6–8.

Kapitel 8:
Veröffentlichungen, die andere Veröffentlichungen zusammenfassen (systematische Reviews und Meta-Analysen)

8.1 Wann gilt ein Review als systematisch?

Erinnern Sie sich noch an die Aufsätze, die Sie zu Beginn des Studiums geschrieben haben? Sie haben sich in der Bibliothek herumgetrieben und die Inhaltsverzeichnisse von Büchern und Zeitschriften durchgeblättert. Wenn Sie einen Absatz entdeckten, der Ihnen wichtig erschien, haben Sie ihn kopiert, und wenn etwas nicht zu Ihrer Theorie paßte, haben Sie es weggelassen. Dieses ist mehr oder weniger die Methode des *narrativen* Reviews – ein Überblick über Primärstudien, die nicht auf standardisierte und objektive Weise ausgewählt und analysiert wurden. Journalisten, die dafür bezahlt werden, wieviel sie schreiben, und nicht, wieviel sie lesen oder wie kritisch sie es weiterverarbeiten, treiben den narrativen Überblick auf die Spitze, weswegen die meisten «Durchbrüche in der Forschung», die sie heute in der Zeitung lesen, zumeist vor Ende des Jahres schon wieder diskreditiert sind. Im Gegensatz dazu ist ein *systematischer* Review ein Überblick über Primärstudien, die:

- eine explizite Erwähnung der Ziele, Materialien und Methoden enthalten
- nach einer expliziten und reproduzierbaren Methodik durchgeführt wurden (s. Abbildung 5, S. 142) (1).

142 Einführung in die Evidence-based Medicine

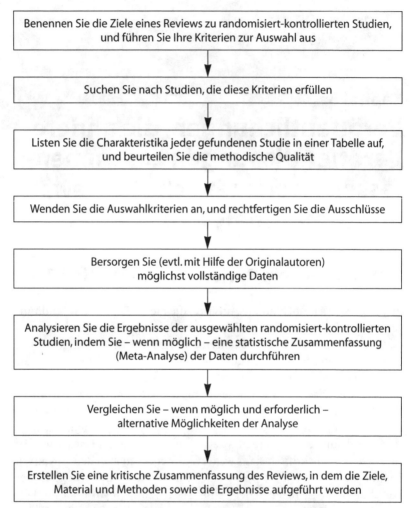

Abbildung 5: Methodik für einen systematischen Review randomisiert-kontrollierter Studien.

Die dauerhaftesten und nützlichsten systematischen Reviews – insbesondere die der Cochrane Collaboration (s. Abschnitt 2.10) – werden regelmäßig aktualisiert, damit neue Belege hinzugefügt werden können.

Viele, wenn nicht die meisten medizinischen Reviews werden immer noch in der narrativen oder journalistischen Form geschrieben. Profes-

Kapitel 8: Systematische Reviews und Meta-Analysen 143

sor Paul Knipschild beschreibt in Iain Chalmers und Douglas Altmans ausgezeichnetem Buch *Systematic Reviews* (2), wie der Biochemiker und zweifache Nobelpreisträger Linus Pauling selektive Zitate aus der medizinischen Literatur verwendet hat, um seine These zu «beweisen», daß man mit Vitamin C länger lebt und sich besser fühlt (3). Als Knipschild und Mitarbeiter die Literatur *systematisch* nach Beweisen für und wider diese Hypothese durchsuchten, fanden sie zwar ein oder zwei Studien, die den Schluß nahelegten, daß Vitamin C einer Erkältung vorbeugt. Es gab jedoch weit mehr Studien, die überhaupt keinen Nutzen von Vitamin C entdecken konnten.

Linus Pauling hat seine Leser wahrscheinlich nicht absichtlich täuschen wollen, aber da seine Begeisterung für die Sache seine wissenschaftliche Objektivität bei weitem übertroffen hat, ist ihm die Verzerrung durch die Auswahl der Veröffentlichungen wohl nicht aufgefallen. Es gibt viele Studien – die meisten von Professor Cynthia Mulrow vom Health Science Center der Universität Texas in den USA – die das mulmige Gefühl bestätigen, daß, wenn Sie oder ich den gleichen Versuch wie Linus Pauling unternehmen und die medizinische Literatur nach Beweisen für unsere geliebten Theorien durchforsten, alles andere als wissenschaftliche Ergebnisse dabei herauskommen (4). Mulrow gebührt zusammen mit Iain Chalmers vom britischen Cochrane Zentrum und Peter Gotzsche und Andy Oxman vom «Nordic Cochrane Centre» (s. Abschnitt 2.10) das Verdienst, die übrigen Mediziner davon überzeugt zu haben, daß schlampige sekundäre Forschung – wie bei journalistischen Reviews – wissenschaftlich genauso gefährlich ist wie schlampige primäre Forschung. Einige Vorteile systematischer Reviews werden in Tabelle 20 (s. S. 144) aufgeführt.

Experten, die sich seit Jahren mit einem Gebiet beschäftigen und wissen, wie die Antwort ausfallen «sollte», sind signifikant schlechter dazu in der Lage, einen objektiven Review zu ihrem Thema zu erstellen, als Nicht-Experten (5). Diese Tatsache wäre von geringer Konsequenz, wenn man darauf vertrauen könnte, daß die Expertenmeinung mit den Ergebnissen systematischer Reviews übereinstimmt – dem ist jedoch meistens nicht so (6). Das heißt, daß Sie, wenn Sie jemand dafür bezahlen würden, die besten objektiven Beweise für den Nutzen von Antikoagulantien bei Vorhofflimmern zusammenzutragen, einen Experten für systematische Reviews zusammen mit einem Experten für Vorhofflimmern engagieren sollten.

Hoffentlich haben Sie bemerkt, daß das in Abbildung 5 skizzierte Vorgehen zum Erstellen systematischer Reviews ein Beispiel für *induktives*

Tabelle 20: Vorteile systematischer Reviews (3).

- Explizit aufgeführte Medthoden *verringern die potentielle Verzerrung* durch die Auswahl und den Ausschluß von Studien.
- Die Schlußfolgerungen sind daher *zuverlässiger* und *genauer*.
- Von Forschern, Medizinern und Politikern kann viel *Information* in kurzer Zeit aufgenommen werden.
- Die Zeit zwischen neuen Entdeckungen in der Forschung und ihrer *Anwendung* in Diagnostik und Therapie wird potentiell verringert (s. Kapitel 12).
- Die Resultate verschiedener Studien können formal verglichen und damit eine *Generalisierbarkeit* und *Konsistenz* der Ergebnisse hergestellt werden (s. Abschnitt 8.4).
- Die Gründe für *unterschiedliche Ergebnisse* und Studien können erfaßt werden und zu neuen Hypothesen über Subgruppen führen (s. Abschnitt 8.4).
- Quantitative systematische Reviews (Meta-Analysen) erhöhen die *Präzision* des Gesamtergebnisses (s. Abschnitte 4.6 und 8.3).

Argumentieren ist (s. Abschnitt 3.1), bei dem die «Daten» – wie hier die veröffentlichten Studien – in einer Art und Weise erfaßt werden, daß eine systematische Verzerrung vermieden wird und sich die Schlußfolgerung aus dem ergibt, was die Daten wirklich belegen. Zu jedem Zeitpunkt können neue Daten entstehen, die mit der Schlußfolgerung nicht übereinstimmen. Sie müssen dann verworfen oder modifiziert werden. Im Gegensatz dazu ist das journalistische Review – wie am Buch von Pauling illustriert (3) – ein gutes Beispiel für *deduktives Argumentieren* im Bereich sekundärer Forschung: Wenn es Studien gibt, die der Hypothese widersprechen, wird nicht die Hypothese verworfen, sondern die Studie.

Um gegenüber Pauling fair zu bleiben: Er hat einige Studien erwähnt, die seine Theorie nicht unterstützten, wonach Vitamin C einer Erkältung vorbeugt. Aber alle diese Studien hat er als «methodisch schlampig» bezeichnet. Wie Knipschild gezeigt hat, traf dieser Vorwurf auf viele der Studien zu, die Pauling in seine Analyse aufnahm. Da sie jedoch mit seiner Theorie übereinstimmten, war er – womöglich unbewußt – weniger kritisch gegenüber den Schwächen im Design dieser Arbeiten.

Ich erwähne diesen Punkt, um zu zeigen, daß es bei der Erstellung eines systematischen Reviews nicht nur wichtig ist, gründlich und objektiv nach relevanten Artikeln zu suchen, sondern auch explizite Kriterien unabhängig von den Studienergebnissen aufzustellen, nach denen man einen Artikel als «schlampig» beurteilt. Das heißt, daß Sie eine Studie nicht verwerfen sollten, weil alle andere Studien auf diesem Gebiet zu einem anderen Ergebnis gekommen sind (s. Abschnitt 8.4), sondern weil – *wie auch immer die Ergebnisse ausgefallen sind* – die Zielsetzung und Methodik der Studie Ihre zuvor formulierten Standards nicht erfüllt hat.

8.2 Systematische Reviews beurteilen

Frage 1: Können Sie eine wichtige klinische Frage erkennen, die das Review untersucht hat?

Gehen Sie zu Kapitel 3 zurück, in dem ich erklärt habe, wie wichtig es ist, eine Frage zu definieren, wenn man eine klinische Studie oder eine andere Veröffentlichung der primären Forschung liest. Ich habe dies als «auf seine Kosten kommen» bezeichnet, denn eine sichere Methode, sich von einer Veröffentlichung verwirren zu lassen, besteht darin, nicht zu wissen, wovon sie handelt. Die Definition einer spezifischen und beantwortbaren Frage ist das Wichtigste (und leider oft Vergessene) in der Erstellung eines Überblicks zu primären Studien. Wenn Sie jemals versucht haben sollten, die Ergebnisse von einem Dutzend klinischer Studien in einem Essay, Editorial oder einem Aufsatz zur Prüfungsvorbereitung zusammenzufassen, werden Sie wissen, daß man sich nur allzu leicht in Nebenaspekten des Themas verliert, über die man nie etwas wissen wollte.

Die Frage, die durch einen systematischen Review untersucht werden soll, muß sehr präzise formuliert werden. Der Reviewer muß eine Ja-/Nein-Entscheidung treffen, ob eine potentiell relevante Veröffentlichung aufgenommen oder als «irrelevant» verworfen wird. Die Frage «Verhindern Antikoagulantien Schlaganfälle bei Patienten mit Vorhofflimmern?» klingt ziemlich spezifisch, solange Sie sich noch nicht die Liste potentiell zu berücksichtigender Studien angeschaut haben. Gehören zum «Vorhofflimmern» sowohl rheumatische als auch nicht-rheumatische Formen (die mit ganz unterschiedlichen Schlaganfallrisiken einhergehen), und gehört auch das intermittierende Vorhofflimmern dazu? Mein Großvater bekam beispielsweise immer dann Vorhofflimmern, wenn er Kaffee trank, so daß er wohl in jeder Studie als Fall in der «Grauzone» gegolten hätte.

Gehört zum «Schlaganfall» sowohl der durch ein *verschlossenes* Blutgefäß im Gehirn verursachte ischämische Schlaganfall als auch der durch ein *geplatztes* Gefäß bedingte hämorrhagische Schlaganfall? Und, wo wir schon bei platzenden Blutgefäßen sind, sollten wir nicht Schaden und Nutzen der Antikoagulantien gegeneinander abwägen? Sollten echte Antikoagulantien wie Heparin und Warfarin mit Plazebo verglichen werden oder mit anderen Medikamenten, wie Aspirin u. ä., die die Verklumpungstendenz des Blutes herabsetzen? Sollten die Reviewer schließlich Studien über Patienten mit einschließen, die bereits einen Schlaganfall oder eine transitorische ischämische Attacke hatten, oder sollten sie sich auf Patienten ohne diese starken Risikofaktoren beschränken? Die «einfache» Frage von vorhin hat sich als unbeantwortbar herausgestellt und muß wie folgt verfeinert werden:

> «Um die Effektivität und Sicherheit einer Antikoagulantientherapie mit Medikamenten vom Warfarin-Typ in der Sekundärprävention zu beurteilen, wird bei Patienten mit nicht-rheumatisch bedingtem Vorhofflimmern Verum mit Plazebo verglichen.»

Frage 2: Wurde in der richtigen Datenbank eine gründliche Suche durchgeführt, und wurden auch andere potentiell wichtige Quellen verwendet?

Wie Abbildung 5 zeigt, besteht ein Nutzen systematischer Reviews darin, daß der Autor im Gegensatz zum journalistischen Review ausführen muß, woher er seine Informationen hat und wie sie genutzt wurden. Wie ich in Kapitel 2 ausgeführt habe, ist die Literaturrecherche mit Medline eine sehr ausgeklügelte Wissenschaft. Selbst die beste Medline-Suche wird einige wichtige Veröffentlichungen nicht aufdecken, so daß der Reviewer auch auf andere Datenbanken, wie in Abschnitt 2.10 aufgeführt, zurückgreifen muß.

Bei der Suche nach Studien für einen Review sollte sprachlicher Imperialismus aus wissenschaftlichen wie auch aus politischen Gründen unbedingt vermieden werden. Den Bezeichnungen «eine Plazebo-kontrollierte Doppelblindstudie» und «une étude randomisée a double insu face au placebo» sollte genauso viel Gewicht gegeben werden wie einem «double blind, randomised controlled trial» (8). Insbesondere wenn eine statistische Analyse der Ergebnisse (Meta-Analyse) geplant ist, kann es weiterhin notwendig sein, die Autoren der Primärstudien um Rohdaten zu ihren Patienten zu bitten, die natürlich im Review nicht erscheinen (s. Abschnitt 8.3).

Tabelle 21: Checkliste der Datenquellen für einen systematischen Review.

- Medline-Datenbank
- Cochrane Controlled Trials Register (s. Abschnitt 2.10)
- andere medizinische und paramedizinische Datenbanken (s. Abschnitt 2.10)
- «graue Literatur» (Dissertationen, interne Berichte, Zeitschriften ohne Gutachtersystem, Veröffentlichungen der pharmazeutischen Industrie)
- Zitatangaben (und Zitate von Zitaten) aus Primärquellen
- andere unpublizierte Quellen, die Experten bekannt sind (durch persönliche Gespräche zu erfragen)
- Rohdaten aus unpublizierten Studien (durch persönliche Gespräche zu erfragen)

Paul Knipschild und Mitarbeiter haben gezeigt, daß bei ihrer Literatursuche zu Vitamin C und Erkältungsprophylaxe nur 22 von 61 aufgenommenen Studien aus der Suche in elektronischen Datenbanken stammten. Die übrigen 39 Studien wurden per Hand in der Index-Medicus-Datensammlung entdeckt (14 Studien), durch Medline-Suche der Zitate aus bereits gefundenen Quellen (15 Studien) und über die Zitate aus Zitatangaben (9 Studien). Eine Studie wurde durch die Zitatangaben aus Zitatangaben gefunden.

Seien Sie gegenüber dem Reviewer nicht zu unnachgiebig, wenn er den letzten Punkt nicht zur Perfektion getrieben hat. Denn insgesamt fanden Knipschild und Mitarbeiter heraus, daß nur eine der Studien, die nicht in Medline aufzufinden war, die Kriterien methodischer Qualität erfüllte und letztendlich zu ihrem systematischen Review über die Erkältungsprävention durch Vitamin C beigetragen hat (8). Eine genaue Untersuchung anderer Datenbanken als Medline und der «grauen Literatur» ist wahrscheinlich von größerer Bedeutung, wenn es um Studien geht, die außerhalb des medizinischen Mainstreams angesiedelt sind und etwa die Physiotherapie oder alternativen Heilverfahren behandeln (9).

Frage 3: Wurde die methodische Qualität beurteilt, und wurden die Studien angemessen gewichtet?

Kapitel 3 und 4 enthalten ebenso wie Anhang A einige Checklisten, mit denen überprüft werden kann, ob eine Veröffentlichung geradewegs aus

Tabelle 22: Den Studien in einem systematischen Review die richtige Gewichtung zukommen lassen.

Jede Studie sollte in Hinblick auf folgende Punkte untersucht werden:
- *methodische Qualität*: d. h. in welchem Ausmaß sind Studiendesign und Durchführung anfällig für systematische Verzerrungen (s. Abschnitt 4.4)
- *Präzision*: d. h. wie wahrscheinlich sind zufällige Fehler (läßt sich zumeist durch die Konfidenzintervalle ausdrücken)
- *externe Validität*: d. h. in welchem Ausmaß können die Ergebnisse auf eine bestimmte Population generalisiert und angewendet werden

Zusätzlichen Qualitätsaspekten wie wissenschaftlicher Bedeutung, klinischer Bedeutung und literarischer Qualität wird von Gutachtern und Herausgebern zu Recht großes Gewicht eingeräumt, doch sind sie für den systematischen Reviewer weniger wichtig, wenn die zu untersuchende Frage erst einmal definiert ist.

methodischen Gründen verworfen werden sollte. Aber auch wenn nur 1 Prozent aller klinischen Studien jenseits aller methodischen Kritik stehen, lautet die praktische Frage, wie man «eine kleine, aber perfekt designte» Studie gegenüber einer größeren, aber methodisch fragwürdigeren Arbeit bewerten soll.

Methodische Kurzschlüsse, durch die die Ergebnisse einer Studie ungültig werden, sind häufig grundsätzlicher Art (d. h. sie sind unabhängig vom Thema, s. Anhang A). Dennoch gibt es besondere methodische Kriterien, die eine Unterscheidung zwischen guten, mittelmäßigen und schlechten Arbeiten ermöglichen. Daher gehört es zu einer der Aufgaben eines systematischen Reviewers, eine Liste mit grundsätzlichen wie auch speziellen Qualitätskriterien aufzustellen, die bei jeder Studie Anwendung finden. Theoretisch könnte eine Gesamtpunktzahl berechnet werden, mit der die methodische Qualität erfaßt wird. In der Praxis sollte gegenüber einer derartigen Klassifizierung jedoch Vorsicht geboten sein, da es keinen Goldstandard für die «richtige» methodische Qualität einer Studie gibt (10) und solche Punktwertungen daher wahrscheinlich weder valide noch zuverlässig wären (11, 12). Die verschiedenen Review-Gruppen der Cochrane Collaboration sind dabei, themenspezifische Methoden zu erstellen, um Qualitätsbewertungen für Forschungsstudien durchführen zu können (13, 14).

Kapitel 8: Systematische Reviews und Meta-Analysen **149**

Frage 4: Wie beeinflussen die Studienergebnisse die Art und Weise des Reviews?

Wenn Sie diese Frage nicht verstehen, sollten Sie sich die amüsante Veröffentlichung von Carl Counsell und Mitarbeitern in der Weihnachtsausgabe des *British Medical Journal* 1994 anschauen (15). Darin wurde eine unwahre Beziehung zwischen den Ergebnissen beim Würfelspiel und den Folgen eines akuten Schlaganfalls «nachgewiesen». Die Autoren berichteten über mehrere Würfelexperimente, in denen rote, weiße und grüne Würfel eine jeweils andere Behandlungsform für akuten Schlaganfall bedeuteten.

Insgesamt ergaben die «Studien» keinen signifikanten Nutzen der drei Behandlungsmethoden. Dennoch zeigte die Simulation mehrerer durchaus vorstellbarer Gegebenheiten während der Erstellung der Meta-Analyse – wie etwa der Ausschluß einiger «negativer» Studien durch Auswahlverzerrung (s. Abschnitt 3.3), eine Subgruppenanalyse ohne Berücksichtigung der Daten aus den Experimenten mit roten Würfeln (da rückwirkend die roten Würfel schädlich zu sein schienen) und anderer strittiger Ausschlüsse aufgrund «methodischer Qualität» –, daß ein anscheinend hochsignifikanter Nutzen der «Würfel-Therapie» bei akutem Schlaganfall besteht.

Sie können natürlich niemanden vom Schlaganfall heilen, indem Sie würfeln, doch wenn diese simulierten Ergebnisse Teil einer medizinischen Kontroverse wären (wie etwa die Frage, welche postmenopausalen Frauen eine Hormonersatztherapie bekommen oder ob alle Babys mit Steißlage durch Kaiserschnitt zur Welt kommen sollten), würden Sie diese subtile Möglichkeit der systematischen Verzerrung wahrscheinlich anders beurteilen. Eine Lösung bietet das Durcharbeiten der «Was wäre wenn?»-Fragen. Was wäre passiert, wenn der Autor des systematischen Reviews die Einschlußkriterien für Studien verändert hätte? Was wäre, wenn nichtveröffentlichte Studien ausgeschlossen worden wären? Was wäre, wenn ihre «Qualitätsgewichtung» anders ausgefallen wäre? Was wäre, wenn Studien minderer methodischer Qualität eingeschlossen (oder ausgeschlossen) wären? Was wäre, wenn man für alle Patienten, die die Studien nicht abgeschlossen haben, den Todesfall oder die Heilung annehmen würde?

Eine Untersuchung dieser «Was wäre wenn?» wird auch als *Sensitivitäts-Analyse* bezeichnet. Wenn Sie meinen, daß ein derartiges Jonglieren mit den Daten nichts an den Gesamtergebnissen des Reviews verändert, stehen die Schlußfolgerungen des Reviews auf stabilem Grund. Wenn jedoch einige der Schlüsselergebnisse verschwinden, sobald eine der «Was wäre wenn?»-Fragen sich verändert, sollte die Schlußfolgerung zurückhaltender ausgedrückt werden und eine Änderung Ihres praktischen Vorgehens zurückgestellt werden.

Frage 5: Wurden die Meßergebnisse vernünftig interpretiert und im breiteren Zusammenhang der Problematik diskutiert?

Wie der nächste Abschnitt zeigen wird, ist man schnell von den Abbildungen und Graphiken in einem systematischen Review beeindruckt. Doch jedes Ergebnis, wie präzise, genau, «signifikant» und unwiderlegbar es auch immer sein mag, muß im Zusammenhang mit der einfachen und (oft) frustrierend allgemeinen Frage stehen, die das Review untersucht. Der Kliniker muß entscheiden, wie (wenn überhaupt) das Ergebnis die Betreuung einzelner Patienten beeinflussen soll – *unabhängig davon, wie signifikant es ist.*

Ein besonders zu beachtender Punkt bei der Erstellung oder Beurteilung eines systematischen Reviews ist die externe Validität der einbezogenen Studien (s. Tab. 22). Eine Studie kann von hoher methodischer Qualität sein und präzise und eindrucksvolle Ergebnisse aufweisen – wenn sie jedoch an Teilnehmern unter 60 durchgeführt wurde, ist sie für Patienten, die älter als 75 sind, nicht valide. Wenn irrelevante Studien für systematische Reviews herangezogen werden, führt das garantiert zu Absurditäten und vermindert die Glaubwürdigkeit sekundärer Forschung, wie Sir John Grimmley Evans kürzlich betonte (s. Abschnitt 9.1) (16).

8.3 Meta-Analysen für Nicht-Statistiker

Wenn ich ein Wort auswählen sollte, das die Ängste und Befürchtungen vieler Studenten, Kliniker und Konsumenten gegenüber Evidence-based Medicine auf den Punkt bringt, so lautet dieses Wort Meta-Analyse. Die Meta-Analyse, definiert als *eine statistische Synthese der numerischen Ergebnisse verschiedener Studien, die alle die gleiche Frage untersucht haben,* ist die Chance des Statistikers, Ihnen einen doppelten Schlag zu versetzen: Zuerst werden Sie durch all die statistischen Tests in den einzelnen Veröffentlichungen beeindruckt, um sich dann einer ganzen Reihe neuer Tests gegenüber zu sehen, mit denen Chancenverhältnisse, Konfidenzintervalle und Signifikanzwerte berechnet werden.

Wie ich in Kapitel 5.1 bereits gebeichtet habe, gerate auch ich in Panik, wenn ich Brüche, Quadratwurzeln und fast vergessene griechische Buchstaben sehe. Aber bevor Sie die Meta-Analyse in die Schublade der neumodischen Dinge legen, die Sie nie verstehen werden, beachten Sie zwei Punkte: Erstens trägt die Meta-Analyse zwar vielleicht eine unschöne Verkleidung, aber sie ist auf jeden Fall *auf Ihrer Seite*. Viele Nicht-Statistiker können eine Meta-Analyse besser verstehen als den Haufen primärer Studien, aus denen sie entstanden ist. Zweitens sind die statistischen Methoden zur Erstellung einer Meta-Analyse die gleichen wie für jede andere Daten-Analyse – lediglich die Zahlen sind etwas größer.

Die erste Aufgabe für den Meta-Analytiker besteht – nachdem er die verschiedenen Stufen für einen systematischen Review aus Abbildung 5 erledigt hat – in der Entscheidung, welche der von den verschiedenen Autoren der Primärstudien gewählten Erfolgsparameter sich am besten für die Meta-Analyse eignen. In Studien zu einer bestimmten Chemotherapie bei Brustkrebs werden manche Autoren kumulative Mortalitätszahlen mit Schwellen bei drei und zwölf Monaten angegeben haben, während in anderen Studien sechs Monate, zwölf Monate und fünf Jahre als Maßstab für die kumulative Mortalität zu finden sind. Man kann sich dann dafür entscheiden, daß drei Monate ein klinisch relevanter Maßstab sind, und müßte daraufhin die anderen Autoren um Rohdaten bitten, damit man diese Zahlen berechnen kann.

Neben der Zahlenspielerei gehört es zur Aufgabe des Meta-Analytikers, wichtige Informationen zu Einschlußkriterien, Gruppengröße, Patientencharakteristika zu Beginn der Studie, Abbrecherrate und den Ergebnissen der Endpunktbewertung tabellarisch aufzulisten. Wenn diese Aufgabe ordentlich erledigt ist, kann man sowohl die Methodik als auch die Ergebnisse von Studien vergleichen, die von den Autoren auf unterschiedliche Art dokumentiert wurden. Obwohl solche Tabellen optisch oft entmutigend sind, wird Ihnen dadurch das Durchpflügen der Methodenabschnitte jeder einzelnen Veröffentlichung und der Vergleich der Tabelle des einen Autors mit einer Tortengraphik des anderen erspart.

Heutzutage werden die Ergebnisse von Meta-Analysen zumeist in standardisierter Form dargestellt. Dies liegt zum Teil daran, weil Meta-Analytiker häufig bestimmte Software benutzen (zumeist MetaView, das

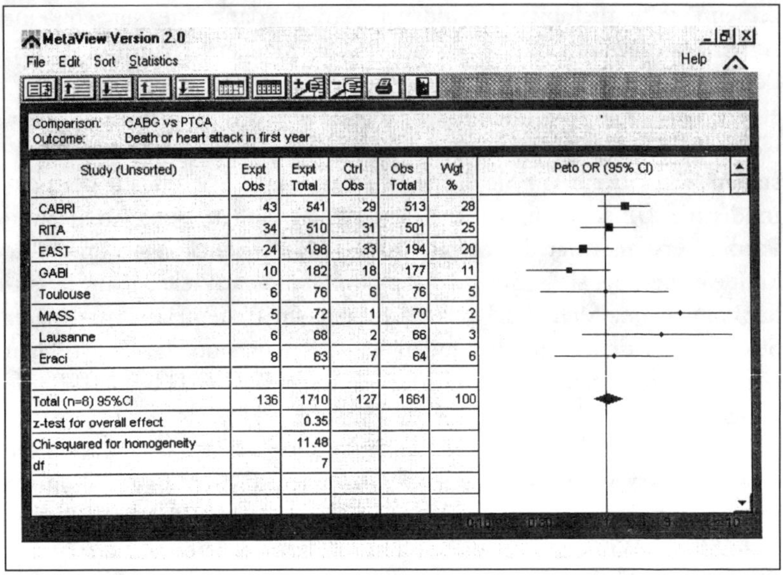

152 Einführung in die Evidence-based Medicine

```
MetaView Version 2.0
File  Edit  Sort  Statistics                                        Help

Comparison:  CABG vs PTCA
Outcome:     Death or heart attack in first year
```

Study (Unsorted)	Expt Obs	Expt Total	Ctrl Obs	Obs Total	Wgt %	Peto OR (95% CI)
CABRI	43	541	29	513	28	
RITA	34	510	31	501	25	
EAST	24	198	33	194	20	
GABI	10	182	18	177	11	
Toulouse	6	76	6	76	5	
MASS	5	72	1	70	2	
Lausanne	6	68	2	66	3	
Eraci	8	63	7	64	6	
Total (n=8) 95%CI	136	1710	127	1661	100	
z-test for overall effect		0.35				
Chi-squared for homogeneity		11.48				
df		7				

Abbildung 6: Gepoolte Chancenverhältnisse von acht randomisiert-kontrollierten Studien zu koronararteriellem Bypass und perkutaner koronarer Angioplastie in MetaView-Format.

auch vom britischen Cochrane Zentrum verwendet wird), zu denen auch ein Graphik-Paket gehört, das die Ergebnisse wie in Abbildung 6 zeigt. Ich habe mit Erlaubnis des Autors in MetaView die graphische Darstellung der gepoolten Chancenverhältnisse («odds ratios») aus acht randomisiert-kontrollierten Studien verwendet, in denen die koronare Bypass-OP (CABG) mit perkutaner koronarer Angioplastie (PTCA) zur Behandlung schwerer Angina pectoris verglichen wurde (17). Die primäre Meßvariable in der Meta-Analyse war Tod oder Myokardinfarkt innerhalb eines Jahres.

Die acht Studien sind durch ihr Akronym dargestellt (z. B. CABRI) und finden sich in der linken Seite der Abbildung. Der horizontale Strich zeigt für jede Studie das relative Risiko eines Todesfalls oder Herzinfarkts im Vergleich der randomisierten PTCA und CABG-Gruppen. Der «Klecks» in der Mitte jedes Strichs stellt die «Punktschätzung» des Unterschieds zwischen beiden Gruppen dar (die beste einzelne Schätzung des Nutzen in geretteten Leben durch CABG im Vergleich zu PTCA), und

Kapitel 8: Systematische Reviews und Meta-Analysen 153

die Länge des Strichs zeigt das 95 Prozent-Konfidenzintervall dieser Schätzung (s. Abschnitt 5.5). Die vertikale Gerade wird als «Gerade ohne Wirkung» bezeichnet und geht mit einem relativen Risiko (RR) von 1.0 einher. Das heißt, wenn der horizontale Strich für eine Studie die «Gerade ohne Wirkung» nicht kreuzt, besteht eine Chance von 95 Prozent, daß es einen wirklichen Unterschied zwischen den Gruppen gibt. Wenn – wie in Abschnitt 4.6 und 5.5 erläutert – der horizontale Strich des Konfidenzintervalls einer Studie die vertikale «Gerade ohne Wirkung» kreuzt, besteht entweder kein signifikanter Unterschied zwischen den Behandlungsgruppen oder die Gruppengröße war zu gering, oder beides. Die verschiedenen Einzelstudien haben für das relative Risiko von PTCA im Vergleich mit CABG zu Punktschätzungen zwischen 0.5 und 5.0 geführt, und die Konfidenzintervalle einiger Studien sind so groß, daß sie nicht mehr auf die Graphik gepaßt haben.

Jetzt kommt der Spaß der Meta-Analyse. Schauen Sie sich die Raute unter den horizontalen Geraden an. Sie stellt die gepoolten Daten aller acht Studien dar (relatives Risiko gesamt PTCA:CABG = 1.08), mit einem neuen, viel geringeren Konfidenzintervall für das relative Risiko (0.79 bis 1.50). Da die Raute die «Gerade ohne Wirkung» überlappt, gibt es wohl kaum eine Wahl zwischen den beiden Behandlungsmethoden, was den primären Endpunkt angeht (Tod oder Herzinfarkt im ersten Jahr). In diesem Beispiel hat jede einzelne der acht Studien zwar eine nicht-signifikante Wirkung nahegelegt, aber in keiner war die Gruppengröße ausreichend, damit wir auf das negative Ergebnis hätten vertrauen können.

Denken Sie jedoch daran, daß diese kleine, nette Raute keinesfalls bedeutet, daß Sie jedem Patienten mit Angina pectoris genausogut PTCA oder CABG angedeihen lassen können. Die Bedeutung ist weit geringer: nämlich, daß der durchschnittliche Patient in den Studien dieser Meta-Analyse wahrscheinlich die gleichen Folgen (Tod oder Herzinfarkt innerhalb eines Jahres) zu erwarten hat – unabhängig davon, in welche Behandlungsgruppe er randomisiert wurde. Wenn Sie den Artikel von Pocock und Mitarbeitern (17) lesen sollten, werden Sie wichtige Unterschiede zwischen den Gruppen in bezug auf die Prävalenz der Angina und die Notwendigkeit weiterer Interventionen finden. Bei der Wahl der Behandlung sollte deswegen selbstverständlich auch in Betracht gezogen werden, wie die Patienten zu einer größeren Herz-OP (CABG) im Vergleich zu dem verhältnismäßig geringeren Eingriff einer PTCA stehen.

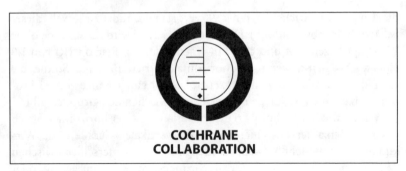

Abbildung 7: Logo der Cochrane Collaboration.

In vielen Meta-Analysen tragen «nicht-signifikante» Studien (d. h. die, in denen selbst kein signifikanter Unterschied zwischen Therapie- und Kontrollgruppe gefunden wurde) zu einem gepoolten Ergebnis bei, das statistisch signifikant ist. Das berühmteste Beispiel dafür, das die Cochrane Collaboration in ihr Logo aufgenommen hat (Abb. 7), ist die Meta-Analyse von sieben Studien, die die Wirkung einer Steroidbehandlung von Schwangeren, die eine Frühgeburt erwarteten, untersuchten. Nur zwei der sieben Studien ergaben einen statistisch signifikanten Nutzen (in bezug auf das Überleben der Neugeborenen), aber die verbesserte Präzision (d. h. das kleinere Konfidenzintervall mit der schmaleren Raute) bei den gepoolten Ergebnissen zeigt die Stärke der Beweise, die für diese Intervention sprechen. Die Meta-Analyse zeigte, daß die Kinder von steroidbehandelten Müttern zu 30 bis 50 Prozent seltener starben als die Kinder von Kontrollmüttern. Dieses Beispiel wird im Abschnitt 12.1 ausführlicher behandelt, wo es um die Änderung des klinischen Verhaltens geht.

Wenn Sie den Erläuterungen zur Meta-Analyse publizierter Studien bis hierhin gefolgt sind, interessieren Sie sich vielleicht für die ausgefeilteren Techniken der Meta-Analyse individueller Patienten-Daten, mit der genauere Zahlen für die Punktschätzung der Wirkung möglich sind (18).

8.4 Heterogenität erklären

In der Alltagssprache bedeutet «homogen» «von ähnlicher Zusammensetzung» und «heterogen» «aus verschiedenen Bestandteilen». In der Sprache der Meta-Analyse heißt Homogenität jedoch, daß die Ergebnisse jeder einzelnen Studie mit den Ergebnissen der anderen vergleichbar sind. Die Homogenität kann auf einen Blick beurteilt werden, wenn die Studienergebnisse in Form der Abbildungen 6 und 8 dargestellt sind. In Abbildung 6 ist die untere Konfidenzgrenze jeder Studie unterhalb der oberen Konfidenzgrenze jeder anderen Studie (d. h. alle horizontalen Striche überlappen sich zu einem gewissen Grad). Statistisch gesprochen sind die Studien homogen. Im Gegensatz dazu gibt es in Abbildung 8 (die weiter unten besprochen wird) einige Studien, deren untere Konfidenzgrenze oberhalb der oberen Konfidenzgrenze einer oder mehrerer anderer Studien liegt (d. h. einige Striche überlappen sich überhaupt nicht). Diese Studien werden als heterogen bezeichnet.

Wahrscheinlich haben Sie mittlerweile erkannt – besonders wenn Sie schon Abschnitt 5.5 zu Konfidenzintervallen gelesen haben – daß es etwas Willkürliches hat, Studien als heterogen zu bezeichnen, weil sich

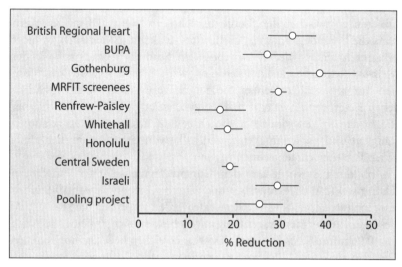

Abbildung 8: Reduktion des Risikos für koronare Herzkrankheit durch Strategien der Cholesterin-Senkung (19).

ihre Konfidenzintervalle nicht überlappen; genauso willkürlich, wie die Konfidenzintervalle selbst sind, die man bei 90 Prozent, 95 Prozent, 99 Prozent oder jedem anderen Wert setzen kann. Der definitive Test dazu besteht in einem etwas komplexeren Manöver, als ein Lineal gegen eine Graphik zu halten. Der am häufigsten verwendete Test ist eine Variante des χ^2-Test (s. Tabelle 11), wobei die untersuchte Frage lautet «Gibt es einen größeren Unterschied zwischen den Studienergebnissen, als es der Zufall nahelegt?»

Der χ^2-Test auf Heterogenität wird im Detail von Simon Thompson erklärt (19), der auch die folgende nützliche Faustregel anbietet: Ein χ^2-Test ergibt im Durchschnitt einen ähnlichen Wert wie sein Freiheitsgrad. In diesem Fall bedeutet dies die Anzahl Studien in der Meta-Analyse minus eins, so daß ein χ^2 von 7.0 für 8 Studien keinen Beweis einer statistischen Heterogenität liefern würde. Allerdings würde dieses Ergebnis auch nicht beweisen, daß die Studien homogen sind, besonders weil der χ^2-Test nur wenig «Power» hat (s. Abschnitt 4.6), um kleine aber wichtige Heterogenitäten aufzudecken.

Ein χ^2-Wert, der viel größer als die Anzahl der Studien in einer Meta-Analyse ist, zeigt, daß die Studien sich in einem wichtigen Punkt voneinander unterscheiden. Dies kann an bekannten Unterschieden in der Methodik liegen (die Autoren haben verschiedene Fragebögen benutzt, um die Symptome einer Depression zu beurteilen) oder an klinischen Differenzen zwischen den Studienteilnehmern (wenn z. B. ein Krankenhaus die besonders Kranken aufnimmt). Es kann jedoch auch an nicht erkannten Unterschieden zwischen den Studien liegen, über die der Meta-Analytiker nur spekulieren kann, wenn er nicht weitere Details von den Autoren erfährt. Denken Sie daran: Die Darstellung einer statistischen Heterogenität ist eine mathematische Aufgabe für Statistiker, aber die Erklärung der klinischen Heterogenität erfordert Interpretationsfähigkeit und Vorstellungskraft und sollte von einem erfahrenen klinischen Forscher vorgenommen werden.

Abbildung 8 wurde aus dem entsprechenden Kapitel von Simon Thompson (19) wiedergegeben und zeigt die Ergebnisse von 10 Studien zur Cholesterinsenkung. Die Resultate werden als prozentuale Reduktion des Risikos einer Herzerkrankung angegeben, die sich mit einer Senkung von 0.06 mmol/l des Serumcholesterins erreichen ließ. Die horizontalen Geraden stellen das 95 Prozent-Konfidenzintervall für jede Studie dar, und es ist auch ohne einen χ^2-Test offensichtlich, daß die Studien sehr heterogen sind ($\chi^2 = 127$).

Wenn man die Studienergebnisse aus Abbildung 8 einfach «mitteln» würde, kämen sehr irreführende Resultate zustande. Der Meta-Analytiker muß zu seinen primären Quellen zurück und fragen, in welcher Weise sich Studie A von B unterschieden hat und was die Studien C, D und H gemeinsam haben, da sie sich auf der einen Seite der Abbildung befinden. In diesem Beispiel führt eine Angleichung des Alters der Studienteilnehmer zu einer Reduzierung des χ^2 von 127 auf 45. Das heißt, daß der Großteil der «Inkompatibilität» der Studien durch die Tatsache erklärt werden kann, daß eine Cholesterinsenkung beispielsweise durch Diät bei 45jährigen weitaus wahrscheinlicher einem Herzinfarkt vorbeugt als bei 85jährigen.

Im wesentlichen gibt dies den Groll von Professor Hans Eysenck wieder, der eine strenge und unterhaltsame Kritik an der Wissenschaft der Meta-Analyse verfaßt hat (20). Wenn man Wissenschaftler in Pauschalierer und Haarspalter unterteilt, gehört Eysenck zu den Haarspaltern, dessen Sinn für Qualität und Besonderheiten (s. Kapitel 11) beleidigt wird, wenn Studien verglichen werden, die an verschiedenen Populationen, an verschiedenen Orten, zu verschiedenen Zeiten und aus unterschiedlichen Gründen durchgeführt wurden.

Eysencks Vorbehalte gegenüber Meta-Analysen entstanden in Zusammenhang mit der berüchtigten Meta-Analyse, die fälschlicherweise zeigte, daß Herzinfarktopfer einen signifikanten Nutzen durch intravenöse Magnesiumgabe hätten. Eine nachfolgende Großstudie mit 58 000 Patienten (ISIS-4) konnte keinerlei Nutzen feststellen, und der Irrtum des Meta-Analytikers stellte sich als Verzerrung durch die Auswahl der Publikationen, als methodische Schwächen in den kleineren Studien und als klinische Heterogenität heraus (21, 22).

Obwohl Eysencks mathematische Naivität ärgerlich ist («wenn eine medizinische Behandlung eine so versteckte Wirkung aufweist, daß sie erst durch eine Meta-Analyse bewiesen werden muß, möchte ich die Behandlung lieber nicht über mich ergehen lassen»), finde ich seine Argumente sehr begrüßenswert. Als jemand, die auch eher zu den Haarspaltern gehört, würde ich Eysencks Bedenken gegen Meta-Analysen ziemlich hoch in der Liste der Pflichtlektüren für angehende systematische Reviewer ansiedeln.

Literatur

1 Cochrane Collaboration Handbook [updated 9 December 1996]. Available in the Cochrane Library [database on disk and CD ROM]. The Cochrane Collaboration; Issue 1. Oxford: Update Software; 1997.
2 Chalmers I, Altman DG, eds. *Systematic reviews.* London: BMJ Publishing, 1995.
3 Pauling L. *How to live longer and feel better.* New York: Freeman, 1986.
4 Mulrow C. The medical review article: state of the science. *Ann Intern Med* 1987; **106**: 485–8.
5 Oxman Ad, Guyatt GH. The science of reviewing research. *Ann NY Acad Sci* 1993; **703**: 125–31.
6 Antman EM, Lau J, Kupelnick B, et al. A comparison of results of meta-analyses of randomised controlled trials and recommendations of clinical experts. *JAMA* 1992; **268**: 240–8.
7 Koudstaal P. *Secondary prevention following stroke or TIA in patients with non-rheumatic arrial fibrillation: anticoagulant therapy versus control.* Oxford: The Cochrane Collaboration, 1995. (Cochrane Database of Systematic Reviews, updated 14 February 1995.)
8 Knipschild P. Some examples of systematic reviews. In: Chalmers I, Altman DG, eds. *Systematic reviews.* London: BMJ Publishing, 1995; 9–16.
9 Knipschild P. Searching for alternatives: loser pays. *Lancet* 1993; **341**: 1135–6.
10 Oxman A, ed. *Preparing and maintaining systematic reviews.* Oxford: The Cochrane Collaboration, 1995. (In: Cochrane Collaboration Handbook, section VI, updated 14 July 1995.)
11 Emerson JD, Burdick E, Hoaglin DC, et al. An empirical study of the possible relation of treatment differences to quality scores in controlled randomized clinical trials. *Cont Clin Trials* 1990; **11**: 339–52.
12 Moher D, Jadad AR, Tugwell P Assessing the quality of randomized controlled trials: current issues and future directions. *Int J Health Technol Assess* 1996; **12**: 195–208.
13 Bero L, Rennie D. The Cochrane Collaboration: preparing, maintaining, and disseminating systematic reviews of the effects of health care. *JAMA* 1995; **274**: 1935–8.
14 Garner P, Hetherington J. *Establishing and supporting collaborative review groups.* Oxford: The Cochrane Collaboration, 1995. (In: Cochrane Collaboration Handbook, section II, updated 14 July 1995.)
15 Counsell CE, Clarke MJ, Slattery J, et al. The miracle of DICE therapy for acute stroke: fact or fictional product of subgroup analysis? *BMJ* 1994; **309**: 1677–81.
16 Grimley Evans J. Evidence-based and evidence-biased medicine. *Age Aging* 1995; **24**: 461–3.

17 Pocock SJ, Henderson RA, Rickards AF, et al. Meta-analysis of randomised trials comparing coronary angioplasty with bypass surgery. *Lancet* 1995; **346**: 1184–9.
18 Clarke MJ, Stewart LA. Obtaining data from randomised controlled trials: How much do we need for reliable and informative meta-analyses? In: Chalmers I, Altman DG, eds. *Systematic reviews*. London: BMJ Publishing, 1995; 37–47.
19 Thompson SG. Why sources of heterogeneity in meta-analysis should be investigated. In: Chalmers I, Altman DG, eds. *Systematic reviews*. London: BMJ Publishing, 1995; 48–63.
20 Eysenck HJ. Problems with meta-analysis. In: Chalmers I, Altman DG, eds. *Systematic reviews*. London: BMJ Publishing, 1995; 64–74.
21 Anon. Magnesium, myocardial infarction, meta-analysis and mega-trials. *Drug Ther Bull* 1995; **33**: 25–7.
22 Egger M, Davey Smith G. Misleading meta-analysis (letter). *BMJ* 1995; **311**: 753–4.

Kapitel 9:
Veröffentlichungen, die Ihnen sagen, was Sie tun sollen (Richtlinien)

9.1 Die große Debatte um Richtlinien

In keinem Bereich ist die Kluft zwischen Klinikern und Gesundheitsmanagern größer als in ihrer Haltung zu klinischen Richtlinien. Manager – zu denen ich auch die Politiker, Verwaltungsbeamten und alle anderen zähle, die mit Gesundheitsversorgung zu tun haben, aber keine Patienten sehen – lieben Richtlinien. Kliniker – mit Ausnahme der kleinen Minderheit, die Richtlinien schreibt – haben eine starke Abneigung gegen Richtlinien.

Bevor wir uns mit dieser politisch heißen Kartoffel weiter beschäftigen, brauchen wir eine Definition der Richtlinie:

«Richtlinien sind systematisch entwickelte Aussagen, die dem Praktiker Entscheidungshilfen für die angemessene medizinische Versorgung in spezifischen klinischen Situationen geben sollen.» (1)

Die Ziele von Richtlinien sind in Tabelle 23 (s. S. 162) angegeben. Das Bild vom medizinischen Kasper, der von jedem Zweifel unbelastet durch die Ambulanz watschelt, immer noch die gleichen Krankheiten diagnostiziert und die gleichen Medikamente verschreibt, die er vor 40 Jahren an der Universität gelernt hat, und der seit damals nie einen Facharttikel gelesen hat, erledigt das Argument der «klinischen Freiheit» (wonach die berufliche Meinung eines Arztes niemals zu hinterfragen ist). Solche Vorstellungen sind Wasser auf die Mühlen derjenigen, die klinische Richtlinien fordern und die immer diejenigen anführen, die sich nie fortbilden.

Tabelle 23: Der Zweck von Richtlinien.

- Evidenzbasierte Standards zugänglich machen (z. Zt. sind jedoch nur wenige Richtlinien evidenzbasiert)
- Die Entscheidungsfindung in Klinik und Praxis einfacher und objektiver machen
- Einen Maßstab zur Beurteilung der Berufsausübung erstellen
- Die Arbeitsteilung, z. B. zwischen Hausärzten und Spezialisten, festlegen
- Patienten und Mediziner über das gegenwärtig beste Vorgehen unterrichten
- Die Kosteneffektivität im Gesundheitswesen verbessern
- Ein Mittel zur externen Kontrolle bereitstellen

Das Gegenargument gegen den exzessiven Gebrauch von und die dauernde Forderung nach Richtlinien ist jedoch sehr schlagkräftig und wurde von Professor J. Grimley Evans auf den Punkt gebracht:

«Es gibt die Sorge, daß bei fehlenden klaren Beweisen, die auf den jeweiligen Fall Anwendung finden könnten, der Kliniker durch Richtlinien dazu gezwungen wird, ein Vorgehen zu wählen, das von zweifelhafter Relevanz ist und vielleicht in einer anderen Patientengruppe, in einem anderen Land zu einer anderen Zeit und mit einer ähnlichen aber nicht identischen Behandlung durchgeführt wurde. Das ist «evidence-biased medicine» (durch Beweise verzerrte Medizin): die Beweise werden in der Art des Betrunkenen benutzt, der unter der Laterne nach seinem Schlüssel sucht – nicht weil er ihn dort verloren hat, sondern weil es dort hell ist» (3).

Evans Sorge, die jeder Kliniker teilt, aber nur wenige artikulieren können, ist, daß Politiker und Gesundheitsmanager, die auf den Zug der Evidence-based Medicine aufgesprungen sind, durch Richtlinien die Behandlung von Krankheiten und nicht von Patienten verordnen. Dann werden – so die Befürchtung – Urteile zu Patienten und ihren Krankheiten abgegeben, wonach eine Behandlung «im Durchschnitt» wirksam ist. Objektive und subjektive Argumente gegen Richtlinien, die aus verschiedenen Quellen (3–9) stammen, werden in Tabelle 24 aufgeführt.

Während die methodischen Implikationen «offizieller» Richtlinien in Großbritannien nur selten untersucht wurden, haben Gerichte in den USA bestimmt, daß auch die für Richtlinien Verantwortlichen juristisch zur Rechenschaft gezogen werden können, wenn sich diese als falsch erweisen. Andererseits können sich Ärzte jedoch nicht aus der Verantwortung stehlen, indem sie sich auf das Befolgen von Richtlinien berufen (4).

Tabelle 24: Nachteile von Richtlinien (objektive und subjektiv wahrgenommene).

- Richtlinien werden skeptisch wahrgenommen, weil sie als «Expertenmeinung» ein unvernünftiges praktisches Vorgehen formalisieren.
- Indem die Verschiedenheit der medizinischen Praxis reduziert wird, kommt es eventuell zu einer Standardisierung des «Durchschnitts» und nicht zur besten Medizin.
- Sie verhindern Innovationen und den diskreten und behutsamen Umgang mit individuellen Fällen.
- Theoretisch könnten sie in juristischen Auseinandersetzungen dazu genutzt werden, vorzuschreiben, was ein kompetenter Praktiker in dieser speziellen Situation «getan hätte».
- Richtlinien, die auf nationaler oder regionaler Ebene entwickelt wurden, müssen nicht unbedingt auf die Gegebenheiten vor Ort zutreffen.
- Richtlinien für die Sekundärversorgung können demographische, klinische oder praktische Unterschiede zur Primärversorgung aufweisen.
- Richtlinien können zu einer ungewünschten Verschiebung der Machtverhältnisse zwischen den verschiedenen medizinischen Berufsgruppen führen, weshalb die Erstellung von Richtlinien als politische Maßnahme verstanden werden kann.

9.2 Ändern Richtlinien das Verhalten von Klinikern?

Ein systematischer Review von randomisierten Studien und anderen «robusten Studiendesigns» durch Grimshaw und Russel (10) ergab, daß es *in der Forschungssituation* (in der die Teilnehmer wahrscheinlich selektiv ausgewählt wurden und die Evaluation Teil der Richtlinienentwicklung war) bei 55 von 59 Veröffentlichungen zu signifikanten Verbesserungen in der Behandlung und Erfolgskontrolle kam, wenn die Richtlinien angewendet wurden.

Dennoch waren Grimshaw und Russel die ersten, die darauf hinweisen, daß Richtlinien trotz dieser Ergebnisse nicht zwangsläufig das Handeln des Arztes und die Folgen für die Patienten verbessern. Sowohl sie (10) als auch andere (11) fanden eine große Variation im Umfang der Verbesserungen durch klinische Richtlinien. Grimshaw und Russel schlußfolgern, daß die Wahrscheinlichkeit, daß eine Richtlinie wirksam ist, von drei Faktoren abhängt, die in Tabelle 25 (s. S. 164) zusammengefaßt sind: die Entwicklungsstrategie (wo und wie wurde die Richtlinie

Tabelle 25: Klassifizierung klinischer Richtlinien nach ihrer Durchsetzungschance (nach Grimshaw und Russel, (10)).

Durchsetzungschance	Entwicklungsstrategie	Verteilungsstrategie	Implementierungsstrategie
Hoch	Intern	Spezifische Schulung (z. B. durch ein Programm zum problembasierten Lernen)	Patientenspezifische Erinnerungshilfen
Überdurchschnittlich	Teils – teils	Fortlaufende Schulung (z. B. durch Vorlesung)	Patientenspezifisches Feedback
Unterdurchschnittlich	Extern, lokal	Das Anschreiben von Zielgruppen	Allgemeines Feedback
Gering	Extern, national	Veröffentlichung in Zeitschriften	Allgemeine Erinnerungshilfe

erstellt), die Verteilungsstrategie (wie wurden die Kliniker aufmerksam gemacht) und die Implementierungsstrategie (wie wurden die Kliniker dazu gebracht, der Richtlinie zu folgen). Tabelle 25 zeigt uns in Kurzfassung, daß die effektivsten Richtlinien auf lokaler Ebene von den Leuten entwickelt werden, die sie dann auch benutzen. Sie werden als spezifische Schulung eingeführt und durch eine Erinnerungshilfe, die beim Patientenkontakt wirksam wird, implementiert.

Nachfolgende Veröffentlichungen haben verschiedene Hindernisse für die Anwendung von Richtlinien in der Praxis aufgedeckt (6–12). Dazu gehören:

- (anscheinende) Uneinigkeit der Experten über die Qualität der Beweise («Wenn die sich selbst schon nicht einigen können...»)
- fehlende Wertschätzung der Belege durch die Praktiker («Das ist ja alles gut und schön, aber als ich studiert habe, war man bei Asthma zurückhaltender mit Steroiden»)
- defensive Medizin («Ich überprüfe sowieso alle Untersuchungen noch mal – sicher ist sicher»)
- strategische und ökonomische Beschränkungen («Wir können uns keine neue Ausstattung leisten»)

- spezielle praktische Beschränkungen («Wo habe ich nur die Richtlinien hingetan?»)
- fehlende Akzeptanz bei den Patienten («Frau Braun besteht darauf, daß sie nur alle fünf Jahre einen Abstrich benötigt»)
- konkurrierende Einflüsse aus dem nicht-medizinischen Bereich («Wenn wir nur erst das neue Computersystem zum laufen bringen...»)
- fehlendes Patientenfeedback zur eigenen Leistung («Ich denke, daß ich diese Beschwerden richtig behandele»).

Eine detailliertere Diskussion der Hindernisse bei der Anwendung von Richtlinien findet sich bei Grimshaw und Russel (13) sowie in anderen Originalstudien (11, 14, 15). Die erfolgreiche Einführung von Richtlinien erfordert «sorgfältige Aufmerksamkeit gegenüber den Prinzipien stetigen Wandels: insbesondere Führungsstärke, Energie, die Vermeidung unnötiger Unsicherheiten, gute Kommunikation und vor allem – Zeit» (8).

9.3 Fragen, die an publizierte Richtlinien zu stellen sind

Wie für alle publizierten Artikel gilt auch für Richtlinien, daß sie besser zu evaluieren wären, wenn sie in standardisierter Form vorliegen würden. Tabelle 26 (s. S. 166) gibt den Vorschlag eines strukturierten Abstracts für klinische Richtlinien wieder (16). Da aber gegenwärtig nur wenige Richtlinien einem solchen Format entsprechen, werden sie wahrscheinlich den gesamten Text nach den Antworten auf die nachfolgenden Fragen durchsuchen müssen. Bei der Erstellung der Fragenliste habe ich mich auf verschiedene bereits publizierte Checklisten und Artikel bezogen (11, 12, 14, 17–19).

Frage 1: Kam es bei der Erstellung und Veröffentlichung dieser Richtlinien zu signifikanten Interessenkonflikten?

Ich werde diesen Punkt nicht weiter ausführen, aber eine Pharmafirma, die eine Hormonersatztherapie im Angebot hat, oder ein Professor, der sein ganzes Leben an der Perfektionierung dieser Behandlung geforscht

Tabelle 26: Vorgeschlagenes Format für strukturierte Abstracts zu klinischen Richtlinien.

- *Ziel*: das primäre Ziel der Richtlinie, einschließlich des klinischen Problems, der Zielgruppe, den Medizinern und der klinischen Situation
- *Optionen*: die praktischen klinischen Optionen, die bei der Erstellung der Richtlinie beachtet wurden
- *Erfolgsmessung («outcome»)*: signifikante gesundheitliche und ökonomische Parameter im Vergleich zu alternativen Vorgehensweisen
- *Evidenz*: Wie und wann wurde Evidenz gefunden, ausgewählt und zusammengestellt?
- *Werte*: Auskunft zu den potentiellen Erfolgsparametern, wie sie ausgewählt wurden und wer daran beteiligt war
- *Nutzen, Schaden, Kosten*: Art und Umfang des Nutzens, Schadens und der erwarteten Kosten nach Implementierung der Richtlinie
- *Empfehlungen*: Zusammenfassung der wichtigsten Empfehlungen
- *Validierung*: Berichte über externe Reviews, die das Vorgehen mit anderen Richtlinien oder klinischen Tests verglichen haben
- *Sponsoren*: Benennung von Leuten, die die Richtlinie entwickelt, unterstützt oder finanziert haben

hat, werden im Vergleich zum durchschnittlichen Kliniker versucht sein, eine entsprechende Richtlinie für die erweiterte Indikation dieser Therapie zu empfehlen.

Frage 2: Beschäftigen sich die Richtlinien mit einem wichtigen Thema, und erwähnen sie klar das Ziel einer idealen Behandlung, was Gesundheit und Kosten angeht?

Wichtige Fragen, die sich auf die Wahl des Themas beziehen, sind aus einem kürzlich im *British Medical Journal* erschienenen Artikel (14) in Tabelle 27 wiedergegeben.

Eine Richtlinie, in der steht «mach das», ohne dem Praktiker den Grund zu erklären, ist nicht nur schlechte Psychologie, sondern auch schlechte Wissenschaft. Der beabsichtigte Erfolg der Richtlinie kann ein verbessertes Patientenüberleben, eine geringere Komplikationsrate, mehr Zufriedenheit beim Patienten oder die Einsparung direkter oder indirekter Kosten sein (s. Abschnitt 10.2). Was auch immer die Absicht der Richtlinie ist, es wäre jedenfalls schön, davon zu wissen.

Tabelle 27: Schlüsselfragen für die Themenwahl bei der Entwicklung von Richtlinien (14).

- Hat das Thema mit vielen Patienten, hohem Risiko, hohen Kosten zu tun?
- Gibt es große oder unerklärliche Unterschiede in der Praxis?
- Ist das Thema wichtig für das Vorgehen und die Ergebnisse der Patientenversorgung?
- Gibt es ein Potential für Verbesserungen?
- Zahlen sich die Investitionen womöglich in Zeit und Geld aus?
- Wird das Thema die Mitarbeiter im Team interessieren?
- Ist eine Einigung wahrscheinlich?
- Wird eine Veränderung den Patienten zugute kommen?
- Können Veränderungen durchgesetzt werden?

Frage 3: Wurde die Gruppe, die die Richtlinie erstellt hat, von einem der führenden Experten auf diesem Gebiet angeführt, und war auch ein Spezialist für sekundäre Forschung (z. B. ein Meta-Analytiker oder Gesundheitsökonom) involviert?

Wenn eine Richtlinie vollständig von internen «Experten» erstellt wurde, sollten Sie das Ergebnis paradoxerweise kritischer betrachten, da sich Forscher gegenüber den Beweisen ihres eigenen Spezialgebietes als weniger objektiv erwiesen haben als andere (20). Die Beteiligung eines Außenseiters (ein Experte für Richtlinien ist besser als ein Experte für das entsprechende klinische Thema) als Schiedsrichter und methodischer Ratgeber wird die Erstellung hoffentlich objektiver machen.

Frage 4: Wurden alle relevanten Daten kritisch überprüft, und stimmt die Schlußfolgerung der Richtlinie mit diesen Daten überein?

Wurde die Literatur überhaupt grundsätzlich analysiert, oder handelt es sich lediglich um das bevorzugte Vorgehen verschiedener Experten, d. h. um sogenannte «Konsensus-Richtlinien»? Kam es – wenn die Literatur durchgesehen wurde – zu einer systematischen Suche, und ist sie gemäß der in Abschnitt 8.2 beschriebenen Methodik erfolgt? Wurden alle bei der Suche aufgestöberten Artikel berücksichtigt, oder wurde ein Bewertungssystem benutzt, um die Artikel von geringer methodischer Qualität zu verwerfen und die von hoher Qualität besonders zu gewichten? In vielen Fällen erweist sich eine strenge Suche nach relevanter Forschung, mit der man die Richtlinien begründen könnte, als fruchtlos, so daß sich die Autoren unvermeidlich auf die «besten verfügbaren» Belege oder Expertenmeinungen beziehen.

Frage 5: Beziehen die Richtlinien Unterschiede in der medizinischen Praxis und andere kontroverse Punkte, wie die optimale Patientenversorgung bei finanziellem Mangel, mit ein?

Es wäre ziemlich dumm, wenn man dogmatische Erlasse zur idealen Praxis verbreiten würde, ohne das «wirkliche Leben» einzubeziehen. Es gibt viele Fragen, in denen einige Ärzte aus der Reihe tanzen (s. Abschnitt 1.2). Eine gute Richtlinie sollte dies von Anfang an berücksichtigen, ohne darauf zu hoffen, daß die verlorenen Schafe von allein ihren Fehler einsehen und sich eingliedern.

Ein weiteres heikles Gebiet, das in Richtlinien Niederschlag finden sollte, ist die Frage notwendiger Kompromisse, wenn finanzielle Sachzwänge das «ideale» Vorgehen einschränken. Wenn es beispielsweise am besten wäre, allen Patienten mit koronarer Herzerkrankung eine Bypass-Op zukommen zu lassen (während ich dies schreibe, ist dem nicht so – macht aber nichts), aber das Gesundheitswesen nur 20 Prozent der Operationen bezahlen kann – wer soll dann ganz vorne in der Warteschlange anstehen dürfen?

Frage 6: Sind die Richtlinien valide und zuverlässig?

In anderen Worten: Können Sie den Richtlinien trauen, und würde eine andere Richtlinienkommission zu den gleichen Ergebnissen kommen? Das sind natürlich die beiden 100 000 DM-Fragen. Die akademische Validität der Richtlinien hängt davon ab, ob sie von hochklassigen Forschungsstudien gestützt werden und wie umfangreich die Beweise aus diesen Studien sind. Insbesondere Fragen der Wahrscheinlichkeit und Konfidenz (s. Abschnitt 4.6 und 5.5) sollten angemessen behandelt werden.

Frage 7: Sind die Richtlinien klinisch relevant, verständlich und flexibel

In anderen Worten: Sind sie aus der Perspektive der praktizierenden Ärzte, Pflegenden, Hebammen, Physiotherapeuten etc. geschrieben, und berücksichtigen sie die Vielfalt der Patienten und die Umstände, in denen es zur medizinischen Versorgung kommt? Vielleicht besteht die häufigste Fehlerquelle in der Entwicklung von Richtlinien für die Sekundärversorgung (wo es sich zumeist um sehr kranke Patienten handelt), die dann auf die Primärversorgung – mit den weniger Kranken und Bedürftigen – übertragen werden. Dieser Punkt ist in Abschnitt 7.2 in bezug auf die Nützlichkeit diagnostischer Tests und Screeningmethoden bei verschiedenen Populationen bereits diskutiert worden.

Richtlinien sollten alle, oder die meisten, klinischen Eventualitäten abdecken. Was tun, wenn der Patient die empfohlenen Medikamente nicht verträgt? Was tun, wenn nicht alle Blutuntersuchungen möglich sind? Was tun, wenn der Patient sehr jung, sehr alt ist oder an einer weiteren Erkrankung leidet? So steht es schließlich um die meisten Patienten, bei denen wir Richtlinien brauchen. Für die «typischen» Patienten ist in den seltensten Fällen schriftlicher Rat notwendig.

Flexibilität ist insbesondere für die nationalen oder regionalen Institutionen notwendig, die Richtlinien entwickeln. Es wurde wiederholt gezeigt, wie wichtig es für die Anwendung ist, daß sich in den Richtlinien diejenigen «wiederfinden», die sie auch vor Ort einsetzen sollen (6, 7, 10). Wenn die Praktiker nicht freie Hand haben, die Richtlinien den lokalen Gegebenheiten und ihren Prioritäten anzupassen, wird eine Richtlinie womöglich niemals aus der Schublade geholt.

Frage 8: Berücksichtigen die Richtlinien, was Patienten akzeptieren, bezahlen und praktisch umsetzen können?

Es gibt eine Geschichte über einen anonymen Arzt in den 40er Jahren (einer Zeit, in der es noch keine effektive Behandlung für Bluthochdruck gab), der entdeckt hatte, daß bei hypertensiven Patienten der Blutdruck reduziert und das Schlaganfallrisiko vermindert wurde, wenn sie nur gekochten, ungesalzenen Reis aßen. Man erzählt sich, daß es den Patienten bei dieser Diät so schlecht ging, daß viele von ihnen Selbstmord begingen.

Dies ist zwar ein extremes Beispiel, aber erst letzte Woche habe ich Richtlinien zur Behandlung von Verstopfung bei älteren Menschen gesehen, in denen nichts anderes erwähnt wurde als der Verzehr großer Mengen Kleie und die zweimal tägliche Einnahme von Zäpfchen. Kein Wunder, daß die Gemeindeschwestern – vor denen ich viel Respekt habe – wieder auf Rizinusöl zurückgekommen sind.

Für eine ausführlichere Diskussion darüber, wie man die Bedürfnisse und Prioritäten der Patienten in der Richtlinienerstellung berücksichtigt, sei ein Bericht des College of Health empfohlen (21).

Frage 9: Enthalten die Richtlinien Empfehlungen für die eigene Verbreitung, Implementierung und eine regelmäßige Aktualisierung?

Wenn man die wohlbekannte Lücke zwischen dem, was als optimales Vorgehen bekannt ist, und dem, was wirklich passiert, berücksichtigt (11, 13, 22) und noch die in Abschnitt 9.2 erläuterten Hindernisse einer erfolgreichen Anwendung der Richtlinien hinzuzieht, sollte es im Interesse der Instituitionen sein, die Verwendung und den Nutzen der Richtlinien zu maximieren. Wenn dieses Ziel als «Richtlinie für gute Richtlinien» standardmäßig bei den Ergüssen der Richtlinienschreiber berücksichtigt würde, gäbe es weniger Empfehlungen aus dem Elfenbeinturm, sondern solche, die plausibel, durchführbar und von Patienten zu verstehen sind.

Literatur

1 Field MJ, Lohr KN. *Clinical practice guidelines: direction of a new agency.* Washington DC: Institute of Medicine, 1990.
2 Grimley Evans J. Evidence-based and evidence-biased medicine. *Age Aging* 1995; **24**: 461–3.
3 Edwards P, Jones S, Shale D, et al. *Shared care – a model for clinical management.* Oxford: Radcliffe Medical Press, 1996.
4 Hurwitz B. Clinical guidelines and the law: advice, guidance or regulation? *J Eval Clin Pract* 1995; **1**: 49–60.
5 Chalmers I. Why are opinions about the effects of health care so often wrong? *Medicolegal Journal* 1993; **62**: 116–30.
6 Delamothe T. Wanted: guidelines that doctors will follow. *BMJ* 1993; **307**: 218.

7 Greenhalgh PM. *Shared care for diabetes – a systematic review.* London: Royal College of General Practitioners, 1994. (Occasional Paper 67.)
8 Ayers P, Renvoize T, Robinson M. Clinical guidelines: key decisions for acute service providers. *B J Health Care Management* 1995; **1**: 547–51.
9 Newton J, Knight D, Woolhead G. General practitioners and clinical guidelines: a survey of knowledge, use and beliefs. *B J Gen Pract* 1996; **46**: 513–7.
10 Grimshaw JM, Russell IT. Effect of clinical guidelines on medical practice. A systematic review of rigorous evaluations. *Lancet* 1993; **342**: 1317–22.
11 Lomas J, Haynes RB. A taxonomy and critical review of tested strategies for the application of clinical practice recommendations. From «official» to «individual» clinical policy. *Am J Prev Med* 1987; **4**: 77–94.
12 Royal College of General Practitioners. *The development and implementation of clinical guidelines.* London: Royal College of General Practitioners, 1995. (Report from General Practice 26.)
13 Grimshaw JM, Russell IT. Achieving health gain through guidelines. II. Ensuring guidelines change medical practice. *Quality in Health Care* 1994; **3**: 45–52.
14 Thomson R, Lavender M, Madhok R. How to ensure that guidelines are effective. *BMJ* 1995; **311**: 237–42.
15 Oxman A. *No magic bullets: a systematic review of 102 trials of intersentions to help health professionals deliver services more effectively and efficiently.* London: North East Thames Regional Health Authority, 1994.
16 Hayward RSA, Wilson MC, Tunis SR, et al. More informative abstracts of articles describing clinical practice guidelines. *Ann Intern Med* 1993; **118**: 731–7.
17 Hayward RSA, Wilson MC, Tunis SR, et al. Users' guides to the medical literature. VIII. How to use clinical practice guidelines. A. Are the recommendations valid? *JAMA* 1995; **274**: 570–4.
18 Wilson MC, Hayward RS, Tunis SR, et al. Users' guides to the medical literature. VIII. How to use clinical practice guidelines. B. Will the recommendations help me in caring for my patients? *JAMA* 1995; **274**: 1630–2.
19 Nuffield Institute for Health. *Implementing clinical guidelines: can guidelines be used to improve clinical practice?* Leeds: University of Leeds, 1994. (Effective Health Care Bulletin.)
20 Mulrow C. Rationale for systematic reviews. *BMJ* 1994; **309**: 597–9.
21 Kelson M. *Consumer insolvement initiatives in clinical audit and outcomes. A review of developments and issues in the identification of good practice.* London: College of Health, 1995.
22 Haines AP. The science of perpetual change. *B J Gen Pract* 1996; **46**: 115–9.

Kapitel 10:
Veröffentlichungen, in denen steht, was die Dinge kosten (ökonomische Analysen)

10.1 Was sind ökonomische Analysen?

Eine ökonomische Analyse kann definiert werden als *eine Studie, die mit analytischen Techniken die Wahl der erforderlichen Ressourcen und ihre Verwendung untersucht*. Das meiste, was ich dazu zu sagen habe, stammt aus einem kleinen Buch von Professor Michael Drummond (1) und aus zwei Folgeartikeln der «Users' guides to the medical literature» (2, 3). Alle Autoren betonen, daß die ökonomischen Fragen zu einem Artikel einen wichtigen Aspekt neben der Qualität und Relevanz der Studie darstellen (s. Abschnitt 10.3).

Die erste ökonomische Evaluation, an die ich mich erinnere, war eine Fernsehwerbung mit dem Popstar Cliff Richard, die Hausfrauen zu überzeugen versuchte, daß man mit dem teuersten Spülmittel «am Ende billiger wegkommt». Es war anscheinend gründlicher bei Flecken, weniger aggressiv an den Händen und führte zu mehr Schaum pro Pfennig als «ein typisches billiges Mittel». Obwohl ich damals erst neun war, überzeugte mich das nicht. Mit welchem «typischen billigen Mittel» wurde das teure verglichen? Wieviel gründlicher war es bei Flecken? Warum sollte die Wirksamkeit eines Spülmittels anhand der Schaummenge beurteilt werden und nicht anhand sauberer Teller?

Entschuldigen Sie dieses triviale Beispiel, aber ich möchte es gerne benutzen, um die vier Arten ökonomischer Analysen darzustellen, die Sie in der Literatur finden werden (s. Tabelle 28 mit den konventionellen Definitionen):

Tabelle 28: Typen ökonomischer Analysen.

Analysetyp	Erfolgsmessung	Verwendung	Beispiel
Kostenminimierung (cost-minimization)	kein Wert	wenn der Effekt von beiden Interventionen als gleich bekannt ist (oder vorausgesetzt wird)	Preisvergleich eines Markenmedikaments mit dem Generikum
Kosten-Effektivität (cost-effectiveness)	Natürliche Einheiten (wie gewonnene Lebensjahre)	wenn der Effekt der Intervention durch eine Hauptvariable ausgedrückt werden kann	Vergleich zweier präventiver Therapien bei einer ansonsten tödlichen Erkrankung
Kosten-Vorteil (cost-utility)	Vorteilseinheiten (wie qualitätsbezogene Lebensjahre)	wenn der Effekt der Intervention zwei wichtige Dimensionen beinhaltet (z. B. Nutzen und Nebenwirkung eines Medikaments)	Vergleich des Nutzens zweier Varizenbehandlungen in bezug auf das chirurgische und das kosmetische Ergebnis sowie ernsthafte Nebenwirkungen (z. B. Lungenembolie)
Kosten-Nutzen (cost-benefit)	Geldeinheiten (z. B. geschätzte Kosten durch Verlust der Produktivität)	wenn eine Intervention für eine Erkrankung mit einer Intervention für eine andere verglichen werden soll	Für Geldgeber bei der Entscheidung, ob eine Herztransplantations-Einheit oder eine Station zur Rehabilitation nach Schlaganfall finanziert wird

- *Kostenminimierungs-Analyse*: «Spüli» kostet 47 Pfennig pro Flasche, während «Blitzblank» 63 Pfennig pro Flasche kostet.
- *Kosten-Effektivität-Analyse*: Mit «Spüli» werden 15 Teller mehr pro Spülgang sauber als mit «Blitzblank».

Kapitel 10: Ökonomische Analysen 175

- *Kosten-Vorteil («utility»)-Analyse*: An qualitätsbezogenen Hausfrauenstunden (ein zusammengesetzter Wert, der die nötige Zeit und den Aufwand des Tellerspülens mit dem Ausmaß der spröden Hände durch das Spülmittel kombiniert) ergibt «Spüli» 29 Einheiten pro Mark, während «Blitzblank» nur auf 23 Einheiten kommt.
- *Kosten-Nutzen («benefit»)-Analyse*: Die Gesamtkosten (d. h. die direkten Kosten des Produkts, die indirekten Kosten für den Zeitaufwand und der geschätzte Wert eines sauberen Tellers im Vergleich zu einem dreckigen) ergeben für «Spüli» täglich 7,17 Pfennig, während sie für «Blitzblank» bei 9,32 Pfennig liegen.

Sie sollten auf Anhieb erkennen, daß beim Beispiel der Spülmittel eine Kosten-Effektivität-Analyse am vernünftigsten wäre. Die Kostenminimierungs-Analyse wäre unangemessen, da «Spüli» und «Blitzblank» nicht über die gleiche Wirksamkeit verfügen. Die Kosten-Vorteil-Analyse wäre unnötig, da wir in diesem Beispiel nur daran interessiert sind, wieviele Teller sich pro Abwasch reinigen lassen – d. h., unsere Erfolgsmessung hat nur eine einzige Dimension. Die Kosten-Nutzen-Analyse wäre in diesem Fall ein absurd komplizierter Weg um zu erfahren, daß mit «Spüli» mehr Teller pro Pfennig sauber werden.

Es gibt dennoch viele Situationen, in denen Gesundheitsbehörden, und hier besonders die, die Ausgaben aus einem limitierten Budget zu verantworten haben, zwischen verschiedenen Interventionen zu entscheiden haben, die nicht direkt verglichen werden können (z. B. Masernvorbeugung, verbesserte Mobilität nach Hüftersatz, verringertes Mortalitätsrisiko nach Herzinfarkt oder die Wahrscheinlichkeit, daß ein gesundes Kind zur Welt kommt). Es wird nicht nur kontrovers darüber diskutiert, wie diese Vergleiche angestellt werden sollen (s. Abschnitt 10.2), sondern auch, wer vergleicht und wem die Entscheidungsträger einer «Rationierung» der Gesundheitsversorgung verantwortlich sind (4, 5). Diese wichtigen, faszinierenden, aber auch frustrierenden Fragen gehen weit über dieses Buch hinaus. Wenn Sie daran jedoch Interesse haben, empfehle ich die Literaturangaben am Ende dieses Kapitels.

10.2 Kosten und Nutzen von Interventionen im Gesundheitswesen bestimmen

Vor nicht langer Zeit mußte ich ins Krankenhaus, um meinen Blinddarm entfernen zu lassen. Aus der Sicht des Krankenhauses gehörte zu meiner Versorgung die Unterbringung und Verpflegung für fünf Tage, ein Teil der Zeit der Ärzte und Schwestern, Medikamente und Verbände sowie Untersuchungen (Bluttests und bildgebende Verfahren). Zu den anderen *direkten Kosten* (s. Tab. 29) gehörten die Zeit meines Hausarztes, mich mitten in der Nacht zu besuchen, und die Benzinkosten, wenn mein Mann mich besuchte (die Blumen und Weintrauben nicht zu erwähnen).

Zusätzlich entstanden *indirekte Kosten* durch meinen Produktivitätsausfall. Ich war drei Wochen nicht bei der Arbeit, und meine häuslichen Pflichten wurden auf verschiedene Freunde, Nachbarn und ein nettes junges Mächen einer Kindermädchenagentur verteilt. Aus meiner Sicht gab es noch *schwer zu berechnende Kosten*, wie die Unbequemlichkeit, den Verlust meiner Unabhängigkeit, den allergischen Ausschlag auf die Medikamente und die kosmetisch unansehnliche Narbe, die nun mein Abdomen ziert.

Wie in Tabelle 29 zu sehen ist, machen die direkten, indirekten und die schwer zu berechnenden Kosten eine Seite der Kosten-Nutzen-Analyse aus. Auf der Nutzenseite hat die Operation meine Chance, am Leben zu bleiben, beträchtlich erhöht. Zusätzlich konnte ich mich von meiner Arbeit erholen und – ehrlich gesagt – habe ich die Zuwendung und Aufmerksamkeit auch genossen. (Beachten Sie, daß das «soziale Stigma» bei Appendizitis positiv sein kann. Ich würde hier wohl kaum meine Erfahrung preisgeben, wenn der Grund für meinen Krankenhausaufenthalt ein epileptischer Anfall nach einem Nervenzusammenbruch gewesen wäre, was eindeutig zu einem negativen sozialen Stigma geführt hätte.)

Im Beispiel der Appendizitis würden nur wenige Patienten (und noch weniger Gesundheitsdienstleister) ihre Wahlfreiheit für oder wider eine Operation wahrnehmen. Aber die meisten Interventionen im Gesundheitswesen betreffen keine begrenzten Eingriffe bei akut lebensbedrohlichen Krankheitsbildern. Für die meisten von uns gilt, daß wir im Laufe unseres Lebens mindestens eine chronische, behindernde Erkrankung entwickeln werden, sei es koronare Herzkrankheit, Bluthochdruck, Arthritis, chronische Bronchitis, Krebs, Rheuma, Prostatahypertrophie oder Diabetes. Zu irgendeinem Zeitpunkt werden wir alle vor die Ent-

Tabelle 29: Beispiele für Kosten und Nutzen von Interventionen im Gesundheitswesen.

Kosten	Nutzen
Direkt Unterbringung, Verpflegung Medikamente, Verbände etc. Untersuchungen Gehalt der med. Angestellten	*Ökonomisch* Prävention einer teuer zu behandelnden Krankheit Vermeidung einer Einweisung Rückkehr zur Arbeit
Indirekt Fehlende Arbeitstage Wert «unbezahlter» Arbeit	*Klinisch* Tod oder Behinderung wird verhindert Linderung von Schmerz, Übelkeit etc. Verbesserte(s) Sehkraft, Gehör etc.
Schwer zu berechnen Schmerz und Leid Soziale Stigmatisierung	*Lebensqualität* Verbesserte Mobilität und Unabhängigkeit Verbessertes Wohlbefinden Ende der Rolle als Kranker

scheidung gestellt, eine Routineoperation über uns ergehen zu lassen, ein Medikament zu nehmen oder einen Kompromiß «der es wert ist» in unserer Lebensführung einzugehen – ob es nun die Alkoholreduktion oder eine fettarme Diät ist.

Für informierte Zeitgenossen ist es gut und schön, wenn sie die Entscheidungen über ihre eigene Versorgung «aus dem Bauch» treffen («Ich behalte lieber meine Hernie, als daß ich aufgeschnitten werde» oder «Ich kenne das Thromboserisiko, aber ich will weiter rauchen und die Pille nehmen). Wenn die Entscheidung jedoch andere Menschen betrifft, sollten subjektive Erwägungen keine Rolle spielen. Die meisten von uns wünschen sich von den Politikern und Planungsbeamten im Gesundheitswesen objektive, begründbare und explizite Kriterien, wenn sie Entscheidungen treffen wie: «Nein, Frau Braun wird wohl doch keine Niere transplantiert bekommen».

Eine wichtige Möglichkeit, sich über die «Was ist es wert?»-Frage bei einem bestimmten Krankheitsbild (wie z. B. schlecht behandeltem Diabetes oder Asthma) klar zu werden, besteht darin, einen Betroffenen nach seinem Befinden zu fragen. Etliche Fragebögen sind zur Beurteilung des Gesundheitszustands entwickelt worden, darunter das «Nottingham health profile», der «SF-36 general health»-Fragebogen und der «McMaster health utilities index questionnaire» (6).

Unter gewissen Umständen sind krankheitsspezifische Maßangaben für das Wohlbefinden valider als allgemeine Maßstäbe (7, 8). Die Antwort «Ja» auf die Frage «Machen Sie sich viel Gedanken über Ihre Ernährung?» kann z. B. bei einem Nicht-Diabetiker auf besondere Ängstlichkeit, bei einem Diabetiker auf die normale Eigenverantwortlichkeit hinweisen (7). Auch das Interesse an einer *patientenspezifischen* Bemessung der Lebensqualität hat zugenommen, wodurch die Patienten verschiedenen Aspekten von Gesundheit und Wohlbefinden verschiedene Werte zuordnen können (9). Denn natürlich ist es ein vernünftiger und humaner Ansatz, die Lebensqualität aus der Sicht des Patienten zu untersuchen. Dennoch tendieren die Gesundheitsökonomen dazu, Entscheidungen über Patientengruppen oder Populationen zu treffen, bei denen die fallspezifischen und krankheitsspezifischen Maßstäbe für die Lebensqualität nur von begrenzter Relevanz sind (10).

Die Autoren standardisierter Fragebögen zur Messung der Lebensqualität (wie des SF-36) haben oft Jahre damit verbracht, die Validität, Zuverlässigkeit und Erfassung von Veränderungen durch ihre Tests sicherzustellen. Daher ist Skepsis angebracht, wenn ein Autor diese standardisierten Methoden verwirft und dafür seine eigene Skala anwendet («Die Funktion wurde nach Beurteilung eines Klinikers als gut, mittel oder schlecht eingestuft» oder «Wir baten die Patienten um eine Bewertung von Schmerz und Allgemeinbefinden auf einer Skala von 1 bis 10 und addierten die Ergebnisse»). Bedenken Sie, daß selbst Methoden, die anscheinend ausreichend validiert wurden, einer strengen Evaluation oftmals nicht standhalten (11).

Die «Was ist es wert?»-Frage zu einem bestimmten Krankheitsbild kann aber auch noch durch die bevorzugten Werte des Gesundheitszustands («health state preference values») untersucht werden. Darunter sind Werte zu verstehen, die ein Gesunder in einer hypothetischen Situation als Schwelle für eine deutliche Verschlechterung oder eine Gesundung nach Krankheit angeben würde. Es gibt drei Methoden, um diese Werte festzustellen:

- *Messung durch Skalierung*: Der Befragte soll auf einer Skala, die von «vollkommener Gesundheit» bis zu «Tod» reicht, markieren, wo er den fraglichen Zustand (z. B. wegen Hüftgelenksarthritis auf Rollstuhl angewiesen) einordnet.

- *Messung durch Zeitaufwand*: Der Befragte soll für einen bestimmten Zustand (wie z. B. Unfruchtbarkeit) angeben, wieviele Jahre in voller Gesundheit er für eine «Heilung» opfern würde.
- *Messung durch Risiko*: Der Befragte soll bei einer Krankheit, die er den Rest seines Lebens hätte, entweder ein bestimmtes Risiko (z. B. eine Operation) eingehen, das ihn mit einer gewissen Chance völlig gesund machen oder aber bei Mißlingen das Leben kosten würde. Die Chancenverhältnisse werden verändert, um zu sehen, wann der Befragte das Risiko nicht mehr eingeht.

Das qualitätsangepaßte Lebensjahr («quality adjusted life year») QUALY kann berechnet werden, indem die bevorzugten Werte mit der Zeit multipliziert werden, die der Patient wahrscheinlich in diesem Zustand verbringt. Die Ergebnisse von Kosten-Nutzen-Analysen werden zumeist in «Kosten pro QUALY» angegeben. Beispiele finden sich in Tabelle 30 (12).

Ich finde es nahezu unmöglich, QUALYs zu diskutiern, ohne daß ich mich aufrege. Jeder Maßstab für bevorzugte Werte des Gesundheitszustands gibt bestenfalls die Vorurteile und Vorlieben desjenigen wieder, der sie entwickelt hat. In der Tat ist es möglich, verschiedene Werte für die QUALYs zu erreichen, und zwar abhängig von der Art der Fragestellung und den bevorzugten Werten, auf die sich die Befragung bezogen hat (13).

Der Medizinethiker John Harris hat auf den Punkt gebracht, daß QUALYs – wie unsere gesamte Gesellschaft – sexistisch, rassistisch, altersfeindlich und voller Vorbehalte gegen chronisch Behinderte sind – da selbst die komplette Remission einer anderen Krankheit bei ihnen nicht zu «perfekter Gesundheit» führen würde. Außerdem verzerren QUALYs unsere ethischen Instinkte, indem sie den Schwerpunkt auf Lebensjahre

Tabelle 30: Kosten pro QUALY (Zahlen von 1990, in GB).

Cholesterin-Messung und Diät	£ 220
Rat, das Rauchen einzustellen, durch den eigenen Arzt	£ 270
Hüftsatz wegen Arthritis	£ 1 180
Nierentransplantation	£ 4 710
Screening auf Brustkrebs	£ 5 780
Cholesterin-Messung und Pharmakotherapie, wenn indiziert (Altersgruppe 25 bis 39)	£ 14 150
Neurochirurgie wegen eines malignen Hirntumors	£ 107 780

und nicht auf das Leben der Patienten legen. Ein behindertes und zu früh geborenes Kind, das einen Brutkasten auf der Intensivstation benötigt, wird – so Harris – im Vergleich zu einer 50jährigen Krebspatientin ungleich mehr Ressourcen zugewiesen bekommen, da das Kind, wenn es überlebt, viel mehr Lebensjahre vor sich hat, bei denen Qualität «anzupassen» ist (14).

Andere Autoren haben das HYE («healthy years equivalent») entwickelt, worunter die wahrscheinliche Verbesserung oder Verschlechterung des Gesundheitszustands eines Individuums verstanden wird. HYE weist angeblich einige Nachteile der QUALYs nicht mehr auf (15). Da die Kritiker von QUALYs und HYEs keine Alternativen angeboten haben, mit denen alle Aspekte der Gesundheit erfaßt werden können, bleiben sie auf absehbare Zeit im Werkzeugkasten der Gesundheitsökonomen.

Dennoch gibt es eine andere Form der Analyse, die, auch wenn sie die Verwendung zweifelhafter Zahlen für Leib und Leben nicht gänzlich überflüssig macht, zumindest das Schwarzer-Peter-Spiel mit den Gesundheitsökonomen zu vermeiden hilft. Dieser als Kosten-Konsequenz-Analyse («cost consequences analysis») bekannte Ansatz stellt die Ergebnisse der ökonomischen Analyse nicht zusammengefaßt dar, sondern in den jeweiligen Einheiten (d.h. als etwas Reales wie überlebte Monate, amputierte Beine oder Babys, die mit nach Hause genommen werden konnten). Dadurch kann der einzelne seine eigenen Werte bestimmen, bevor eine Intervention als «die Sache wert» berechnet wird (1). Kosten-Konsequenz-Analysen erlauben es sowohl dem einzelnen als auch der Gesellschaft, die bevorzugten Werte im Gesundheitsbereich zu ändern, und sind besonders nützlich, wenn sich eine Veränderung der Werte abzeichnet. Mit diesem Ansatz ist es auch möglich, Gruppen oder Gesellschaften zu untersuchen, die sich von denen, in denen sie ursprünglich entwickelt wurden, unterscheiden.

10.3 Fragen, die an ökonomische Analysen zu stellen sind

Die folgende Checkliste basiert auf den bereits erwähnten Quellen (1–3) wie auch auf Vorschlägen einer Arbeitsgruppe, die vom *British Medical Journal* initiiert wurde, um Richtlinien für Herausgeber bezüglich der ökonomischen Einschätzung zu erstellen (persönliche Mitteilung Professor Mike Drummond).

Frage 1: Basiert die Analyse auf einer Studie, die eine klar definierte Frage zu einem ökonomisch wichtigen Thema beantwortet?

Bevor Sie den Versuch unternehmen, verstehen zu wollen, was in einem Artikel zu Kosten, Lebensqualität oder Methoden steht, sollten Sie sich vergewissern, daß die betreffende Arbeit wissenschaftlich relevant ist und eine klare und unverzerrte Antwort auf die in der Einleitung gestellte klinische Frage geben kann (s. Kapitel 4). Wenn es dann eindeutig keine Wahl zwischen den untersuchten Interventionen gibt – weder in Hinsicht auf die Nutzen noch auf die Kosten – ist eine ökonomische Analyse wahrscheinlich belanglos.

Frage 2: Aus wessen Sicht werden die Kosten und der Nutzen betrachtet?

Aus Sicht des Finanzministers sind die kosteneffektivsten Interventionen im Gesundheitswesen diejenigen, wodurch die Bürger möglichst schnell wieder zu Steuerzahlern werden oder aber – wenn dies nicht möglich ist – schnell sterben. Aus der Sicht einer Pharmafirma wäre kaum eine Kosten-Nutzen-Rechnung denkbar, die nicht eines der Firmenprodukte berücksichtigt, und aus der Sicht eines Physiotherapeuten wäre die Schließung einer Physiotherapiepraxis niemals kosteneffektiv. Fast alle ökonomischen Analysen werden gesponsort und sind von jemandem mit bestimmten Interessen initiiert. Im Artikel sollte stehen, von wem.

Frage 3: Konnte gezeigt werden, daß die verglichenen Interventionen klinisch effektiv sind?

Keiner will eine billige Behandlung, die nicht wirksam ist. Der Artikel, den Sie lesen, kann eine ökonomische Analyse sein, die sich auf eine zuvor veröffentlichte klinische Studie bezieht. Er kann aber auch eine ökonomische Analyse sein, die die klinischen Ergebnisse einer neuen Studie im gleichen Artikel darstellt. Wie auch immer, Sie müssen sicherstellen, daß die Intervention, bei der Sie «billiger wegkommen», nicht deutlich ineffektiver oder riskanter ist als diejenige, die aufgrund höherer Kosten abgelehnt wird.

Frage 4: Können die Interventionen vernünftig in der Situation, für die sie gedacht sind, eingesetzt werden?

Eine Forschungsstudie, die eine ausgefallene und unbezahlbare Intervention mit der anderen vergleicht, wird wenig Einfluß auf die medizinische Praxis haben. Denken Sie daran, daß das Standardvorgehen (auch wenn es im «Nichtstun» besteht) eine der Vergleichsalternativen in der Studie sein sollte. In allzu vielen Studien werden Interventionen untersucht, die sich außerhalb eines Forschungsinstituts nicht anwenden lassen. Beispielsweise wird in manchen Studien angenommen, daß Hausärzte immer über die neuesten Computer verfügen, mit denen sie nach einem bestimmten Protokoll vorgehen, daß ihre Assistentin über unbegrenzte Zeit zur Blutabnahme verfügt oder daß die Patienten sich in ihrer Therapieentscheidung nach den Schlußfolgerungen einer Studie richten.

Frage 5: Welche Analysemethode wurde verwendet, und war sie angemessen?

Diese Entscheidung kann wie folgt zusammengefaßt werden (s. Abschnitt 10.2):

- wenn die Interventionen zu identischen Ergebnissen geführt haben – Kostenminimierungs-Analyse
- wenn der wichtigste Erfolgsparameter eindimensional ist – Kosten-Effektivität-Analyse
- wenn der wichtigste Erfolgsparameter mehrdimensional ist – Kosten-Vorteil-Analyse
- wenn die Kosten-Nutzen-Rechnung für eine Situation mit der Kosten-Nutzen-Rechnung einer anderen verglichen werden soll – Kosten-Nutzen-Analyse
- wenn eigentlich eine Kosten-Nutzen-Analyse angemessen wäre, aber die bevorzugten Werte umstritten oder einer wahrscheinlichen Änderung unterworfen sind – Kosten-Konsequenz-Analyse.

Frage 6: Wie wurden Kosten und Nutzen bemessen?

Schauen Sie sich nochmal Abschnitt 10.2 an, wo ich einige der mit meiner Blinddarmoperation zusammenhängenden Kosten erwähnt habe.

Stellen Sie sich jetzt ein komplizierteres Beispiel vor, etwa die Anschlußheilbehandlung von Schlaganfallpatienten durch eine Tagesklinik verglichen mit der Standardalternative, der Versorgung in einer Reha-Klinik. Die ökonomische Analyse muß in diesem Fall nicht nur die Zeit der verschiedenen Beteiligten berechnen, sondern auch die der Sekretärinnen und Verwaltungsangestellten, Verpflegung und Medikamente der Patienten und auch einen Teil der Baukosten für die Tagesklinik sowie die anfallenden Transportkosten.

Es gibt keine klaren schnellen Regeln dazu, welche Kosten man miteinbeziehen sollte. Wenn Sie die «Kosten pro Fall» grundsätzlich berechnen wollen, denken Sie auch an Heizung, Strom, die Personalabteilung und selbst die Steuerberaterhonorare für die jeweilige Institution. Diese «versteckten Kosten» sind allgemein als zusätzliche Belastung bekannt und werden mit etwa 30 bis 60 Prozent veranschlagt. Die Berechnung von Operationen oder Ambulanzterminen ist in Großbritannien inzwischen etwas einfacher, da die zusätzlichen Belastungen, ihr Bedarf und ihre Nachfrage, intern mit bestimmten Preisen kalkuliert werden. Seien Sie dennoch gewarnt, daß sich die Einheitskosten für eine Intervention in einem Land nicht auf die Situation in einem anderen übertragen lassen, selbst wenn sie als Anteil des Bruttosozialprodukts ausgedrückt werden (16).

Der Nutzen für eine frühere Rückkehr zum Arbeitsplatz sollte in bezug auf die Kosten berechnet werden, die die Anstellung des Betreffenden täglich kostet. Dieser Ansatz hat die unglückliche und politisch nicht zu akzeptierende Konsequenz, daß die Gesundheit von Führungspersonen höher bewertet wird als die von Handwerkern, Arbeitslosen oder ethnischen Minderheiten, die zumeist niedriger bezahlt werden als die Mehrheit der Weißen (2, 3). Vielleicht sollte man daher die Kosten für Krankheitstage auf das durchschnittliche Einkommen des Landes beziehen.

In einer Kosten-Effektivität-Analyse werden Veränderungen des Gesundheitszustands in natürlichen Einheiten ausgedrückt (s. Abschnitt 10.2). Aber gerade weil es sich um natürliche Einheiten handelt, sind sie nicht immern angemessen. Beispielsweise kann die ökonomische Analyse einer vergleichenden Behandlung von Magengeschwüren durch zwei Medikamente als «Anteil der geheilten Geschwüre nach sechs Wochen» ausgedrückt werden. Die Behandlungen könnten nach den Kosten für jedes geheilte Geschwür verglichen werden. Wenn die Rückfallraten nach Einnahme der zwei Medikamente jedoch unterschiedlich wären, könnte

Medikament A fälschlicherweise als «kosteneffektiver» beurteilt werden als Medikament B. Eine bessere Erfolgsmessung wäre in diesem Fall «geheilte Geschwüre nach einem Jahr».

In Kosten-Nutzen-Analysen, in denen der Gesundheitszustand in «Nutzen»-Einheiten wie den QUALYs ausgedrückt wird, sollte man bei einer sorgfältigen Untersuchung des Artikels darauf achten, wie es zu den verschiedenen Parametern des «Nutzens» gekommen ist (s. Abschnitt 10.2). Besonders sollten Sie darauf achten, wessen bevorzugte Wertvorstellungen verwendet wurden – die der Patienten, der Ärzte, der Gesundheitsökonomen oder der Regierung.

Frage 7: Wurde der Kostenzuwachs anstatt der absoluten Kosten berücksichtigt?

Diese Frage läßt sich am besten an einem einfachen Beispiel illustrieren. Nehmen wir an, daß Medikament X pro Behandlung 100 Mark kostet und 10 von 20 Patienten heilt. Ein neues Konkurrenzmittel Y kostet 120 Mark und heilt 11 von 20 Patienten. Die Kosten für jeden geheilten Fall betragen bei Medikament X 200 Mark, da 2000 Mark notwendig sind, um 10 Leute zu heilen. Der geheilte Fall kostet mit Medikament Y 218 Mark, da 2400 Mark notwendig sind, um 11 Patienten zu heilen.

Der Kostenzuwachs von Medikament Y, d. h. die zusätzlichen Kosten für die Heilung eines zusätzlichen Patienten, beträgt nicht 18 Mark, sondern 400 Mark. Soviel betragen die zusätzlichen Kosten, die notwendig sind, damit ein besseres Ergebnis erreicht wird als mit dem billigeren Medikament. Dieses beeindruckende Beispiel sollten Sie im Kopf behalten, wenn Ihnen ein Pharmavertreter das nächste Mal erzählt, daß ein neues Mittel «viel effektiver und nur ein bißchen teurer ist».

Frage 8: Wurde dem «Hier und Jetzt» gegenüber der fernen Zukunft Vorrang eingeräumt?

Der Spatz in der Hand ist besser als die Taube auf dem Dach. In bezug auf Gesundheit wie auch Finanzen schätzen wir den heutigen Zustand wichtiger ein als das Versprechen auf einen Nutzen in fünf Jahren. Wenn die Kosten oder der Nutzen einer Intervention erst in einiger Zeit eintreten, sollte der Wert gemindert werden, um dies zu berücksichtigen. Der

Betrag der Minderung auf einen zukünftigen gesundheitlichen Nutzen wird kontrovers diskutiert. In den meisten Analysen beträgt er etwa 5 Prozent pro Jahr.

Frage 9: Wurde eine Sensitivitätsanalyse durchgeführt?

Nehmen wir an, daß eine Kosten-Nutzen-Analyse zu dem Ergebnis kommt, daß eine ambulant laparoskopisch durchgeführte Hernien-Operation 1150 Mark pro QUALY kostet, während man bei der traditionellen offenen Operation mit stationärem Aufenthalt auf 1800 Mark pro QUALY kommt. Wenn Sie sich jedoch die Art der Berechnung genauer anschauen, werden Sie überrascht feststellen, wie billig die laparoskopischen Instrumente sind. Kommt die Laparoskopie immer noch so viel billiger weg, wenn Sie den Preis der Ausrüstung um nur 25 Prozent anheben? Vielleicht, vielleicht aber auch nicht.

Sensitivitätsanalysen oder die Untersuchung des «Was wäre wenn?» wurden in Abschnitt 8.2 in Zusammenhang mit Meta-Analysen beschrieben. Die gleichen Prinzipien lassen sich hier anwenden: wenn eine Angleichung der Zahlen an alle möglichen Einflußfaktoren zu völlig verschiedenen Ergebnissen führt, sollten Sie der Analyse nicht trauen. Ein gutes Beispiel für eine Sensitivitätsanalyse bei einem wissenschaftlich wie auch politisch wichtigen Thema findet sich in dem Artikel von Pharoah und Hollingworth zur Cholesterinsenkung. Darin wird die heikle Frage untersucht, wem effektive, aber teure cholesterinsenkende Medikamente gegeben werden sollten und wem nicht (17).

Frage 10: Wurden zu viele zusammengesetzte Werte benutzt?

In Abschnitt 10.2 habe ich den Begriff der Kosten-Konsequenzen-Analyse eingeführt, wodurch der Leser des Artikel seine eigenen Wertmaßstäbe für verschiedene Gesundheitsparameter einbringen kann. In der Praxis ist diese Art der ökonomischen Analyse sehr unüblich. Häufiger wird der Leser eine Kosten-Vorteils- oder eine Kosten-Nutzen-Analyse finden, in der zusammengesetzte Punktwerte auftauchen, aus denen kaum zu erkennen ist, was der Patient für Vorteile oder Nachteile zu erwarten hat. Die Situation ähnelt der des Vaters, dem gesagt wird, «Ihr Kind hat einen Intelligenzquotienten von 115» – der sich aber weitaus wohler fühlen würde, wenn er die Einzeldaten hören würde: «Karlchen kann für sein Alter ziemlich gut lesen, schreiben, rechnen und zeichnen».

10.4 Zusammenfassung

Ich hoffe, daß Ihnen dieses Kapitel gezeigt hat, daß die kritische Beurteilung ökonomischer Analysen entscheidend davon abhängt, daß man Fragen stellt wie «Woher kamen diese Zahlen?» oder «Wurden irgendwelche Zahlen weggelassen?» und daß die Berechnungen selbst überprüft werden. Auch wenn nur wenige Artikel alle Kriterien aus Abschnitt 10.3 und Anhang A erfüllen werden, sollten Sie nach der Lektüre dieses Kapitels in der Lage sein, ökonomische Analysen von mittlerer oder guter methodischer Qualität von denen zu unterscheiden, bei denen sich «Wegwerf-Kosten» in Ergebnisse oder Diskussion geschlichen haben. Für eine ausführlichere Diskussion zum Thema Lebensqualität siehe die kürzlich erschienenen *Users' Guide* (18).

Literatur

1 Drummond M. *Economic analysis alongside controlled trials.* Leeds: Department of Health, 1994. (Document F51/066 2515 5k. Obtainable from R & D Directorate, NHS Executive, Quarry House, Leeds LS2 7UE.)
2 Drummond MF, RichardsonWS, O'Brien BJ, et al. Users' guides to the medical literature. XIII. How to use an article on economic analysis of clinical practice. A. Are the results of the study valid? *JAMA* 1997; **277**: 1552–7.
3 O'Brien BJ, Heyland D, Richardson WS, et al. Users' guides to the medical literature. XIII. How to use an article on economic analysis of clinical practice. B. What are the results and will they help me in caring for my patients? *JAMA* 1997; **277**: 1802–6.
4 Bowling A. Health care rationing: the public's debate. *BMJ* 1996; **312**: 670–4.
5 Smith R. Rationing health care: moving the debate forward. *BMJ* 1996; **312**: 1553–4.
6 Patrick DL, Erikson P. *Health status and healzh policy.* New York: Oxford University Press, 1993.
7 Bradley C, ed. *Handbook of psychology and diabetes.* London: Harwood Academic Publishers, 1994.
8 Fallowfield LJ. Assessment of quality of life in breast cancer. *Acta Oncol* 1995; **34**: 689–94.

9 Hickey AM, Bury G, O'Boyle CA, *et al*. A new short form individual quality of life measure (SEIQoL-DW). Application in a cohort of individuals with HIV/AIDS. *BMJ* 1996; **313**: 29–33.
10 Cairns J. Measuring health outcomes. *BMJ* 1996; **313**: 6.
11 Gill TM, Feinstein AR. A critical appraisal of the quality of quality of life measurements. *JAMA* 1994; **272**: 619–26.
12 Ham C. Priority setting in the NHS. *Br J Health Care Management* 1995; **1**: 27–9.
13 Weinberger M, Oddone EZ, Samsa G, *et al*. Are health-related quality of life measures affected by the mode of administration? *J Clin Epidemiol* 1996; **49**: 135–40.
14 Harris J. QALYfying the value of life. *J Med Ethics* 1987; **13**: 117–23.
15 Mehrez A, Gafni A. Quality-adjusted life-years, utility theory and healthy years equivalents. *Med Desis Making* 1989; **9**: 142–9.
16 Jefferson T, Demicheli V, Mugford M. *Elementary economic evaluation in health care*. London: BMJ Publishing, 1996.
17 Pharoah PDP, Hollingworth W. Cost-effectiveness of lowering cholesterol concentration with statins in patients with and without pre-existing coronary heart disease: life table method applied to health authority population. *BMJ* 1996; **312**: 1443–8.
18 Guyatt GH, Naylor CD, Juniper E, *et al*. Users' guides to the medical literature. XII. How to use articles about health-related quality of life. *JAMA* 1997; **277**: 1232–7.

Kapitel 11:
Artikel, die über Zahlen hinausgehen (qualitative Forschung)

11.1 Was ist qualitative Forschung?

Das Pendel schwingt hin und her. Vor zehn Jahren, als ich meinen ersten Job in der Forschung antrat, gab mir ein von der Arbeit frustrierter Kollege den Rat: «Such Dir was zum Messen und miß so lange, bis Du einen Haufen Daten zusammen hast. Dann hör mit dem Messen auf und schreib es zusammen».

Ich fragte ihn: «Was soll ich denn messen?»

«Das», antwortete er zynisch, «spielt kaum eine Rolle».

Dieses Beispiel aus der Wirklichkeit zeigt die Begrenzungen einer ausschließlich quantitativen (Zählen und Messen) Perspektive in der Forschung. Der Epidemiologe Nick Black hat erläutert, daß ein Ergebnis viel wahrscheinlicher als Tatsache akzeptiert wird, wenn es quantifizierbar ist (1). Es gibt beispielsweise keine wissenschaftlichen Belege, die die bekannten «Tatsachen» unterstützen, wonach 1 von 10 Paaren unfruchtbar ist, 1 von 10 Männern homosexuell und die Hälfte aller Diabetiker nicht diagnostiziert. Dennoch, so hat Black beobachtet, akzeptieren die meisten von uns bereitwillig und unkritisch solche vereinfachenden, reduktionistischen und offensichtlich falschen Behauptungen, solange nur eine Zahl darin enthalten ist.

Qualitative Forscher suchen nach einer tieferen Wahrheit. Sie wollen «die Dinge in ihrer natürlichen Umgebung studieren und Phänomene in ihrer Bedeutung interpretieren» (2). Dabei benutzen sie «eine ganzheitliche Perspektive, die die Komplexität menschlichen Verhaltens einbezieht» (1).

Interpretative oder qualitative Forschung war über Jahre das Gebiet der Sozialwissenschaftler. Mittlerweile wird zunehmend anerkannt, daß diese Forschung nicht nur eine Ergänzung, sondern eine Vorbedingung für die quantitative Forschung ist, mit der die meisten Wissenschaftler in den biomedizinischen Fächern weitaus vertrauter sind. Die Ansicht, daß sich die beiden Ansätze gegenseitig ausschließen, wurde inzwischen selbst «unwissenschaftlich», und es ist gegenwärtig sogar Mode – besonders in der Akutversorgung und den Public-Health-Studien – zu betonen, daß man sich mit qualitativer Forschung beschäftigt.

Dr. Cecil Helman, Autorin des wichtigsten Buches über die anthropologischen Aspekte von Gesundheit und Krankheit (3), erzählte mir die folgende Geschichte, um den Unterschied zwischen qualitativer und quantitativer Forschung zu veranschaulichen: Ein kleines Kind kommt aus dem Garten ins Haus und ruft aufgeregt zur Mutter «Mama, die Blätter fallen von den Bäumen».

«Erzähl mir mehr davon», antwortet die Mutter.

«Also, fünf Blätter sind in der ersten Stunde gefallen, zehn in der zweiten Stunde...»

Dieses Kind wird ein quantitativer Forscher.

Ein zweites Kind wird auf die Aufforderung «Erzähl mir mehr» vielleicht antworten: «Also, die Blätter sind groß und breit und die meisten gelb oder rot. Und sie fallen auch nur von manchen, nicht von allen Bäumen. Und, Mama, warum sind eigentlich letzten Monat keine Blätter gefallen?»

Dieses Kind wird ein qualitativer Forscher.

Fragen wie: «Wieviele Patienten würden den Hausarzt aufsuchen, wenn ihr Kind mäßig erhöhte Temperatur hat?» oder «Wie groß ist der Anteil der Raucher, die versucht haben, aufzuhören?» erfordern eindeutig quantitative Methoden. Wenn es jedoch um Fragen geht wie: «Warum sind manche Eltern so sehr um die Temperatur ihres Kindes besorgt?» und «Was bewegt die Leute dazu, mit dem Rauchen aufzuhören?», dann können und sollten diese nicht beantwortet werden, indem man den ersten Aspekt, der einem als Außenstehender zu diesem Thema einfällt, mißt und quantifiziert. Eher sollten wir zuhören, was die Menschen zu sagen haben, und die Vermutungen der Betroffenen selbst untersuchen. Mit der Zeit fällt uns vielleicht ein bestimmtes Muster auf, wodurch wir unsere Methode der Beobachtungen womöglich ändern. Vielleicht beginnen wir dann mit einer der Methoden, die in Tabelle 31 aufgeführt sind.

Tabelle 32, die aus dem Buch *Qualitative Research in Health Care* von Nick Mays und Catherine Pope (4) wiedergegeben ist, bündelt (und übertreibt) die Unterschiede zwischen qualitativen und quantitativen Forschungsansätzen. In Wirklichkeit gibt es große Überschneidungen zwischen beiden Bereichen, was auch zunehmend wahrgenommen wird (5).

Tabelle 31: Beispiele für qualitative Forschungsmethoden.

Dokumente	Untersuchung von Dokumenten zu Ereignissen, wie z. B. Tagungen
Passive Beobachtung	Systematische Beobachtung des Verhaltens und der Gespräche in normalen Situationen
Teilnehmende Beobachtung	Beobachtung, bei denen der Forscher auch eine Rolle in der Situation, die er beobachtet, übernimmt
Tiefeninterviews	Persönliches Gespräch, um bestimmte Aspekte des Themas im Detail zu explorieren. Es werden keine vorformulierten Fragen verwendet, aber bestimmte Themen abgehandelt
Fokusgruppen	Methode des Gruppeninterviews, die explizit die Gruppeninteraktion verwendet, um Daten zu erheben

Tabelle 32: Qualitative versus quantitative Forschung – ein überschätzter Gegensatz (4).

	Qualitativ	Quantitativ
Soziale Theorie	Handlung	Struktur
Methoden	Beobachtung, Interview	Experiment, Umfrage
Fragen	Was ist X? (Klassifizierung)	Wieviele Xs? (Quantifizierung)
Vorgehen	Induktiv	Deduktiv
Erhebungsmethode	Theoretisch	Statistisch
Stärke	Validität	Reliabilität

Wie in Abschnitt 3.2 erklärt, sollte quantitative Forschung mit einer Idee beginnen (die zumeist als Hypothese ausgedrückt wird), die dann durch Messungen, gewonnene Daten und *Deduktion* eine Schlußfolgerung erlaubt. Qualitative Forschung ist anders. Sie fängt mit der Absicht an, ein bestimmtes Gebiet genauer zu untersuchen, sammelt «Daten» (zumeist Beobachtungen und Interviews) und kommt zu Ideen und Hypothesen durch das, was als *induktives Argumentieren* bekannt ist (4). Die Stärke des quantitativen Ansatzes liegt in seiner *Reliabilität* (Wiederholbarkeit) – d. h. die gleichen Messungen sollten jedesmal zu den gleichen Ergebnissen führen. Die Stärke des qualitativen Ansatzes liegt hingegen in der *Validität* (der Nähe zur Wahrheit) – d. h. gute qualitative Forschung, die bestimmte Methoden der Datenerhebung verwendet, sollte den Kern des Problems berühren und nicht nur an der Oberfläche entlangschrammen. Die Validität qualitativer Forschungsmethoden hat sich durch die Verwendung mehr als einer Methode deutlich verbessert (s. Tabelle 31), was man als *Triangulation* bezeichnet, sowie durch die Analyse der Daten durch verschiedene Wissenschaftler.

Wer von qualitativer Forschung nichts weiß oder hält, glaubt häufig, daß sie nur wenig mehr ist, als das Fallen der Blätter zu beobachten. Es geht über dieses Buch hinaus, Sie in die wichtigste Literatur einzuführen und darzustellen, wie man bei Beobachtung, Interview und Fokusgruppen vorgeht. Es gibt jedoch ausgeklügelte Methoden für alle diese Techniken, und Interessierten empfehle ich eine Einführung (4) oder detailliertere Texte (2) aus dem Literaturverzeichnis.

Qualitative Methoden entwickeln sich besonders in noch unerschlossenen Gebieten, wo die wichtigsten Variablen nur wenig bekannt, schlecht definiert und kaum zu kontrollieren sind (1, 6). Unter solchen Umständen kann auch die definitive Hypothese oft erst aufgestellt werden, wenn die Studie bereits begonnen wurde. Aber unter eben diesen Umständen muß der qualitative Forscher sicherstellen, daß er einen besonderen Schwerpunkt bereits bestimmt hat und einige spezifische Fragen beantworten will (s. Frage 1 im nachfolgenden Abschnitt 11.2). Die Methoden qualitativer Forschung erlauben es und ermutigen sogar dazu (2), die Fragen im Verlauf der Untersuchungen zu modifizieren. Im Gegensatz dazu ist ein verstohlener Blick auf die Zwischenergebnisse bei quantitativen Studien sogar invalide (s. Abschnitt 5.2)!

Der sogenannte *iterative* Ansatz, d. h. die Veränderung der Methode und der Hypothese während des Voranschreitens der Forschung durch den qualitativen Wissenschaftler, zeugt von einer empfehlenswerten Sensibilität für die Vielfalt und Variabilität der Materie. Das Unvermögen, die Berechtigung dieses Ansatzes anzuerkennen, hat Kritiker in der Vergangenheit den Vorwurf an die qualitative Forschung richten lassen, daß sie ständig ihre Zielvorgaben verändern würde. Während diese Kritik oft in die Irre führte, besteht – wie Nicky Britten und seine Mitarbeiter beobachtet haben – durchaus die Gefahr, «daß der flexible Ansatz (iterativer Forschung) dazu verleitet, schlampig zu arbeiten, wenn der Wissenschaftler nicht mehr erkennt, was er eigentlich untersucht» (6). Die Autoren weisen deshalb darauf hin, daß qualitative Wissenschaftler bestimmte Auszeiten von der Feldforschung nehmen müssen, um sich zur Reflektion, Planung und Besprechung mit Kollegen zurückziehen zu können.

11.2 Beurteilung von Veröffentlichungen, die qualitative Forschung beschreiben

Durch ihre Wesensart ist qualitative Forschung nicht standardisiert und genau definiert, sondern von der subjektiven Erfahrung der Forscher und der Erforschten abhängig. Sie erforscht, was nötig ist, und schneidet sich ihren Stoff entsprechend zu. Deshalb kann man darüber streiten, ob es überhaupt möglich ist, eine Checkliste mit allen wichtigen Punkten analog zu den «Users' guides to the medical literature» (s. Literaturangaben 8–19 in Kapitel 3) zu entwickeln. Meine Meinung und die einiger Kollegen, die an dieser Aufgabe arbeiten (4, 6), ist, daß die Checkliste sicher nicht so ausführlich und umfassend anzuwenden ist wie in der quantitativen Forschung, aber daß durchaus einige grundsätzliche Regeln aufgestellt werden können. Die folgende Liste wurde aus den bereits zitierten Arbeiten (2, 4, 6) zusammengestellt und geht außerdem auf Diskussionen mit Dr. Rod Taylor von der Exeter University zurück, der gerade an einer detaillierten Arbeit zur Beurteilung qualitativer Veröffentlichungen sitzt.

194 Einführung in die Evidence-based Medicine

Frage 1: Beschreibt die Veröffentlichung ein wichtiges klinisches Problem, das durch eine klar formulierte Frage beantwortet werden soll?

In Abschnitt 3.2 habe ich erläutert, daß man als eines der ersten Dinge bei jedem Forschungsartikel auf eine Aussage achten sollte, warum die Forschung unternommen wurde und welche spezifische Frage untersucht worden ist. Qualitative Artikel machen da keine Ausnahme: Es besteht absolut kein wissenschaftlicher Wert in Interviews und Beobachtungen, die nur um ihrer selbst willen durchgeführt wurden. Artikel, die ihr Forschungsthema nicht bestimmter definieren können als «Wir entschieden uns, 20 Patienten mit Epilepsie zu interviewen», schaffen wenig Vertrauen, daß die Forscher wirklich gewußt haben, was sie warum untersucht haben.

Wahrscheinlich würden Sie den Artikel eher lesen, wenn darin etwas stünde wie: «Epilepsie ist eine häufige und potentiell zu Behinderungen führende Erkrankung, und bis zu 20 Prozent der Patienten bleiben trotz Medikation nicht frei von Anfällen. Bei Antiepileptika sind unangenehme Nebenwirkungen bekannt, und verschiedene Studien haben gezeigt, daß ein hoher Anteil der Patienten ihre Tabletten nicht regelmäßig nimmt. Deshalb haben wir uns entschieden, die Einschätzung der Epilepsie durch Patienten und die Gründe für die Nichteinnahme der Medikamente genauer zu untersuchen».

Wie in Abschnitt 11.1 bereits erklärt, bringt es die iterative Natur qualitativer Forschung mit sich, daß die definitive Fragestellung zu Beginn der Studie noch nicht völlig klar ist. Wie Britten und Mitarbeiter jedoch ausgeführt haben, sollte sie formuliert sein, wenn mit der Niederschrift der Studie begonnen wird (6).

Frage 2: Ist ein qualitativer Ansatz überhaupt angemessen?

Wenn das Forschungsziel die Interpretation oder die Suche nach einem tieferen Verständnis für ein bestimmtes klinisches Thema ist, sind qualitative Methoden mit ziemlicher Sicherheit angemessen. Wenn jedoch die Forschung ein anderes Ziel hat – wie die Bestimmung der Inzidenz einer Erkrankung oder der Prävalenz von Nebenwirkungen oder dem Beweis, daß ein Medikament ein besseres Nutzen-Risiko-Verhältnis aufweist als ein anderes – sind qualitative Methoden eindeutig nicht angemessen!

Wenn Sie eine Case-Control-Studie, eine Kohorten-Studie oder eine randomisierte Studie für die Fragestellung für angemessener halten als den verwendeten qualitativen Ansatz, hilft es vielleicht, die Studie mit den Beispielen in den Abschnitten 3.3 bis 3.7 zu vergleichen, um Ihren Verdacht zu bestätigen.

Frage 3: Wie wurden das Umfeld und die Teilnehmer ausgewählt?

Schauen Sie sich nochmal Tabelle 32 an, in dem die *statistischen* Methoden der Erhebung bei quantitativer Forschung mit den *theoretischen* bei qualitativer Forschung verglichen werden. Lassen Sie mich das erklären. In den früheren Kapiteln dieses Buches, besonders in Abschnitt 4.2, habe ich betont, wie wichtig es bei quantitativer Forschung ist, die Teilnehmer nach dem Zufallsprinzip in die Gruppen zuzuordnen. Eine nach dem Zufallsprinzip erhobene Gruppe wird *im Durchschnitt* den Zustand der Population widerspiegeln, aus dem die Gruppe gewonnen wurde.

In der qualitativen Forschung sind wir jedoch nicht an einem Blick «auf den Durchschnitt» einer Patientenpopulation interessiert. Wir wollen ein tieferes Verständnis von bestimmten Individuen oder Gruppen gewinnen, und daher sollten wir unbedingt nach Individuen oder Gruppen suchen, die in unser Bild passen. Wenn das Ziel unserer Untersuchung beispielsweise eine Studie zu den Erfahrungen nicht englischsprechender, in Großbritannien lebender Frauen aus dem indischen Punjab ist, die in einem Krankenhaus entbunden haben, wäre es völlig gerechtfertigt, Frauen mit verschiedenen Geburtserfahrungen zu suchen – solche mit einer eingeleiteten Geburt, einem Notfall-Kaiserschnitt, der Entbindung durch einen Medizinstudenten, mit einer späten Fehlgeburt usw. Außerdem würden wir auch nach Frauen suchen, bei denen die Schwangerschaftsvorsorge zwischen Gynäkologen und Hausärzten geteilt wurde, und nach Frauen, die während der ganzen Schwangerschaft von der kommunalen Hebamme betreut wurden. In diesem Beispiel könnte es auch von besonderem Interesse sein, Frauen zu finden, bei denen die Versorgung durch einen männlichen Arzt übernommen wurde, auch wenn das sehr unwahrscheinlich wäre. Letztendlich würden wir eventuell auch noch Frauen untersuchen, die in einem großen, modernen «High-Tech»-Krankenhaus entbunden haben, und solche, die in einem kleinen städtischen Haus zur Entbindung waren. Natürlich würden alle diese Einschränkungen zu «verzerrten» Ergebnissen führen. Aber genau dies wollen wir in diesem Fall.

Seien Sie bei qualitativen Forschungsarbeiten skeptisch, wenn die Auswahl der Individuen nach Kriterien der Bequemlichkeit erfolgte oder es zumindest den Anschein hat. Im obigen Beispiel wäre es natürlich am einfachsten, die zwölf erstbesten Frauen aus dem Punjab zu nehmen, die in einem Krankenhaus in Ihrer Nähe auftauchen. Die erhaltenen Informationen wären jedoch weitaus weniger hilfreich.

Frage 4: Welche Perspektive hatte der Forscher, und wurde sie berücksichtigt?

Da sich qualitative Forschung zwangsläufig auch auf die Lebenserfahrung der Wissenschaftler gründet, sollte ein solcher Artikel nicht allein deshalb verworfen werden, weil die Forscher in bezug auf ihren Gegenstand eine bestimmte kulturelle Perspektive oder einen persönlichen Zugang postuliert haben. Eher im Gegenteil – gerade dazu sollte ihnen gratuliert werden. Es ist wichtig, anzuerkennen, daß eine Verzerrung durch den Beobachter in der qualitativen Forschung nie vollständig vermieden werden kann. Am offensichtlichsten ist dies bei der teilnehmenden Beobachtung (s. Tab. 31), aber es trifft genauso auf die anderen Formen der Datenerhebung und -analyse zu.

Nehmen wir an, die Forschung betrifft beispielweise die Erfahrungen asthmatischer Erwachsener, die in feuchten und beengten Quartieren wohnen. Wenn die Wirkung dieser Umgebung auf die Gesundheit genauer untersucht werden soll, ist es wahrscheinlich, daß bei Verwendung von semistrukturierten Interviews und Fokusgruppen die Datenerhebung erheblich davon beeinflußt wird, was der Forscher zu diesem Thema denkt und ob er für eine Lungenklinik, das Sozialamt oder eine Umweltgruppe arbeitet. Da es jedoch unmöglich ist, die Interviews von jemandem durchführen zu lassen, der keine Ansichten, keine kulturellen oder weltanschaulichen Standpunkte hat, kann als Maximum von einem Forscher verlangt werden, daß er seinen Hintergrund detailliert beschreibt, so daß die Ergebnisse entsprechend interpretiert werden können.

Kapitel 11: Qualitative Forschung **197**

Frage 5: Welche Methoden hat der Forscher zur Datenerhebung verwendet, und sind sie detailliert genug beschrieben?

Ich habe zwei Jahre in der quantitativen Laborforschung zugebracht, wobei 15 Stunden wöchentlich auf das Füllen und Leeren von Reagenzgläsern verwendet wurden. Es war standardisiert, wie die Reagenzgläser gefüllt, zentrifugiert und wieder geleert wurden – selbst für die Reinigung gab es eine bestimmte Prozedur. Als ich schließlich meine Forschung publizierte, wurden vielleicht 900 Stunden Plackerei in einem einzigen Satz zusammengefaßt: «Die Rhabarber-Spiegel im Serum von Patienten wurden nach der von Blubb und Blubb entwickelten Methode gemessen (Zitat von Blubb und Blubbs Artikel zur Serum-Rhabarber-Messung)».

Jetzt verbringe ich den Großteil meiner Zeit mit qualitativer Forschung, und ich versichere Ihnen, das macht unendlich viel mehr Spaß. Das letzte Jahr habe ich zusammen mit meinem Forschungsassistenten damit verbracht, Methoden zu entwickeln, um den Glauben, die Hoffnungen, Ängste und Haltungen von Diabetikern zu ermitteln, die zu einer bestimmten ethnischen Gruppe gehören (britische Bangladeshi). Wir mußten beispielsweise eine valide Methode erstellen, mit der simultan Interviews in Sylheti übersetzt und transkribiert werden konnten, einem schwierigen Dialekt des Bengalischen, der keine Schriftsprache hat. Wir haben herausgefunden, daß die Einstellungen der Patienten entscheidend von der Anwesenheit naher Verwandter abhängig sind, so daß wir Interviews sowohl in der Anwesenheit als auch der Abwesenheit naher Angehöriger durchgeführt haben.

Ich könnte die von uns entwickelten Methoden noch weiter beschreiben, aber wahrscheinlich ist mein Punkt bereits klar geworden: Der Methodenabschnitt eines qualitativen Artikels kann nicht kurzgehalten werden oder sich mit Verweisen auf die Forschungstechniken anderer begnügen. Er muß ausführlich und diskursiv sein, da er eine einmalige Geschichte zu vermitteln hat, ohne die man die Ergebnisse nicht interpretieren kann. Wie bei der Erhebung der Daten und der Zusammenstellung der Gruppen gibt es auch hier keine einfachen und schnellen Regeln zu den Inhalten eines Methodenabschnitts. Sie sollten sich einfach fragen: «Habe ich genügend Informationen zu den verwendeten Methoden gegeben?», und wenn dem so ist, gebrauchen Sie Ihren gesunden Menschenverstand um zu beurteilen: «Sind diese Methoden ein vernünftiger und angemessener Weg, um die Fragestellung zu bearbeiten?»

Frage 6: Welche Methoden hat der Forscher zur Analyse der Daten verwendet, und welche Qualitätskontrollen waren eingebaut?

Der Abschnitt mit der Datenanalyse eines qualitativen Forschungsartikels ist der Ort, wo Sinn und Unsinn am leichtesten voneinander unterschieden werden können. Wenn dicke Stapel abgeschlossener Interviews oder Notizen von Feldstudien angehäuft wurden, hat die eigentliche Arbeit für den qualitativen Forscher kaum begonnen. Es reicht einfach nicht, die Texte durchzublättern und nach «interessanten Zitaten» Ausschau zu halten, die womöglich eine bestimmte Theorie unterstützen. Der Forscher muß einen *systematischen* Weg finden, seine Daten zu analysieren, und er muß Fallbeispiele suchen, die den gängigen Theorien widersprechen oder sie zumindest herausfordern.

Eine Art und Weise, dies zu tun, besteht in der *Inhaltsanalyse (content analysis)*: Dabei wird eine Liste codierter Kategorien erstellt, in die jedes Segment der transkribierten Daten mittels «Ausschneiden und Einfügen» übetragen wird. Dieser Vorgang kann manuell geschehen, bei großen Datenmengen natürlich auch mittels einer Datenbank. Die Äußerungen der verschiedenen Teilnehmer zu einem bestimmten Thema können so miteinander verglichen werden. Auch ausgeklügeltere Vergleiche sind möglich wie: «Tendierten diejenigen, die Aussage A machten auch zu Aussage B?»

Ein guter qualitativer Forschungsartikel wird Beweise für eine Qualitätskontrolle erbringen. Das heißt, die Daten – oder wenigstens ein Teil der Daten – sind von mehr als einem Forscher untersucht und auf die gleiche Weise interpretiert worden. Bei meiner eigenen Forschung zu den Einstellungen der Diabetiker begutachten drei von uns abwechselnd das getippte Interviewtranskript und ordnen die einzelnen Äußerungen den codierten Kategorien zu. Mit ziemlicher Sicherheit werden die Interpretationen, die wir den einzelnen Äußerungen zuordnen, Unterschiede zeigen. Wir versuchen dann, die Meinungsverschiedenheiten durch Diskussion zu lösen, und wenn das nicht gelingt, fragen wir einen vierten nach seiner Meinung. All das gehört zur legitimen Methodik bei der Analyse qualitativer Daten. *Nicht* legitim ist jedoch die Annahme, daß die Interpretationen mancher Beteiligter unumstößlich sind, wie schlau und erfahren sie auch immer sein mögen! Dennoch macht die Frage, wie man Qualitätskontrollen bei dieser Art von Forschung sicherstellen kann, einen Großteil der Diskussionen unter qualitativ arbeitenden Wissenschaftlern aus.

Frage 7: Sind die Ergebnisse glaubwürdig, und haben sie Bedeutung für die Praxis?

Offensichtlich können wir die Glaubwürdigkeit qualitativer Ergebnisse weder durch die Präzision und Genauigkeit der Meßmethoden noch durch Konfidenzintervalle und «numbers needed to treat» erreichen. Oftmals braucht es nur etwas mehr als den gesunden Menschenverstand, um zu bestimmen, ob die Resultate einer qualitativen Studie vernünftig, glaubwürdig und für die Praxis wichtig sind.

Ein wichtiger Aspekt, den man im Ergebnisabschnitt prüfen sollte, ist, ob die Autoren aktuelle Daten zitieren. Behauptungen wie «Hausärzte können den Wert von Buchprüfungen zumeist nicht schätzen» würden unendlich glaubwürdiger sein, wenn es ein oder zwei Zitate aus den Interviews gäbe, die das illustrieren. Die Ergebnisse sollten unabhängig und objektiv zu verifizieren sein – schließlich macht ein Teilnehmer entweder eine bestimmte Bemerkung oder nicht –, und alle Zitate und Beispiele sollten über einen Index auf die jeweilige Studienperson und -situation zurückführbar sein.

Frage 8: Welche Schlußfolgerungen wurden gezogen, und sind sie durch die Ergebnisse gerechtfertigt?

Ein quantitativer Forschungsartikel, der im EMED-Standardformat (s. Abschnitt 3.1) erstellt wurde, sollte klar zwischen den Studienergebnissen und der Interpretation der Ergebnisse unterscheiden. Der Leser sollte keine Schwierigkeiten in der Unterscheidung haben, was der Forscher *gefunden* hat und was er glaubt, daß dieses *bedeutet*. In der qualitativen Forschung indes ist eine solche Trennung kaum möglich, da die Ergebnisse per definitionem eine Interpretation der Daten sind.

Deshalb ist es bei der Beurteilung der Validität qualitativer Forschung notwendig, zu fragen, ob die Interpretion den Daten allem Anschein nach entspricht und vergleichsweise unbeeinflußt von kulturellen und persönlichen Vorurteilen ist. Das kann schwierig sein, da die Sprache, die wir zur Beschreibung verwenden, Meinungen und Motive unterstellt, die vielleicht gar nicht von den Beteiligten geteilt werden. Vergleichen Sie beispielsweise die beiden Äußerungen «Drei Frauen gingen zum Brunnen und holten Wasser» und «Drei Frauen trafen sich am Brunnen, und jede trug einen Krug».

Es wird zunehmend zum Klischee, daß die Schlußfolgerungen qualitativer Studien – wie die jeder Forschung – auf «Evidenz gegründet» sein sollen, d. h. sie sollen sich aus dem ergeben, was die Forscher in ihren Feldstudien gefunden haben. Mays und Pope schlagen drei nützliche Fragen vor, um zu bestimmen, ob die Schlußfolgerungen einer qualitativen Studie valide sind:

- Wie gut erklärt die Analyse, warum sich Leute so verhalten, wie sie sich verhalten?
- Wie verständlich wäre die Analyse für einen Teilnehmer an der Studie?
- Wie gut stimmt die Studie mit dem überein, was wir bereits wissen? (7)

Frage 9: Können die Ergebnisse der Studie auf andere klinische Situationen übertragen werden?

Eine der häufigsten Kritikpunkte an qualitativen Studien ist, daß sich die Ergebnisse jeder qualitativen Studie nur auf die eine Situation beziehen, in der sie erhoben wurden. In der Tat trifft die für qualitative Forschung nicht mehr zu als für quantitative Forschung. Schauen Sie sich nochmals das Beispiel mit den Punjab-Frauen aus Frage 3 an. Sie sollten erkennen, daß der Nutzen einer *theoretischen* Erfassung der Gruppen die Ergebnisse über diese Gruppe hinaus transferierbar macht.

11.3 Zusammenfassung

Ärzte haben traditionell immer viel Wert auf Daten mit Zahlenmaterial gelegt, was sich jedoch für manche Themenkomplexe als irreführend, reduktionistisch oder irrelevant erwiesen hat. Die zunehmende Popularität qualitativer Forschung ist weiter gestiegen, weil die quantitativen Methoden entweder keine befriedigenden oder die falschen Antworten auf wichtige klinische Fragen gegeben haben (1). Wenn Sie immer noch meinen, daß qualitative Forschung zweitrangige, weil «weiche» Wissenschaft ist, sind sie nicht mehr auf dem neuesten Stand der «evidence» (8).

1993 haben Catherine Pope und Nicky Britten bei einer Konferenz den Artikel «Barrieren im medizinischen Denken gegenüber qualitativer Forschung» vorgestellt (9). Sie zeigten darin eine Sammlung ihrer Ablehnungsschreiben von biomedizinischen Fachzeitschriften. Die Schreiben offenbarten eine unglaubliche Ignoranz der Gutachter gegenüber den Methoden qualitativer Forschung. In anderen Worten: Die Leute, die die Artikel ablehnten, schienen gute qualitative Forschung nicht von schlechter unterscheiden zu können.

Ironischerweise erscheinen mittlerweile regelmäßig qualitative Artikel von schlechter Qualität in manchen medizinischen Zeitschriften, die seit Popes und Brittens Darstellung des medizinischen Denkens ihre Politik geändert zu haben scheinen. Ich hoffe deshalb, das die oben angeführten Fragen und die angegebene Literatur Gutachtern auf beiden Seiten helfen können: denen, die immer noch qualitative Artikel aus den falschen Gründen ablehnen, und denen, die auf den neuen Zug aufgesprungen sind und jetzt qualitative Artikel aus den falschen Gründen akzeptieren! Denken Sie daran, daß die kritische Beurteilung qualitativer Forschung immer noch eine ziemlich unterentwickelte Wissenschaft ist und daß an der Ausarbeitung der Fragen in diesem Kapitel noch gearbeitet wird.

Literatur

1 Black N. Why we need qualitative research. *J Epidemiol Community Health* 1994; **48**: 425–6.
2 Denzin NK, Lincoln YS, eds. *Handbook of qualitative research.* London: Sage Publications, 1994.
3 Helman C. *Culture, health and illness.* 3rd ed. London: Butterworth Heinemann, 1995.
4 Mays N, Pope C, eds. *Qualitative research in health care.* London: BMJ Publishing, 1996.
5 Abell P. Methodological achievements in sociology over the past few decades with specific reference to the interplay of qualitative and quantitative methods. In: Bryant C, Becker H, eds. *What has sociology achieved?* London: Macmillan Publishing, 1990.
6 Britten N, Jones R, Murphy E, *et al.* Qualitative research methods in general practice and primary care. *Fam Prac* 1995; **12**: 104–14.
7 Mays N, Pope C, eds. *Qualitative research in health care.* London: BMJ Publishing, 1996: 15.
8 Kinmonth A-L. Understanding and meaning in research and practice. *Fam Pract* 1995; **12**: 1–2.

9 Pope C, Britten N. *The quality of rejection: barriers to qualitative methods in the medical mindset.* Paper presented at BSA Medical Sociology Group annual conference, September 1993.

Kapitel 12:
Ergebnisse der Evidence-based Medicine anwenden

12.1 Surfactants versus Steroide: Eine Fallstudie über die Anwendung von Evidence-based Medicine

Kürzlich hörte ich, wie eine neue Schwester in unserer Gemeinschaftspraxis von einer erfahrenen Kollegin eingewiesen wurde: «Dr. A. will, daß die Instrumente 20 Minuten sterilisiert sind, alle anderen wollen 10 Minuten. Dr. C. benutzt niemals Nylonfäden, und Dr. E. besteht darauf, daß jede Wunde mit Antibiotikaspray versorgt wird...».

So ging es weiter und bestätigte die traurige Wahrheit, daß wir alle unsere eigenen OP-Techniken bevorzugten und die Schwestern eine Checkliste für unsere Vorlieben erstellt hatten. Zweifellos glauben wir, daß es gute Gründe für unser Vorgehen gibt, während unsere Angestellten bestätigen werden, daß wir uns alle störrisch einer Veränderung widersetzen.

Das Versagen der Mediziner, ihr Verhalten in der Praxis den besten verfügbaren wissenschaftlichen Ergebnissen anzupassen, kann jedoch nicht allein auf Sturheit zurückgeführt werden. Die Pädiaterin Dr. Vivienne Van Someren hat beispielhaft von den Hindernissen berichtet, die der praktischen Anwendung von Beweisen aus der Forschung entgegenstehen. Es handelt sich um die Prävention des Atemnotsyndroms bei Frühgeborenen.

Bereits 1957 wurde entdeckt, daß Babies, die mehr als sechs Wochen zu früh geboren wurden, der Gefahr schwerer Atemnot ausgesetzt waren, da ihnen eine Substanz namens «Surfactant»-Faktor in den Lungen fehlte. Der Surfactant-Faktor verringert die Oberflächenspannung auf den Lungenbläschen und reduziert den Ausdehnungswiderstand. Pharmafirmen begannen in den 1960ern mit der Entwicklung eines künstlichen Surfactant-Faktors, der die lebensbedrohlichen Symptome beim Kind verhindern helfen sollte. Erst Mitte der 1980er Jahre war ein wirksames Produkt verfügbar.

Bis Ende der 1980er Jahre wurden mehrere randomisierte Studien durchgeführt, und eine 1990 veröffentlichte Meta-Analyse kam zu dem Schluß, daß der Nutzen von Surfactant die Risiken bei weitem überwiegt. 1990 wurde mit einer großen Studie an 6000 Patienten begonnen (OSIRIS), an der nahezu alle neonatologischen Intensivstationen Großbritanniens beteiligt waren. Dem Hersteller wurde 1990 die Produktlizenz erteilt, und um 1993 wurde praktisch jedes Frühgeborene in Großbritannien mit künstlichem Surfactant-Faktor behandelt.

Eine Generation zuvor hatte sich gezeigt, daß eine andere Behandlung das Atemnotsyndrom bei Frühgeborenen ebenfalls verhindern konnte: die Gabe des Steroids Dexamethason an Frauen mit vorzeitigen Wehen. Dexamethason führt eine beschleunigte Lungenreifung herbei. Die Wirksamkeit wurde in Tierexperimenten 1969 bestätigt; klinische Studien am Menschen erschienen bereits 1972 in der renommierten Zeitschrift *Paediatrics*. Obwohl der Nutzen dieser Behandlung in mehreren weiteren Studien bestätigt wurde und 1990 eine Meta-Analyse veröffentlicht wurde, war die Anwendung dieser Technik erstaunlich gering. Schätzungen ergaben 1995, daß nur 12 bis 18 Prozent der betroffenen Mütter in den USA diese Behandlung erhielten (1).

Die Güte der Wirksamkeitsnachweise und das Ausmaß der Wirksamkeit waren für beide Behandlungen gleich (2, 3). Warum waren die Pädiater so viel schneller als die Geburtshelfer, wenn es um eine Behandlung für vermeidbare Todesfälle ging? Dr. Van Someren hat verschiedene Möglichkeiten berücksichtigt, die in Tabelle 33 aufgeführt sind. Die Wirkung des künstlichen Surfactants setzt nahezu sofort ein, und der Arzt, der es anwendet, ist Zeuge einer unmittelbaren «Heilung» eines schwerkranken Babys. Die Unterstützung einer großen (und wohl wissenschaftlich unnötigen) Studie durch die pharmazeutische Industrie stellte außerdem sicher, daß nur wenige pädiatrische Chefärzte an der neuen Technik vorbeikamen.

Im Gegensatz dazu waren Steroide – besonders für schwangere Frauen – aus der Mode und wurden von Patienten als «nicht gut für dich» wahrgenommen. Aus der Sicht der Ärzte war die Dexamethason-Behandlung ein «alter Hut» für eine Reihe unspektakulärer Erkrankun-

Tabelle 33: Beeinflussende Faktoren bei der Implementierung von Evidenzen zur Vermeidung des Atemnotsyndroms (persönliche Mitteilung von Dr. V. Van Someren).

Faktor	Surfactant	Steroide
Angenommener Mechanismus	Korrigiert Surfactantmangel	Kaum bekannter Effekt auf die Entwicklung der Lunge
Zeitablauf	Minuten	Tage
Wirkung auf den Anordnenden	Sieht die Wirkung direkt am Beatmungsgerät	Sieht die Wirkung in der Statistik
Wahrnehmung von Nebenwirkungen	Minimal	Angst von Patienten und Klinikern überproportional groß
Konflikt zwischen zwei Patienten	Nein (Patient des Pädiaters profitiert direkt)	Ja (Patient des Geburtshelfers profitiert nicht)
Interesse der pharmazeutischen Industrie	Hoch (Patente, Gewinnaussicht ist sehr groß)	Niedrig (Patent ist nicht mehr gültig, Aussicht auf Gewinn ist gering)
Studientechnik	«Neu» (in den späten 1980ern entwickelt)	«Alt» (in den frühen 1970ern entwickelt)
Umfangreiche Beteiligung von Klinikern an den Studien	Ja	Nein

gen, und der Wirkmechanismus auf die fetale Lunge war noch nicht richtig bekannt. Und außerdem – vielleicht der entscheidende Punkt – würde ein Geburtshelfer kaum die Chance haben, die lebensrettende Wirkung beim einzelnen Patienten zu beobachten.

Das obige Beispiel ist kein Einzelfall. Effektive Gesundheitsprogramme benötigen oftmals Jahre, bis sie greifen (4) – selbst unter den Experten, die an der Spitze der Forschung stehen (5). Es scheint, daß bestimmte Bedingungen erfüllt sein müssen, damit eine neue Technik von den Berufsgruppen im Gesundheitswesen übernommen wird. Die Belege sollten einstimmig und von hoher Qualität sein – wenn möglich belegt durch große randomisierte Studien mit gutdefinierten, klinisch wichtigen Endpunkten. Der Benutzer muß davon überzeugt sein, daß die Technik wirkt, und er sollte sie in kontrollierbaren Situationen ausprobieren können. Mögliche Nebenwirkungen sollten in einem vernünftigen Verhältnis zum Nutzen stehen, und potentielle Interessenkonflikte – wie die eines Geburtshelfers zwischen zwei Patienten – sollten erkannt und untersucht werden.

12.2 Das Verhalten von Berufsgruppen im Gesundheitswesen ändern

Ein Review von Greco und Eisenberg im *New England Journal of Medicine* faßt die verschiedenen Methoden zusammen, die im Zusammenhang mit der Änderung ärztlichen Verhaltens evaluiert wurden (6). Dazu gehören «feedback»-Strategien, die eine «Mitverantwortung» für die Änderung ermutigen, behördliche Regelungen, finanzielle Anreize und Strafen sowie Schulungsprogramme. Andie Haines berücksichtigt im *British Journal of General Practice* noch eine Reihe anderer Strategien, darunter soziale Beeinflussung, computergestützte Entscheidungsanalysen und informierte Verbraucher (7). Sie alle werden im folgenden berücksichtigt.

Feedback besteht darin, den Klinikern zu vermitteln, wie ihr Vorgehen im Vergleich zu einer anderen Gruppe oder einem externen Standard abschneidet. Beispiele wären die durchgeführten Hysterektomien pro Kopf der Bevölkerung oder die monatlichen Gesamtkosten für verschriebene Medikamente im Vergleich mit anderen Klinikern oder dem Konsensus-Statement von Experten. Studien haben gezeigt, daß sich die Ergebnisse zur Wirksamkeit des Feedbacks widersprechen (6). Demnach scheint es nur wirksam, wenn der Mediziner bereits davon überzeugt ist, daß sich sein Vorgehen ändern sollte, wenn er über die entsprechenden Mittel verfügt, die erforderlichen Änderungen vorzunehmen, und wenn das Feedback in einem angemessenen Zeitrahmen und nicht retrospektiv erfolgt.

Die Wichtigkeit der *Mitverantwortung* wurde bereits in Abschnitt 9.2 in bezug auf klinische Richtlinien erörtert (8). Umfangreiche Managementliteratur unterstützt die Alltagsbeobachtung, daß Berufstätige sich Veränderungen widersetzen, wenn sie ihr Einkommen, ihr Selbstwertgefühl, ihre Kompetenz oder Autonomie bedroht sehen (9). Daher ist es nur vernünftig, wenn man die Mediziner, die neue Standards im Gesundheitswesen befolgen sollen, auch an der Erstellung dieser Standards

Kapitel 12: Ergebnisse der Evidence-based Medicine anwenden

teilnehmen läßt. Wirkliche Änderungen, die auch den Patienten zugute kommen, sind wahrscheinlicher, wenn die Betroffenen einbezogen werden (10).

Zu den *administrativen* Strategien der Beeinflussung klinischen Verhaltens gehören neue Gesetze, Gesetzesänderungen, wie die Rücknahme einer Marktzulassung für ein Medikament, oder auch eine neue institutionelle Politik. Am häufigsten handelt es sich um neue Hindernisse für nicht erwünschte Praktiken (wie die Vorschrift, daß nur ein Spezialist bestimmte Tests anfordern darf) oder weniger Hindernisse für erwünschte Praktiken (veränderte Formulare, um die Anforderung von Antibiotika in der gewünschten Dosierung zu erleichtern) (11). *Finanzielle Anreize* können gegeben werden, um ein gewünschtes Verhalten zu fördern. Ein Beispiel ist das britische «Belohnungssystem» für Muttermundabstriche durch Hausärzte (12). Umgekehrt sind auch veränderte Gebühren bei unerwünschtem Verhalten denkbar (13).

Solche Strategien widersprechen indes der Philosophie, die Mediziner an der Errichtung der neuen Standards zu beteiligen und ihre Mitverantwortung für die Veränderungen zu gewinnen. Zusätzlich können diese Veränderungen zu viel Unruhe führen. Sie müssen auch nicht unbedingt eine Verbesserung für die Patienten bewirken (6). Eine restriktive Politik, die beispielsweise das «unnötige» Verschreiben von Medikamenten an ältere Mitbürger zu vermindern sucht, konnte zwar ihr begrenztes Ziel erreichen, jedoch auf Kosten einer höheren Einweisungsrate in Pflegeheime (14). Dieses unterstreicht den von mir bereits anderswo betonten Punkt, daß die Implementierung von Evidence-based Medicine kein Alles-oder-Nichts- und kein eindimensionales Unterfangen ist (15).

Bis vor kurzem war *Schulung* – zumindest in der Ausbildung von Ärzten – mehr oder weniger mit didaktischen Vorlesungen und dem aus der Schule bekannten Frontalunterricht gleichzusetzen. Solche Schulungen sind verhältnismäßig billig und bequem für die Lehrenden. Sie sind jedoch kaum wirksam, was eine nachhaltige Veränderung des Verhaltens in der Praxis angeht (16). Eine Ausbildung, die konkret mit den klinischen Problemen zu tun hat, vor denen Ärzte, Schwestern und Studenten stehen («problem based learning»), ist weitaus effektiver (17) und wurde bereits erfolgreich bei praktizierenden Klinikern in Großbritannien angewendet (18). Unglücklicherweise wird Problem-basiertes Lernen noch immer von vielen Ausbildungsstätten als unpraktisch und nicht finanzierbar angesehen, insbesondere von zahlreichen Schwesternschulen und medizinischen Fakultäten in Großbritannien (19).

Eine Schulungsmethode, deren hohe Wirksamkeit die Pharmaindustrie bewiesen hat, ist der Eins-zu-eins-Kontakt zwischen Arzt und Vertreter. Ihr Einfluß auf das klinische Verhalten kann so groß sein, daß sie als «Tarnkappenbomber der Medizin» bezeichnet wurde (20). In den USA wurde diese Taktik von der Regierung übernommen, so daß dort bereits *akademische Vertreter* bekannt sind: Der Schulungsleiter macht – wie ein Pharmavertreter – einen Termin mit dem Arzt, aber in diesem Fall bietet der «Vertreter» objektive, vollständige und vergleichbare Informationen über verschiedene Medikamente an und ermutigt den Kliniker zu einer kritischen Beurteilung der Belege. Solche Strategien können erstaunlich schnell Veränderungen in der Praxis bewirken (21), allerdings auch fehlschlagen, wenn der Schulungsleiter die Perspektive des Mediziners unberücksichtigt läßt, während er sie zu beeinflussen versucht (22).

Das akademische Vertreterwesen ist ein Beispiel für die Veränderung des allgemeinen Verhaltens durch eine Politik, die als *soziale Beeinflussung* bezeichnet wird. Dabei wird der Praktiker davon überzeugt, daß sein gegenwärtiges Vorgehen nicht mehr dem neuesten Stand der Kollegen und Experten entspricht (23). Zur Politik der sozialen Beeinflussung gehört auch der Einsatz der Massenmedien, in denen eine Gruppe oder ein Netzwerk andere beeinflußt (24) und bei der lokale Meinungsführer für eine bestimmte Politik eintreten (25). Ein systematischer Review von Andy Oxman und Mitarbeitern zeigt, daß diese Methoden im allgemeinen wirksam sind, wobei einige der angeführten Beispiele der Beeinflussungspolitik jedoch in der Realität versagt haben (26).

Es gibt mehr und mehr Literatur über die Verwendung hochtechnologischer Strategien, wie etwa der computergestützten *Entscheidungssysteme*, bei denen die besten Forschungsergebnisse durch einen Knopfdruck des vielbeschäftigten Praktikers abgerufen werden können. Dutzende dieser Systeme werden gegenwärtig entwickelt. In einigen Jahren wird ihr Einfluß auf das Vorgehen des Praktikers und die Verbesserungen für den Patienten wohl gut dokumentiert sein. Im Moment gibt es jedoch wenig zuverlässige Beweise für ihre Wirksamkeit in der Praxis: Ein kürzlich erschienener systematischer Review hat ergeben, daß von 28 Studien, die computergestützte Entscheidungssysteme evaluieren wollten, nur sieben von hoher Qualität waren (27).

Eine wichtige Methode, um das Verhalten der Berufsgruppen im Gesundheitswesen zu ändern, ist der *Druck von Patienten und der Öffentlichkeit*. Viele Organisationen stellen mittlerweile Broschüren mit Evidence-based Medicine-Informationen für Patienten her, beispielsweise die Serie «Effectiveness matters», die auf dem *Effective Health Care Bulletin* des «Centre for Reviews and Dissemination» in York (28) basiert. Andere solcher Texte sind das Buch «Through the Maze» (29), welches sich – neben anderen Quellen – auf die Cochrane-Datenbank zu Schwangerschaft und Geburt stützt, oder die Broschüre der Britischen Diabetikervereinigung *Diabetes care: what you should expect* (30). Auch zahlreiche elektronische Informationsquellen sind mittlerweile verfügbar, entweder als interaktive CDs (31) oder über das Internet (32).

Die eigenen Möglichkeiten informierter Patienten können direkt unterstützt werden, beispielsweise durch das Modell der «unverzüglichen Versorgung» von Diabetikern. Dabei bekommen die Patienten eine Checkliste mit verschiedenen Aufgaben zugesandt, wie der eigenen Blutdruckkontrolle und regelmäßiger Inspektion der Füße. Alle sechs Monate sind sie dazu aufgefordert, die Checkliste von ihrem Arzt vervollständigen zu lassen (33). Ein Überblick über die Patientenperspektive bei Evidence-based Medicine sowie Beispiele, wie informierte Verbraucher das Verhalten medizinischer Berufsgruppen beeinflussen kann, finden sich im neuen Buch von Fulford, Ersser und Hope: *Essential Practice in Patient-centred Care* (34).

Zusammenfassend gibt es mehr als genug Strategien, um das Verhalten medizinischer Berufsgruppen zu verändern. Zur Zeit der Erstellung dieses Buches sind jedoch nur wenige evaluiert. Oxman und Mitarbeiter stellten nach einer Beurteilung von 102 Studien zur Beeinflussung des Verhaltens von Klinikern fest: «Es gibt keine ‹Zauberkugeln›, mit denen man die Qualität der medizinischen Versorgung verbessern könnte. Allerdings steht eine breite Palette von Einflußmöglichkeiten zur Verfügung, die bei angemessener Anwendung zu wichtigen Verbesserungen des professionellen Vorgehens und des Befindens der Patienten führen können» (26).

12.3 Veränderungen in Organisationen herbeiführen

Große Organisationen wie Krankenhäuser oder Gesundheitsbehörden verfügen gewöhnlich über eine bürokratische Kultur, in der Traditionen nur langsam aussterben und die Hürden für Veränderungen beträchtlich sind. Die private Industrie hat Managementtechniken entwickelt, mit der Innovationen in derartigen Organisationen eingeführt werden sollen (35), aber im großen und ganzen werden diese Mechanismen vom öffentlichen Gesundheitswesen nicht angewendet (7). Es gibt dennoch ein wachsendes Interesse für die Prinzipien des Qualitätsmanagements (35), die in Zusammenhang mit der medizinischen Versorgung als kontinuierliche Qualitätsverbesserung («continuous quality improvement» = CQI) bezeichnet werden. Zu CQI im Gesundheitswesen gehören die folgenden Punkte (36):

- Einberufung eines multidisziplinären Teams aus medizinischen Berufen und Pflegepersonal
- Identifizierung des Problems durch Untersuchung der wichtigen Vorgänge und Systeme der Organisation mit nachfolgender Datenanalyse
- Entwicklung angemessener klinischer Richtlinien zur Lösung des Problems
- Erörterung von Hindernissen, die der Anwendung der Richtlinien im Wege stehen
- Entwicklung von Strategien zur Überwindung der Hindernisse
- Anwendung der Richtlinien und ähnlicher Strategien
- Erfolgsmessung
- Übersicht über die Ergebnisse
- wenn notwendig: Vorgehen wiederholen.

In anderen Worten: Der CQI-Ansatz fördert die Etablierung einer Evaluationskultur in der Organisation, hilft das Äquivalent der «Kundenbetreuung» im Gesundheitswesen zu entdecken und ermutigt die Betroffenen, grundsätzlich etwas zu ändern. Wenn alle involvierten Berufsgruppen teilnehmen, sollte sich auch ein gewisser Grad an «Mitverantwortung» an den Lösungsstrategien erreichen lassen. Außerdem erlaubt es die Verbreitung der erforderlichen Änderungen aus dem System heraus und nicht durch Vorschriften oder Richtlinien von außen (23). Die Evaluation derartiger CQI-Initiativen hat erst vor kurzer Zeit begonnen, aber die Ergebnisse der Studien (an einer bin ich beteiligt) werden dringend erwartet.

Ein Projekt, in dem systematisch die Implementierung von Evidence-based Medicine untersucht wurde, ist das GRiPP («Getting Research into Practice and Purchasing») von den regionalen Gesundheitsbehörden in Oxford (37). Dieses Projekt wurde in der Annahme durchgeführt, daß es

Tabelle 34: Ergebnisse des GRiPP-Projekts (38).

- Vorbedingung für die Implementierung von Veränderungen der klinischen Praxis sind landesweit verfügbare Belege aus der Forschung und eine eindeutige, auf sicheren Füßen stehende, lokal zutreffende Begründung für die Veränderung.
- Alle beteiligten Gruppen sollten befragt und involviert sowie durch einen anerkannten Vertreter repräsentiert werden.
- Die Übertragbarkeit von Veränderungen in einem Bereich (wie etwa der Akutversorgung) auf einen anderen (z. B. die Hausarztpraxis) sollte untersucht werden.
- Informationen über das gegenwärtige Vorgehen und die Wirkung von Veränderungen müssen verfügbar sein.
- Das Verhältnis von Geldgebern und Dienstleistern muß stimmen.
- Verträge (etwa zwischen Geldgebern und Dienstleistern) sollten die Punkte betonen, auf die man sich bereits geeinigt hat, und nicht die Differenzen herausstreichen.
- Die Implementierung der Evidenz führt nicht unbedingt zur Geldeinsparung.
- Die Implementierung von Evidenz benötigt mehr Zeit als vermutet.

nicht vernünftig ist, sich auf eine Vorgehensweise, wie eine bestimmte neue Richtlinie, zu verlassen. Der gesamte Entscheidungs- und Arbeitsprozeß sollte eher mit allen verfügbaren Mitteln beeinflußt werden. Verschiedene Projekte wurden daraufhin von GRiPP initiiert, darunter die Steroidbehandlung bei drohender Frühgeburt, eine besondere Betreuung für Schlaganfallpatienten, Ausschabungen bei Frauen mit starker Menstruationsblutung und die Einlage von Paukenröhrchen bei Kindern mit entzündeten Ohren. In Tabelle 34 werden die Ergebnisse des Vorgehens nach strenger Evaluation durch die beteiligten Gruppen wiedergegeben (38).

12.4 Evidence-based Medicine in Gesundheitsbehörden anwenden

Eine Veröffentlichung der Vereinigung britischer Gesundheitsbehörden (NAHAT) mit dem Titel *Acting on the Evidence* hat festgestellt: «Wie hart die Organisationen auch arbeiten, die für die Zusammenstellung der Beweise verantwortlich sind – sie allein können die Praxis nicht ändern.

Nur die Gesundheitsbehörden sowie die Manager und Kliniker, die mit ihnen zusammenarbeiten, haben die Macht und die Verantwortung, die Empfehlungen in dauerhafte und wichtige Verbesserungen für die Patienten umzusetzen» (38). In dem Bericht wird anerkannt, daß die Schulung der Manager und Kliniker eine wichtige Aufgabe ist und daß die Betreffenden dazu gebracht werden müssen, täglich die Prinzipien der Evidence-based Medicine anzuwenden. Daraus können auch Lehren für Veränderungen in anderen Organisationen gezogen werden. Eine Checkliste für Gesundheitsbehörden, die klinisch wie auch ökonomisch Evidence-based entscheiden wollen, findet sich zusammengefaßt in Anhang A und in voller Länge im Bericht der NAHAT (38).

Das allerwichtigste innerhalb einer Organisation ist jedoch, daß von den Schlüsselfiguren, seien es Abteilungsleiter, Chefärzte oder Direktoren, eine Arbeitskultur geschaffen wird, in der nur noch Entscheidungen auf Grund der besten verfügbaren Beweise *erwartet* werden. In jedem Büro sollten qualitativ hochwertige, aktuelle Informationen (wie über Medline oder die Cochrane Library) verfügbar sein, und den Angestellten sollte die entsprechende Zeit zur Verfügung stehen. Im Idealfall sollte es einen Zugangsweg zu allen verfügbaren Informationssystemen geben. Informationen zur klinischen wie auch zur ökonomischen Effektivität sollten erstellt, verteilt und gemeinsam angewendet werden. Diejenigen, die die Informationen verteilen, sollten wissen, wer sie wie anwenden wird und sie entsprechend darstellen. Sie sollten auch Standards zur Qualitätsevaluation der verbreiteten Empfehlungen erstellen.

Die Empfänger der Informationen zur Effektivität innerhalb des Systems benötigen auch eine Schulung im Umgang mit diesen Informationen. Das GRiPP-Projekt hat zwar zu wichtigen Ergebnissen geführt (s. Tab. 34), aber dennoch gibt es noch viel zur Anwendung dieser Ergebnisse in kleinen wie großen Organisationen zu lernen. Im NAHAT-Bericht wird betont, daß Projekte zu spezifischen klinischen Themen wie GRiPP nützlich sind, um zu zeigen, daß Veränderung möglich ist und Schulung während der Arbeit bei der Implementierung hilft. Dennoch müssen die Gesundheitsbehörden aus der experimentellen Phase heraustreten und einer neuen Kultur den Weg bereiten, in der die Erörterung klinischer und ökonomischer Effektivität zur Routine im Dialog zwischen Geldgebern und Dienstleistern wie zwischen Managern und Klinikern wird.

12.5 Prioritäten in der weiteren Forschung zur Implementierung

Nach dem Erfolg von GRiPP hat das britische Gesundheitsministerium weitere Studien zur Implementierung von Evidence-based Medicine zu einem wichtigen Ziel seiner Politik erklärt (39). Eine Ausbildung in Forschungsmethodik ist bereits für alle Ärzte in akademischer Laufbahn zur Pflicht geworden (40). Zu den 20 Gebieten mit besonderer Priorität, bei denen das Forschungs- und Entwicklungskomitee der Regierung ausdrücklich neue Fragestellungen und Studien begrüßt, gehören folgende Themen (41):

- Wer sind die entscheidenden Personen bei der Implementierung? Wir brauchen Forschung, die die Rollen der verschiedenen Berufsgruppen, der Geldgeber und Dienstleister, der Öffentlichkeit, der Medien, kommerzieller Organisationen und der Politiker bei der Implementierung untersucht.
- Was fördert und was behindert Veränderungen? Die Forschung könnte die Wirkung von Verträgen, finanziellen Anreizen, administrativer Regulation, organisatorischen Strafen und Belohnungen sowie strukturellen Gegebenheiten untersuchen.
- Welche Interventionen könnten Veränderungen herbeiführen? Zahlreiche Interventionen könnten untersucht werden, darunter der Einsatz von Richtlinien, Patienteninitiativen, Anhörungen, Meinungsführern, Feedback, Konsensus-Konferenzen, Systemen zur Entscheidungsunterstützung.
- Wie beeinflußt die Art der Beweise die Implementierung? Zusätzliche Studien sind erforderlich, die sich mit der Art der Beweise beschäftigen, der Verfügbarkeit, Anwendbarkeit, Überzeugungskraft und Relevanz aus randomisiert-kontrollierten Studien; der Verwendung von Beobachtungen, qualitativen Daten und anderer Belege aus nicht-randomisierten kontrollierten Studien; der Integration von Beweisen aus verschiedenen Quellen und der Übertragbarkeit von einer Situation auf die andere.

Literatur

1 Anonymous. Effect of corticosteroids for fetal maturation on perinatal outcomes. NIH consensus development panel on the effect of corticosteroids for fetal maturation on perinatal outcomes. *JAMA* 1995; **273**: 413–8.
2 Crowley P. *Corticosteroids prior to preterm delivery (updated January 1996). Cochrane Database of Systematic Reviews.* London: BMJ Publishing, 1996.
3 Halliday HL. Overview of clinical trials comparing natural and synthetic surfactants. *Biology of the Neonate* 1995; 67 (suppl 1): 32–47.
4 Haines A, Jones R. Implementing findings of research. *BMJ* 1994; **308**: 1488–92.
5 Antmann EM, Lau J, Kupelnick B, et al. A comparison of the results of meta-analyses of randomised controlled trials and recommendations of clinical experts. *JAMA* 1992; **268**: 240–8.
6 Greco PJ, Eisenberg JM. Changing physicians' behavior. *N Engl J Med* 1993; **329**: 1271–4.
7 Haines AP. The science of perpetual change. *B J Gen Pract* 1996; **46**: 115–9.
8 Grimshaw JM, Russell IT. Effect of clinical guidelines on medical practice. A systematic review of rigorous evaluations. *Lancet* 1993; **342**: 1317–22.
9 Laffel G, Blumenthal D. The case for using industrial quality management science in health care organizations. *JAMA* 1989; **262**: 2869–73.
10 Royal College of General Practitioners. *The development and implementation of clinical guidelines.* London: Royal College of General Practitioners, 1995. (Report from General Practice 26.)
11 Avorn J, Soumerai SB, Taylor W, et al. Reduction of incorrect antibiotic dosing through a structured educational order form. *Arch Intern Med* 1988; **148**: 1720–4.
12 Ridsdale L. Screening for carcinoma of the cervix. In: *Evidence-based general practice: a critical reader.* London: WB Saunders, 1995; 59–76.
13 Hickson GB, Altemeier WA, Perrin JM. Physician reimbursement by salary or fee-for-service: effect on physician practice behavior in a randomised prospective trial. *Pediatrics* 1987; **80**: 344–50.
14 Soumerai SB, Ross-Degnan D, Avorn J, et al. Effects of Medicaid drug-payment limits on admission to hospitals and nursing homes. *N Engl J Med* 1991; **325**: 1072–7.
15 Greenhalgh T. Is my practice evidence based? (editorial). *BMJ* 1996; **313**: 957–8.
16 Davis DA, Thomson MA, Oxman AD. Changing physician performance: a systematic review of the effect of CME strategies. *JAMA* 1995; **274**: 700–5.
17 Vernon DT, Blake RL. Does problem-based learning work: a meta-analysis of evaluative research. *Acad Med* 1993; **68**: 550–63.
18 Steigler ST, Fatok-Yttery, Hupe K. General practice continuing education – initial experiences with problem-based learning in a continuing education program. *Zeitschrift für Ärztliche Fortbildung* 1995; **89**: 355–8.

19 Greenhalgh T. Educational courses in evidence-based medicine. *Evidence-Based Medicine* 1997; **2**: 7–8.
20 Shaughnessy AF, Slawson DC. Pharmaceutical representatives. *BMJ* 1996; **312**: 1494–5.
21 Avorn J, Soumerai SB. A new approach to reducing suboptimal drug use. *JAMA* 1983; **250**: 1728–32.
22 Ray WA. Reducing antipsychotic drug prescribing for nursing-home patients: a controlled trial of the effect of an educational visit. *Am J Public Health* 1987; **77**: 1448–50.
23 Mittman BS, Tonesk X, Jacobson PD. Implementing clinical practice guidelines: social influence strategies and practitioner behaviour change. *Quality Review Bulletin* 1992; December: 413–22.
24 Barnes RD, Bell S. Interpractice visits by general practitioners. *Aust Fam Physician* 1994; **23**: 1922–8.
25 Lomas J, Enkin M, Anderson GM, *et al.* Opinion leaders vs audit and feedback to implement practice guidelines: delivery after previous cesarean section. *JAMA* 1991; **265**: 2202–7.
26 Oxman A, Davis D, Haynes RB, *et al.* No magic bullets: a systematic review of 102 trials of interventions to help health professionals deliver services more effectively or efficiently. *Can Med Assoc J* 1995; **153**: 1423–43.
27 Johnston ME, Langton KB, Haynes RB, *et al.* The effects of computer based clinical decision support systems on clinical performance and patients' outcome. A critical appraisal of research. *Ann Intern Med* 1994; **120**: 135–42.
28 Universities of Leeds and York. *Effective health care bulletins.* Edinburgh: Churchill Livingstone, 1996: **2**: 8; Leeds: Universities of Leeds and York. (Nuffield Institute for Health, 71–75 Clarendon Rd, Leeds LS2 9PL.)
29 NCT/King's Fund. *Through the Maze: a comprehensive guide to sourses of researchbased information on pregnancy, birth and post-natal care.* London: National Childbirth Trust and the King's Fund, 1995. (Obtainable from the National Childbirth Trust, Maternity Sales, 239 Shawbridge Street, Glasgow G43 1QN.)
30 British Diabetic Association. *Diabetes care: what you should expect.* London: British Diabetic Association, 1996. (Obtainable from British Diabetic Association, 10 Queen Anne St. London WC1.)
31 Kasper J, Mulley A, Wennberg J. Developing shared decision-making programmes to improve the quality of health care. *Qual Rev Bull* 1992; **18**: 182–90.
32 Coiera E. The Internet's challenge to health care provision. *BMJ* 1996; **312**: 3–4.
33 Hurwitz B, Goodman C, Yudkin J. Prompting the care of non-insulin dependent (type II) diabetic patients in an inner city area: one model of community care. *BMJ* 1993; **306**: 624–30.
34 Fulford KWM, Ersser S, Hope T. *Essential practice in patient-centred care.* Oxford: Blackwell Science, 1996.

35 Rosenfeld R, Servo JC. Facilitating innovation in large organisations. In: West MA, Farr JL, eds. *Innovation and creativity at work.* Chichester: John Wiley, 1990.
36 Schoenbaum SC, Gottlieb LK. Algorithm based improvement of clinical quality. *BMJ* 1990; **301**: 1374–6.
37 Dunning M, McQuay H, Milne R. Getting a GRiPP. *Health Service Journal* 1994; **104**: 18–20.
38 Appleby J, Walshe K, Ham C. *Acting on the evidence: a reviews of clinical effectiveness: sources of information, dissemination and implementation.* Birmingham: National Association of Health Authorities and Trusts, 1995.
39 Department of Health. *Research for health.* London: HMSO, 1993.
40 Research and Development Task Force. *Supporting research and development in the NHS.* London: HMSO, 1994. (Culyer report.)
41 Advisory group to the NHS Central Research and Development Committee. *An agenda for the evaluation of methods to promote the implementation of research findings in the NHS.* Leeds: Department of Health, 1995.

Anhang A:
Checklisten zum Finden, Beurteilen und Anwenden von Evidence-Information

Wenn nicht ausdrücklich etwas anderes behauptet wird, können diese Checklisten auf randomisierte kontrollierte Studien, andere kontrollierte klinische Studien, Kohorten-Studien, Case-Control-Studien oder andere Forschungsergebnisse angewendet werden.

Ist mein praktisches Vorgehen Evidence-based? Eine kontextsensitive Checkliste für das individuelle Vorgehen im klinischen Alltag (s. Kapitel 1)

1. Habe ich die klinischen, psychologischen, sozialen und anderen Probleme identifiziert und nach Prioritäten geordnet, ohne dabei die Perspektive des Patienten zu vernachlässigen?
2. Habe ich eine ausreichend vollständige und kompetente Untersuchung durchgeführt, um die Wahrscheinlichkeit anderer Diagnosen abschätzen zu können?
3. Habe ich alle Probleme und Risikofaktoren berücksichtigt, die womöglich zusätzliche Aufmerksamkeit erfordern?
4. Habe ich, wenn nötig, zusätzliche Beweise aus systematischen Reviews, Richtlinien, klinischen Studien und anderen Quellen zur Lösung des Problems zu Rate gezogen?
5. Habe ich die Vollständigkeit, Qualität und Stärke der Beweise beurteilt und berücksichtigt?

6. Habe ich valide und relevante Beweise für das spezifische Problem so angewendet, daß es wissenschaftlich gerechtfertigt und intuitiv vernünftig war?
7. Habe ich dem Patienten verständlich das Pro und Contra der verschiedenen Möglichkeiten erklärt und seine Situation für die abschließende Empfehlung berücksichtigt?
8. Habe ich weitere Termine, Überweisungen, Einbestellungen oder andere Versorgungsmaßnahmen organisiert?

Checkliste für die Suche in Medline oder der Cochrane Library (s. Kapitel 2)

1. Um einen Artikel zu finden, von dessen Existenz man weiß, muß mit Textworten (im Titel, Abstract oder beidem) oder Feldkürzeln für Autor, Titel, Institution, Zeitschrift und Erscheinungsjahr gesucht werden.
2. Eine optimale Suche zu einem Thema gelingt mit MeSH-Begriffen (auch durch die «explode»-Funktion) und Textworten (in Titel und Abstract) sowie einer Kombination der beiden Suchen durch «or».
3. Für eine gezielte Suche zu einem begrenzten Thema sollten zwei Suchen wie in (2) durchgeführt werden und dann mit «and» kombiniert werden.
4. Damit Artikel von hoher methodischer Qualität gefunden werden, hilft ein «evidence-based quality filter» zu Therapie, Ätiologie, Diagnostik oder Epidemiologie (s. Anhang B) und/oder eine optimale Suchstrategie für randomisierte Studien, systematische Reviews und Meta-Analysen (s. Anhang C).
5. Verfeinern Sie Ihre Suche fortlaufend, z. B. indem Sie irrelevantes Material mit dem Befehl «not» ausschließen.
6. Benutzen Sie «subheadings» nur, wenn es keine andere Möglichkeit gibt, da in den manuell erstellten Einteilungen häufig Fehler vorkommen.
7. Wenn Sie die in Frage kommende Literatur begrenzen wollen, blättern Sie die letzten 50 Abstracts selbst durch, anstatt darauf zu vertrauen, daß die Software die besten fünf heraussucht.

Checkliste, um zu erfassen, wovon ein Artikel handelt (s. Kapitel 3)

1. Warum wurde die Studie unternommen (welche klinische Frage wurde untersucht)?
2. Welche Art Studie wurde durchgeführt?
   - Primäre Forschung (Experiment, randomisiert-kontrollierte Studie, andere kontrollierte Studie, Kohorten-Studie, Case-Control-Studie, Überkreuz-Studie, Longitudinal-Studie, Fallbericht oder Fallserie)
   - Sekundäre Forschung (einfacher Überblick, systematischer Review, Meta-Analyse, Entscheidungsanalyse, Richtlinienentwicklung, ökonomische Analyse)
3. War das Studiendesign angemessen, um das Forschungsgebiet zu untersuchen (Therapie, Diagnose, Screening, Prognose, Ätiologie)?
4. Entsprach die Studie ethischen Richtlinien?

Checkliste für den Methodenabschnitt eines Artikels (s. Kapitel 4)

1. War die Studie neu?
2. Von wem handelt die Studie?
   - Wie wurden die Teilnehmer rekrutiert?
   - Wer wurde bei der Studie ein- und wer ausgeschlossen?
   - Wurden die Teilnehmer unter Bedingungen des «wirklichen Lebens» untersucht?
3. War das Design der Studie angemessen?
   - Welche Intervention oder welcher andere Eingriff wurde beurteilt?
   - Welche Endparameter («outcome») wurden wie gemessen?
4. Wurde die Studie angemessen kontrolliert?
   - War die Randomisierung bei einer «randomisierten Studie» wirklich zufällig?
   - Waren die Kontrollen bei einer Kohorten-, Case-Control- oder einer anderen nicht-randomisierten vergleichenden Studie wirklich angemessen?
   - Waren die Gruppen in allen wichtigen Aspekten mit Ausnahme der untersuchten Variable vergleichbar?

- Wurde die Beurteilung des «outcomes» (oder bei einer Case-Control-Studie die Einordnung als «Fall») wirklich «blind» durchgeführt?
5. War die Studie groß genug, wurde sie ausreichend lange genug durchgeführt, und war das Follow-up vollständig genug, um die Ergebnisse glaubwürdig erscheinen zu lassen?

Checkliste zu den statistischen Aspekten einer Veröffentlichung (s. Kapitel 5)

1. Haben die Autoren das Setting korrekt beschrieben?
   - Haben sie die Vergleichbarkeit ihrer Gruppen sichergestellt und, wenn nötig, die Basisvariablen angeglichen?
   - Welche Art von Daten haben sie erhalten, und haben sie dafür die richtigen statistischen Tests angewendet?
   - Wenn die statistischen Tests in einem Artikel seltsam anmuten, warum haben die Autoren sie benutzt?
   - Wurden die Daten gemäß dem ursprünglichen Studienprotokoll analysiert?
2. Paarige Daten, Seiten und Ausreißer:
   - Wurden paarige Tests bei paarigen Daten durchgeführt?
   - Wurde ein zweiseitiger Test durchgeführt, wenn die Wirkung einer Intervention auch negativ sein kann?
   - Wurden Ausreißer sowohl mit dem gesunden Menschenverstand als auch mit den richtigen statistischen Methoden analysiert?
3. Korrelation, Regression und Verursachung:
   - Wurden Korrelation und Regression unterschieden, und erfolgte die Berechnung und Interpretation des Korrelations-Koeffizienten (r-Wert) auf korrekte Art und Weise?
   - Wurden Vermutungen über die Art und Richtung einer Verursachung angestellt?
4. Wahrscheinlichkeit und Konfidenz:
   - Wurden die p-Werte richtig berechnet und interpretiert?
   - Wurden Konfidenzintervalle berechnet und in den Schlußfolgerungen der Autoren berücksichtigt?

5. Haben die Autoren ihre Ergebnisse als wahrscheinlichen Nutzen oder Schaden für den individuellen Patienten ausgedrückt, z. B. als:
   - relative Risikoreduktion
   - absolute Risikoreduktion
   - erforderliche Anzahl zu Behandelnder («number needed to treat»)
   - Chancenverhältnis («odds ratio»)?

Checkliste für die von einer pharmazeutischen Firma vertriebenen Materialien (s. Kapitel 6)

1. Betrifft das Material ein Thema, das mich interessiert und für meine klinische Praxis wichtig ist?
2. Wurde das Material in unabhägigen Peer-Review-Journals veröffentlicht? Wurden signifikante Beweise aus einem Artikel zurückgehalten?
3. Befinden sich unter dem Material hochrangige Belege wie systematische Reviews, Meta-Analysen oder randomisiert-kontrollierte Doppelblindstudien, in denen das Produkt des Anbieters mit dem Konkurrenzprodukt in angemessener Dosierung verglichen wird?
4. Wurde in den Studien oder Reviews eine wichtige, begrenzte und beantwortbare klinische Frage gestellt, die ein für die Patienten relevantes Problem widerspiegelt? Gibt es Belege zu Sicherheit, Toleranz, Effizienz und Kosten?
5. Wurde in den Studien oder Meta-Analysen definiert, unter welchen Bedingungen behandelt werden soll, welche Patienten eingeschlossen werden, welche Interventionen verglichen und welches «outcome» gemessen werden soll?
6. Enthält das Material direkte Beweise dafür, daß meine Patienten mit dem Medikament ein längeres, gesünderes, produktiveres und symptomfreieres Leben haben werden?
7. Wenn ein Surrogatendpunkt verwendet wurde, welchen Beweis gibt es dafür, daß er zuverlässig, reproduzierbar, sensitiv und spezifisch die Krankheit voraussagt und Veränderungen durch die Therapie schnell widerspiegelt?
8. Geben die Studienergebnisse an, ob (und wie) sich die Wirksamkeit der Behandlungen unterschieden haben und ob es Unterschiede in der Art und Inzidenz der Nebenwirkungen gab? Sind die Ergebnisse als

«numbers needed to treat» angegeben, und sind sie sowohl klinisch wie auch statistisch signifikant?
9. Wenn es viel Materialien von der Firma gibt, welche drei Artikel beinhalten die stärksten Beweise im Sinne der Firma?

Checkliste für Artikel, die diagnostische Tests oder ein Screening validieren (s. Kapitel 7)

1. Ist der Test für meine Praxis potentiell relevant?
2. Wurde der Test mit dem «Goldstandard» verglichen?
3. Beinhaltete die Validierungsstudie ein ausreichend breites Spektrum an Teilnehmern?
4. Wurde eine Verzerrung durch die Bearbeitung («work up bias») vermieden?
5. Wurde eine Verzerrung durch Beobachtung («observer bias») vermieden?
6. War der Test auch bei verschiedenen Beobachtern und Auswertern reproduzierbar?
7. Was sind gemäß dieser Validierungsstudie die Merkmale des Tests?
8. Wurden Konfidenzintervalle für die Sensitivität, Spezifität und andere Merkmale des Tests angegeben?
9. Wurde ein vernünftiger «Normalbereich» aus den Ergebnissen abgeleitet?
10. Wurde der Test im Kontext anderer potentieller Testverfahren oder diagnostischer Untersuchungen beurteilt?

Checkliste für systematische Reviews oder Meta-Analysen (s. Kapitel 8)

1. Hat der Review eine wichtige klinische Frage untersucht?
2. Wurde eine gründliche Suche in den wichtigsten Datenbanken durchgeführt, und wurden andere wichtige Quellen berücksichtigt?
3. Wurde die methodische Qualität beurteilt, und wurden die Studien entsprechend gewichtet?
4. Wie aussagekräftig sind die Ergebnisse, wenn man die Durchführung des Review berücksichtigt?

5. Wurden numerische Ergebnisse mit gesundem Menschenverstand interpretiert und allgemeinere Aspekte des Problems berücksichtigt?

Checkliste für klinische Richtlinien (s. Kapitel 9)

1. Gab es bei der Erstellung und Veröffentlichung der Richtlinien einen bedeutenden Interessenkonflikt?
2. Beschäftigen sich die Richtlinien angemessen mit dem Thema, und geben sie klare Hinweise zur idealen Behandlungsform unter Berücksichtigung des gesundheitlichen oder ökonomischen «outcome»?
3. Stand der Kommission zur Erstellung der Richtlinien ein führender Experte vor (im Idealfall sollte dies nicht so sein), und war ein Spezialist für die Methoden sekundärer Forschung involviert (z. B. ein Meta-Analytiker oder ein Gesundheitsökonom)?
4. Wurden alle wichtigen Daten sorgfältig bei der Erstellung der Richtlinien berücksichtigt?
5. Decken die Richtlinien Unterschiede in der medizinischen Praxis oder andere kontroverse Bereiche ab (z. B. die optimale Versorgung bei chronisch unzureichender Finanzierung)?
6. Sind die Richtlinien valide und zuverlässig?
7. Sind sie klinisch relevant, verständlich und flexibel?
8. Berücksichtigen sie, was akzeptabel, bezahlbar und von den Patienten praktisch durchführbar ist?
9. Beinhalten sie Empfehlungen für ihre eigene Verbreitung, Implementierung und periodische Überarbeitung?

Checkliste für ökonomische Analysen (s. Kapitel 10)

1. Basiert die Analyse auf einer Studie, die eine klar definierte klinische Frage zu einem ökonomisch wichtigen Thema stellt?
2. Aus wessen Sicht werden Kosten und Nutzen betrachtet?
3. Haben sich die verglichenen Interventionen als klinisch effektiv erwiesen?

4. Sind die Interventionen in den Bereichen, in denen sie wahrscheinlich angewendet werden, vernünftig und angemessen?
5. Welche Methode der ökonomichen Analyse wurde verwendet, und war sie angemessen?
   - Wenn die Interventionen zu identischen «outcomes» geführt haben: Kostenminimierungs-Analyse
   - Wenn der wichtige «outcome»-Parameter eindimensional ist: Kosten-Effektivität-Analyse
   - Wenn der wichtige «outcome»-Parameter mehrdimensional ist: Kosten-Vorteil-Analyse
   - Wenn die Kosten-Nutzen-Gleichung bei diesen Bedingungen mit Kosten-Nutzen-Gleichungen bei anderen Bedingungen verglichen werden muß: Kosten-Nutzen-Analyse
   - Wenn eine Kosten-Nutzen-Analyse eigentlich angemessen wäre, aber die bevorzugten Werte im Gesundheitswesen kontrovers beurteilt werden oder baldigen Änderungen unterliegen können: Kosten-Konsequenz-Analyse.
6. Wie wurden Kosten und Nutzen gemessen?
7. Wurde eher der steigende als der absolute Nutzen verglichen?
8. Wurde der Gesundheitszustand im «Hier und Jetzt» berücksichtigt und nicht derjenige in ferner Zukunft?
9. Wurde eine Sensitivitätsanalyse durchgeführt?
10. Wurden zuviele zusammengesetzte Werte verwendet?

Checkliste für einen qualitativen Forschungsartikel (s. Kapitel 11)

1. Wurde im Artikel ein wichtiges klinisches Problem mit einer klar formulierten Frage untersucht?
2. War der qualitative Ansatz angemessen?
3. Wie wurden Setting und Teilnehmer ausgesucht?
4. Was war die Perspektive des Forschers, und wurde sie berücksichtigt?
5. Welche Methodik verwendete der Forscher zur Datenerhebung, und hat er sie detailliert genug beschrieben?
6. Welche Methodik hat der Forscher zur Datenanalyse verwendet, und hat er sie detailliert genug beschrieben?
7. Sind die Ergebnisse glaubwürdig und, wenn ja, klinisch relevant?

8. Welche Schlußfolgerungen wurden aus den Ergebnissen gezogen, und sind sie gerechtfertigt?
9. Können die Ergebnisse der Studie auf andere klinische Situationen übertragen werden?

Checkliste für Gesundheitsorganisationen, die eine Evidence-based-Kultur für klinische und ökonomische Entscheidungen einführen wollen (s. Kapitel 12)

1. *Führung:* Wie oft wurden Informationen zur Wirksamkeit oder zu Evidence-based Medicine in den letzten 12 Monaten bei Treffen der Führungsebene diskutiert? Hat sich die Führung zu Fragen und Entwicklungen in Klinik und Kosteneffizienz weitergebildet?
2. *Investitionen:* Wieviel investiert die Organisation, um Informationen zur klinischen Effizienz zu erhalten? Gibt es einen Plan, Evidence-based Medicine zu fördern, und stehen ausreichend Ressourcen und Personal dazu zur Verfügung?
3. *Die vorhandenen Ressourcen nutzen:* Was wurde unternommen, um Richtlinien des Gesundheitssystems in die Tat umzusetzen? Was hat sich in der Organisation daraufhin verändert?
4. *Implementierung:* Wer ist verantwortlich für die Erarbeitung, Umsetzung und Überwachung effizienter Maßnahmen und Vorschläge zur Krankenversorgung? Was ist in der Praxis daraus geworden?
5. *Klinische Richtlinien:* Wer ist verantwortlich für die Erarbeitung, Umsetzung und Überwachung klinischer Richtlinien? Stellen die getroffenen Vereinbarungen sicher, daß Krankenhausmanager, Gesundheitsbeamte und Kliniker gleichermaßen eine Rolle in der Richtlinienentwicklung spielen?
6. *Aus- und Weiterbildung:* Wurde dem klinischen und nicht-klinischen Personal innerhalb der Organisation eine Fortbildung angeboten, die sie die Vorteile und die Effektivität von Evidence-based Medicine für die tägliche Praxis hat erkennen lassen?
7. *Verträge:* Wie oft spielen Informationen zu Kosten-Effizienz und klinischem Nutzen eine Rolle bei Vertragsverhandlungen? Wieviele Verträge beinhalten Begriffe, in denen es um die effektive Nutzung von Informationen geht?

8. *Belohnungen:* Welches Belohnungsystem gibt es individuell und für die Organisation, um die Umsetzung von Evidence-based Medicine zu fördern? Welche Betrafungen gibt es umgekehrt, um unangemessenes Verhalten in der Praxis und ungerechtfertigte Entscheidungsfindungen zu minimieren?
9. *Informationssyteme:* Wird das Potential bereits existierender Informationssyteme zur Überwachung der klinischen Effektivität ausgenutzt? Gibt es professionell geschulte Mitarbeiter, die sich mit neuen Informationssystemen und ihren Möglichkeiten beschäftigen, und werden Kaufentscheidungen für neue Informationstechnologien mit diesen abgestimmt?
10. *Klinische Evaluation:* Gibt es ein effektives klinisches Evaluationsprogramm in der Organisation, das Fragen der klinischen Effektivität überprüft und die dazu notwendigen Veränderungen in der Praxis durchsetzen kann?

Anhang B:
Qualitätsfilter

Therapeutische Interventionen (Was hilft?)

```
1  exp clinical trials
2  exp research design
3  randomised controlled trial.pt
4  clinical trial.pt
5  (single or double or treble or triple).tw
6  (mask$ or blind$).tw
7  5 and 6
8  placebos/or placebo.tw
9  1 or 2 or 3 or 4 or 7 or 8
```

Ätiologie (Was ist die Ursache? Was sind die Risikofaktoren?)

```
1  exp causality
2  exp cohort studies
3  exp risk
4  1 or 2 or 3
```

Diagnostische Vorgehensweisen

```
1  exp «sensitivity and specificity»
2  exp diagnostic errors
3  exp mass screening
4  1 or 2 or 3
```

Epidemiologie

    1 sn.xs

(dadurch findet man alle Artikel die unter den MeSH-Begriffen mit den «subheadings» «statistics», «epidemiology», «ethnology» oder «mortality» aufgeführt sind)

Anhang C:
Maximal sensitive Suchketten zu Forschungszwecken

Maximal sensitive Suchketten für randomisierte kontrollierte Studien

```
 1  RANDOMISED CONTROLLED TRIAL.pt
 2  CONTROLLED CLINICAL TRIAL.pt
 3  RANDOMISED CONTROLLED TRIALS.sh
 4  RANDOM ALLOCATION.sh
 5  DOUBLE-BLIND METHOD.sh
 6  SINGLE-BLIND METHOD.sh
 7  or/1-6
 8  ANIMAL.sh. not HUMAN.sh
 9  7 not 8
10  CLINICAL TRIAL.pt
11  exp CLINICAL TRIALS
12  (clin$ adj25 trial$).ti,ab
13  ((single or double or treble or triple) adj25
    (blind$ or mask$)).ti,ab
14  PLACEBOS.sh
15  placebo$.ti,ab
16  random$.ti,ab
17  RESEARCH DESIGN.sh
18  or/10-17
19  18 not 8
20  19 not 9
21  COMPARATIVE STUDY.sh
22  exp EVALUATION STUDIES/
23  FOLLOW UP STUDIES.sh
```

```
24  PROSPECTIVE STUDIES.sh
25  (control$ or prospectiv$ or volunteer$).ti,ab
26  or/21—25
27  26 not 8
28  27 (not 9 or 20)
29  9 or 20 or 28
```

(In diesen Beispielen kennzeichnet Großschreibung feststehende Begriffe und Kleinschreibung «freie» Ausdrücke. Die Suchstrategien 8, 9, 19 und 27 können weggelassen werden, wenn die Suche zu zeitaufwendig ist.)

Maximal sensitive Suchketten für systematische Reviews

```
 1  REVIEW,ACADEMIC.pt
 2  REVIEW,TUTORIAL.pt
 3  META-ANALYSIS.pt
 4  META-ANALYSIS.sh
 5  systematic$ adj25 review$
 6  systematic$ adj25 overview$
 7  meta-analy$ or metaanaly$ or (meta analy$)
 8  or/1—7
 9  ANIMAL.sh. not HUMAN.sh
10  8 not 9
```

(Suchstrategien 8 und 9 können weggelassen werden, wenn die Suche zu zeitaufwendig ist.)

Anhang D:
Die Wirkung einer Intervention beurteilen

Gruppe	«outcome»-Ereignis		Gesamt
	Ja	Nein	
Kontrollgruppe	a	b	a+b
Studiengruppe	c	d	c+d

Ereignisrate in der Kontrollgruppe: Risiko eines «outcome»-Ereignis in der Kontrollgruppe = CER («control event rate») = $a/(a+b)$

Ereignisrate in der Studiengruppe: Risiko eines «outcome»-Ereignis in der Studiengruppe = EER («experimental event rate») = $c/(c+d)$

Relative Risikoreduktion (RRR) = (CER-EER)/CER

Absolute Risikoreduktion (ARR) = CER-EER

«number needed to treat» (NNT) = 1/ARR = 1/(CER-EER)

«odds ratio» = Chancenverhältnis eines «outcome»-Ereignis versus die Chance, daß kein Ereignis stattfindet in der Studiengruppe/Chancenverhältnis eines «outcome»-Ereignis versus die Chance, daß kein Ereignis stattfindet in der Kontrollgruppe

Das «outcome»-Ereignis kann erwünscht sein, wie z. B. eine Heilung, oder unerwünscht wie eine Nebenwirkung auf ein Medikament. Im letzteren Fall ist es vorzuziehen, von der «number needed to harm» und dem relativen oder absoluten Risiko-*Anstieg* zu sprechen.

Sachregister

2 x 2-Tabelle 125 ff, 137

Abstract 33, 36, 52, 165 ff
AIDSLINE 50
Allied and Alternative Medicine 50
American Medical Association
  Journals 50
Assia 51
Assoziation 105
«Ausreißer» 102, 220
Ausschlußkriterien 64, 77, 151

Behandlung 17 ff, 26, 62, 81 ff, 115 ff
Beweise 17 ff, 20, 113 ff, 212 ff
– Stärke («strength») der Beweise 59
«Blinden» 84 ff
Budget 24

Cancer-CD 51
CANCERLIT 51
Case-Control-Studien 62, 68, 71, 82 ff, 113, 195
CINAHL 51
Cochrane Collaboration 52, 142, 148, 154
Cochrane Library 51 ff, 209, 212, 218 ff
Crossover 60
«cross sectional survey»
  (Überkreuzstudie) 65, 68, 71
Current Contents Search 51
Current Research in Britain 51

Deduktiver Ansatz 58, 192
Diagnostik 18, 62, 125 ff, 217, 222, 227

Doppelblind 60
«drop-out» 88 ff, 94
Durchschnitt («mean») 86

Editorials 23, 36 ff
Effektivität 212
Effizienz 18
Effizienz-Analyse 89
EmBase 51
EMED-Format 55, 199
Entscheidungsbaum 28, 60
Entscheidungsfindung 21, 24, 28, 115 ff, 161, 208 ff
Ergebnisse 55, 78 ff
Ethik 71 ff
Evaluation 18, 63, 91, 117, 165, 173, 226
Evidence, Evidenz 17, 113, 121, 166
«evidence-based quality filter»
  (EBQF) 49, 227

F-Test 93
Fallberichte («Case reports») 69 ff, 71, 90
Feedback 206, 213
Feldkürzel («field suffixes») 33 ff, 218
Fragestellung 18, 58 ff, 145
– klinische 26, 55, 76

Genauigkeit 129, 148
«Goldstandard» 125 ff, 131 ff, 148, 222
Gutachter 56, 115, 146 ff

«healthy years equivalent» (HYE) 180
HELMIS 51

Heterogenität 155 ff
Hierarchie der Beweiskraft 70
Hypothese 58 ff, 61 ff, 102, 108, 192
– Nullhypothese 58

Implementierung 164, 170, 213, 223 ff
«inception cohort» 65 ff
Index Medicus 32, 43, 147
Inhaltsanalyse 198
«intent to treat» (beabsichtigte Gesamtzahl) 89
Interessenkonflikt 57
Inzidenz 66, 86
Iterativer Ansatz 192

Kappa-Wert 84
Kausalität 103 ff, 105, 220
Klinische Entscheidungen 20 ff
Klinische Studien 11
Kohorten-Studien 66 ff, 71, 82 ff, 89, 195
Konfidenz 106, 220
Konfidenzintervall 70, 82, 94, 103, 106 ff, 135, 153 ff, 220
Konsensus-Statements 23, 206
Korrelation 103 ff, 220
Kosten
– direkte 176
– indirekte 176
– schwer zu berechnende 176
Kosten-Effektivität-Analyse 18, 174 ff, 182 ff, 224
Kosten-Konsequenz-Analyse 180, 182, 224
Kostenminimierungs-Analyse 174 ff, 182, 224
Kosten-Nutzen-Analyse 114, 174 ff, 182 ff, 224
Kosten-Vorteil-Analyse 174 ff, 182, 224
Kritische Würdigung 18 ff, 56 ff
Kruskall-Wallis-Test 97

Lebensqualität 26, 176 ff
Leitlinien 23
«likelihood ratio» (Wahrscheinlichkeitsverhältnis) 126 ff, 137 ff
– Post-Test-Wahrscheinlichkeit 126 ff, 137 ff
– Prä-Test-Wahrscheinlichkeit 126 ff, 137 ff
Literatursuche 31 ff, 218 ff

Mann-Whitney-U-Test 87, 97
McNemar-Test 97
«Medical Subject heading» (MeSH) 33, 39 ff, 44, 218
Medline 32 ff, 50 ff, 146, 218 ff
Meta-Analysen 49, 59, 63 ff, 70 ff, 75, 101, 141 ff, 204, 221 ff
Methodik 55 ff, 75 ff, 141, 219 ff

Normalverteilung 94 ff
«number needed to treat» (NNT) 22, 108 ff, 221, 231
Nutzen-Risiko-Abwägung 27, 194

«odds-ratio» 109 ff, 152, 221, 231
Ökonomische Analysen 15, 61, 173 ff, 223
«outcome» (Endergebnis) 84, 219, 231

Paarige Daten 101 ff, 220
Pearson-Korrelationskoeffizient («r-Wert») 94, 97, 103 ff
Plazebokontrolliert 60
Prävalenz 66, 132
Problem formulieren 25 ff
Prognose 18, 62
Psyclit 51

Qualitätsmanagement 209 ff
Qualitätsverbesserung 210 ff
«quality adjusted life years» (QUALY) 24, 28, 179 ff, 184

Sachregister

Randomisierte kontrollierte Studien 61 ff, 70, 80, 84, 89, 113, 213, 229
– Nachteile 64
– Vorteile 63
Randomisierung 11, 62 ff, 85, 88
Regression 97, 103 ff, 220
Regressionsanalyse 119
Reproduzierbarkeit 134
Review (s. Übersichtsartikel)
Richtlinien 23, 59, 161 ff, 223
Risiko
– absolutes
– relatives 153
Risikoreduktion
– absolute 109 ff, 221, 231
– relative 109 ff, 221, 231

Schlüsselwörter 33
Schulung 207, 225
Science citation index 52
Screening 62, 66, 125 ff, 222
Sensitivität 107, 128 ff, 149, 185, 224
SHARE 52
Spearmans Korrelations-Koeffizient («rs-Wert») 96
Spezifizität 107, 128 ff
Standardabweichung 86
Statistische Analysen 23, 57, 85 ff, 89, 93 ff, 220 ff
– Follow-up, Länge des 87 ff
– Follow up, Vollständigkeit des 88 ff
– Gruppengröße 86 ff, 117, 121, 151
– nicht-parametrische 96
– Nomogramm 86
– parametrische 96
– «Seitigkeit» 101 ff, 220
Studien 22 ff, 37, 52, 55 ff, 75 ff, 213, 217, 219 ff
– kontrollierte 22, 50, 57 ff, 70 ff, 119
– primäre 59, 71, 141, 219
– qualitative 58 ff, 189 ff
– randomisierte 22, 50, 80, 119

– sekundäre 59, 71, 219
– Teilnehmer 77
Studiendesign 59 ff, 70 ff, 76 ff, 78 ff, 114, 163, 219
«subheadings» 41
Suchbefehle 33 ff, 39 ff
Surrogatendpunkt 26, 44, 78, 114, 116 ff, 221

t-Test 97, 107
Textwort 36 ff, 45 ff, 218
Toxline 52
Typ-I-Fehler (alpha-Fehler) 87
Typ-II-Fehler (beta-Fehler) 87

Übersichtsartikel 23, 42, 49, 59, 141 ff, 222, 230
– systematische 23, 42, 59, 70, 141 ff, 163, 217, 222, 230
– unsystematische 59

Validität, Validierung 18, 56, 125 ff, 131 ff, 148, 168, 192, 222
Variable 104 ff
Varianzanalyse 60, 97
Vergleich 60, 81, 95 ff
– gepaarter 60
– intrasubjektiver 60
– paralleler 60
Verzerrung, sytematische («bias») 62 ff, 75 ff, 80 ff, 85, 96 ff, 101 ff, 133 ff, 162, 196, 222
Vorhersagewert
– negativer 129 ff
– positiver 129 ff

Wahrscheinlichkeit («p-Wert») 106 ff, 217, 220
Wilcoxon-Test 90, 97

χ^2-Test 90, 97, 156 ff

Anzeigen

Martin R.G. Fischer / Werner Bartens (Hrsg.)

Zwischen Erfahrung und Beweis

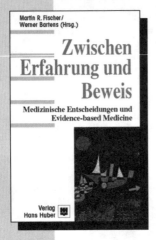

Medizinische Entscheidungen und Evidence Based Medicine

1999. 290 Seiten, 39 Abb., 17 Tab., Kt
DM 49.80 / Fr. 44.80 / öS 364.–
(ISBN 3-456-82974-4)

Medizinische Entscheidungen zu Diagnose, Therapie und Prognose erfolgen nur in der Minderheit der Fälle gemäß dem besten, wissenschaftlich gesicherten Wissen. Häufig bestimmt eine Mischung aus anekdotischer Überlieferung, Erfahrung und «klinischer Intuition» das Vorgehen in Krankenhaus und Praxis. Aus dieser Erkenntnis ist in den angelsächsischen Ländern die «evidence based medicine» (EBM) entstanden. Nicht nur in Deutschland trifft EBM jedoch auf Skepsis. Für manche erfahrene Kliniker ist die evidenzbasierte Medizin eine Modeströmung, ein neues Steckenpferd für Statistiker oder nur alter Wein in neuen Schläuchen.
Theorie und Praxis evidenzbasierter Medizin werden in diesem Buch von ausgewiesenen Fachleuten kritisch beleuchtet.

Verlag Hans Huber
Bern Göttingen Toronto Seattle

http://Verlag.HansHuber.com

George M. Hall (Hrsg.)

Publish or Perish

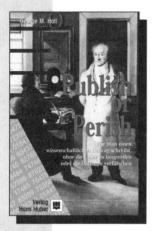

Wie man einen wissenschaftlichen Beitrag schreibt, ohne die Leser zu langweilen oder die Daten zu verfälschen

1998. 167 Seiten, 2 Abb., 3 Tab., Gb
DM 39.80 / Fr. 35.90 / öS 291.–
(ISBN 3-456-82884-5)

In der Medizin und den Naturwissenschaften wird viel veröffentlicht, doch nur selten sind die Texte interessant, gut strukturiert oder gar ansprechend zu lesen. Bereits während der Doktorarbeit beginnen ja für viele Studenten die Probleme: Wie finde ich Literatur? Wie zitiere ich andere Aufsätze? Welchen Aufbau soll die Arbeit haben? In welchem Stil und Format schreibe ich? Aber auch denjenigen, die bereits mehrere Fachartikel veröffentlicht haben, bringt das Buch Neues: Was passiert eigentlich genau beim Herausgeber? Welche Rolle spielen die Gutachter? Wo liegt die Zukunft des «electronic publishing»? Und schließlich: Lohnt es überhaupt, über das Thema zu schreiben? Mit britisch-unterkühltem Humor zeigen ausgewiesene Experten aus Medizin und Publizistik in diesem Buch, wie man «griffige» Zusammenfassungen schreibt, einen Artikel stringent gliedert und den Leser an den Text fesselt.

Verlag Hans Huber http://Verlag.HansHuber.com
Bern Göttingen Toronto Seattle